未名·心路治疗理论丛书

杨广学 主编

The Undefended Self

坦呈自我

[美]苏珊·赛森格 著
李茁 译 樊美筠 项绚华 校

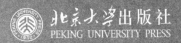
北京大学出版社
PEKING UNIVERSITY PRESS

图书在版编目(CIP)数据

坦呈自我/(美)赛森格(Thesenga,S.)著;李茁译;樊美筠,项绚华校.—北京:北京大学出版社,2009.1
(未名·心路治疗理论丛书)
ISBN 978-7-301-14846-4

Ⅰ.坦… Ⅱ.①赛… ②李… ③樊… ④项… Ⅲ.精神疗法 Ⅳ.R749.055

中国版本图书馆CIP数据核字(2008)第204761号

书　　　名:	坦呈自我
著作责任者:	〔美〕苏珊·赛森格 著　李　茁 译　樊美筠 项绚华 校
责任编辑:	舒　岚　张　杨
标准书号:	ISBN 978-7-301-14846-4/B·0784
出版发行:	北京大学出版社
地　　　址:	北京市海淀区成府路205号　100871
网　　　址:	http://www.pup.cn　电子邮箱:weidf@pup.pku.edu.cn
电　　　话:	邮购部 62752015　发行部 62750672　编辑部 62750673
	出版部 62754962
印　刷　者:	涿州市星河印刷有限公司
经　销　者:	新华书店
	730毫米×980毫米　16开本　18印张　271千字
	2009年1月第1版　2009年1月第1次印刷
定　　　价:	38.00元

未经许可,不得以任何方式复制或抄袭本书之部分或全部内容。
版权所有,侵权必究
举报电话:010-62752024　电子邮箱:fd@pup.pku.edu.cn

当我们一味地追求生活中的积极方面而否认或逃避消极方面时，我们就延续着自己的无知。如果我们只注意自己身上的好品质而忽略生活所暴露的问题，如果我们渴望自我实现却不肯真正面对阻挡我们的问题，我们将永远停留在幻像中，我们的精神成长不可能实现。

如果我们渴望爱和力量、喜悦和创造性的拓展，我们必须乐于去感受恐惧和无助、痛苦和禁锢，因为试图排除这些"坏"状态也将束缚我们对"好"状态的体验能力，"好"状态因而遥不可及。如果我们将内心的某一方面隔离，其对立面也被隔离了。当我们敞开心扉时，我们对所有方面同时敞开。

——苏珊·赛森格

前　　言

所有人都能直观地感受到,真正的生命要比我们目前所经历的有限现实丰富得多。我们渴望深入了解自我和生命的真谛。无论我们暂时的愿望是什么(减少痛苦、增加快乐、恋爱成功或心仪的工作),我们的内心深处总有某种东西在呼唤我们。我们要了解生命的真谛,要感受内心的爱。

20世纪60年代初期,我全身心地投入民权运动。从那时起,我就渴望更深入地了解自我、体验生命。在参与这场争取解放的伟大斗争的同时,我也在追求自己的自由。我渴望更多地了解自我和生命。四五十年代我在郊区的白人中产阶级家庭所受的教育使我拒绝和压抑所有剧烈的人类体验,而我希望超越这种舒适但麻木的状态。我想更深入地了解真正的生命,去面对种族主义的邪恶。我感受着沉痛的美国种族主义历史,考验着自己的勇气,体会着表面矛盾之下的融合。我渴望去了解那颗跳跃在所有人体内的心,无论他(或她)是白人还是黑人,穷人还是富人。

然而,争取人权运动不仅带给我一种真正融入生命的感受,也使我感到愤怒和悲伤,因为我所追求的自由依赖于社会在种族平等方面取得进步。终于,内心的分裂与痛苦促使我去寻求心理治疗。我开始在自己内心寻找生命的意义和成就,而不再向外求索。

最终,研究自我的强烈愿望使我接触了不同的治疗方法和治疗小组——完形心理学、生物能量学、塔维斯托克团体过程、人本心理学。1967年,我第一次参加治疗小组,我体验到回家的感觉。我有机会讲出长期以来的感受:在文明社会的礼仪规范和彬彬有礼、八面玲珑的面具之下,充满了狂野、混乱的情感——愤怒、恐惧和大量的痛苦。这些未察觉的内心状态导致我们日后后悔的言行,使我们远离我们渴望的幸福。对于我来说,体验内心的情感世界要比体验外在的规则和角色更容易;我只是不知道应该如何称呼那些真实的体验。当我接触了更多的治疗方法和治疗小组,并且将内心的恐惧、痛苦和愤怒释放出来,我感到自己已经敞开了心扉,内心的空虚最终得到填充。

当我体会到超越所有个人的爱心时,我感到一阵狂喜。我明确地感觉到,一股强大的精神之流正穿过整个星球,这种力量会转变那些弥漫于社会中并造成了大量痛苦和不公正的自我本位意识。1969年,当我到达加利福尼亚州大苏尔地区伊萨伦学院时,我意识到内心那些更深层的、无以言表的部分正处于支配地位。我觉得自己被捆在绳子的一端,绳子的另一端缠在一个巨大的绞盘上,绞盘不断转动,无情地拽着我。它在拖着我回家,回归中心或源头。我无法用语言表达,但我知道这个源头是真实的,比外在世界中的任何事物都要真实。

在伊萨伦的一个热烈的治疗小组中,我遇到了多诺万·赛森格——我后来的丈夫。20世纪60年代,多诺万集中精神寻找关于终极实在与宇宙的终极问题的答案。多诺万在精神方面的理解力远在我之上。另一方面,我开放的情感也将他带入他从未触及的感情深度。我们相互渗透、共同成长。32年后,我们依旧相互影响,共同进入新的成长阶段。

1970年,我和多诺万举行了佛教禅宗式婚礼,随后我们从纽约搬到弗吉尼亚,在那里我们开始对人们进行人格成长方面的指导。当时我们都在跟随心理学家、核心能量学创始人约翰·皮埃若克斯博士进行治疗和培训。我们购置了土地,创建了心理成长中心,这个中心最终成为我们现在依然工作和居住的七橡树心路治疗①中心。1972年我遇见了约翰的妻子伊娃·皮埃若克斯。她是一名精神导师,她提供了本书中的所有讲座资料。当我遇见她的时候,我正经历着内心的严重冲突。

这种冲突发生在心理治疗和禅宗精神探索之间。我觉得自己漂浮在一个正在裂开的木筏上。木筏的一边代表我深深地融入个人治疗状态中。在这种状态下,我正在掌握如何再次唤醒许多深藏的情感方法。我逐渐了解自己是如何将那些未解决的权威问题和未满足的童年需求映射到目前生活中的人们身

---

① 心路治疗是一种心理治疗方法,也是应用和推广这种治疗方法的机构的名称。本书的目的就是阐释心路治疗的理论和实践。——编者注

| 前　　言 |

上。我对那些体现在性格中的童年遗留问题的分析很有成效,但我仍然感到自己遗漏了什么。我偶尔会体会到一种比神经质的成年性格和受伤的内心童性更深层的自我,或自我本质。在那种状态下,我既不神经质也没有受伤,相反,我体会到一种完全自由、如释重负的感觉。为了保持这种状态,我将自己的精力转向性格研究工作的另一方面——认真学习佛教禅宗。我花了大量时间进行冥想,学习佛经。通过学习佛经,我发现反二元对立理论(关于摆脱固定身份、获得真正解放的理论)在我内心深处产生强烈共鸣。但我感到自己处于分裂状态:精神治疗忽视了我的精神潜能,而禅宗忘记了我的性格。我知道这两种方法都只包含了我内心实质的一个方面,但我找不到解决的办法。

我一见到伊娃就知道她会成为我的精神导师。人们是如何了解这些问题的? 她深深地吸引着我。当我还是个孩子的时候,我总在想该怎样理解和面对大屠杀的恶行。因此,当我得知伊娃是生于奥地利并在二战中逃到苏黎世的犹太人,我对她的身世充满了好奇。伊娃美丽而朴实(她曾经是位舞蹈演员并且多年从事舞蹈教学工作),同时她又全身心地投入精神治疗工作。20世纪50年代,她在几乎没有任何支持的情况下,追随内心的召唤,开辟出一条通往精神世界的渠道。现在她又为我们提供了有关精神与心理现实的讲座。她所从事的事业被称为心路治疗。她的智慧、幽默、美丽和爱心使我着迷。她全身心地享受生活,包括对肉体快感的喜爱,但同时她比所有我认识的人都更加注重精神上的宁静。看上去,她清楚地了解我所遇到的问题的答案并且一直贯彻着这些答案。

通过跟伊娃接触并阅读心路治疗的讲座材料,我发现了西方心理学与东方神秘主义之间的统一。表面看来这二者是矛盾的,但是我的灵魂一直寻求二者之间的统一。我一直无意识地追求心理与精神、人格的成长与精神的自我实现之间的融合统一,而心路治疗为我提供了融合统一的道路。我找到了一条道路来升华自己的情感、解开自己的心结,使我朝着崭新的方向积极地重建生活。同时,我被引导着超越了悸动不安的情感状态,进入内心世界的广阔空间。在那里,我拥有充足的勇气去探索内心深处的阴暗心理,去追寻内心深处的光明;在那里,我可以同时面对内心的恶魔和神性;在那里,我可以协调性欲与精神之间的关系,并且将外在的活跃与内心的安宁结合在一起;在那里,通过接受自己的内在矛盾和详细了解自我封闭的机理,我逐渐实现了自我统一和自由。通过谦逊地了解自我心理防御,我逐渐敞开自我。分裂的木筏开始得到修补。

心路治疗

心路治疗把众多不同层次的内心治疗结合在一起。它是一种现时的精神准则,推动我们向着了解、整合巨大的内心现实的方向成长。我们的内心现实包括有限的自我和无限的神性、内心中的童性和精神指引、恶习和美德。通过接受多方面的、彼此矛盾的内心现实,我们学会生活在真、爱和统一之中——那是一种敞开自我的境界。此书总结了心路治疗中的各个环节,希望能帮助致力于精神成长的人。

心路治疗的理论基于伊娃·布鲁克·皮埃若克斯在1955年至1979年之间所做的讲座。伊娃逝世于1979年。[1] 伊娃在教学过程中发展出心路治疗方法,并融汇了许多临床心理学家、治疗师和精神导师的工作。心路治疗方法在美国、加拿大、墨西哥、欧洲、南美洲及澳大利亚得到广泛传播和应用。在世界各地,人们组织治疗小组,学习这些精神准则并在生活中应用。

我传授和应用心路治疗方法长达29年。它为我提供路标和指引,标示出不同层次的精神道路。我们每个人——无论作为单独个体还是作为一个物种,无论是有意还是无意——都处在一条精神道路的途中。在这个旅途中,意识朝着更加清醒、更加活跃、更富爱心的方向进化。

我认为心路治疗独一无二的贡献在于使人们对恶的本性有了深入的了解。恶的本性体现在每个人的低级自我人格中。在人类动荡的进化旅程中,我们有史以来第一次拥有了毁灭自身乃至地球上的全部生命的能力。在这个时期,理解人性的阴暗面对人类的诱惑和长期影响至关重要,这些阴暗面隐藏在每个人心中,并且造成了人类集体的恶,种族主义的罪恶就是其中之一。这本书为精神道路发展的诸多步骤提供积极的建议,作者在这些章节总结了如何面对并解

---

[1] 心路治疗讲座的完整列表请见315页。如想购买讲座的CD,请与323页中所列的中心联系。

决人性中的消极方面,这也是本书最重要的贡献。心路治疗的目标是面对并转化低级自我,希望把我们从自己内心的恶和世界的恶中解放出来。

关于如何面对内心的恶和如何唤醒内心的神性,心路治疗为我们提供了切实有效的精神策略。如果没有心路治疗中那些实际方法的帮助,我和丈夫就无法维系长达30年相亲相爱的婚姻。人类最残酷的冲动通常爆发在最亲密的关系中。在我的婚姻中,我发现了残酷的竞争、充满敌意的拒绝、儿童式的恐惧和多疑,并且逐一转变这些心理。我同样感到婚姻中亲密无间的关系带给我的身心愉悦,这些快乐表面上各不相同,其实来自于一个共同的真实本源。心路治疗的实践也是我建立社交关系和亲密友谊的基础,当然,我给别人提供的心理帮助也以心路治疗的实践为基础。

理解自我、理解终极实在的渴望贯穿我的生命,引领我深入自己的内心,发现内心的全部真实。我对内心的探究有时完全借助心理学,有时完全出于神秘主义。我通过反复学习终于领悟到,持久的幸福来自于内心,而不依赖任何外部环境,不依赖外部的人物、地点或事件,不依赖社会运动、丈夫、孩子和世俗成就。除了从心路治疗中学到的知识,我还学习了许多其他方法。我将所有学到的知识整合在一起,融入心路治疗理论之中,贯彻于我们的生活。

章节概述

本书中的章节按照我所理解和经历的精神治疗阶段排序,基本上从意识的最外层开始,穿越层层阻碍,进入最里面的核心。

第一章鼓励我们接受有缺陷的人类本性,激发我们的精神追求。

第二章再次强调我们必须遵循个人成长和人类整体进化的过程,帮助我们调整对整合内心的各种自我的渴望。

第三章向我们展示如何培养观察者自我并自我定位为观察者自我。观察者自我是心理转化过程中至关重要的工具。这一章中还介绍了冥想方法和每日回顾方法,这些方法可以促进我们客观、同情地自我观察和自我接纳。

第四章列出了意识发展的各个阶段——从童性到成年自我,到灵魂,再到神性意识,介绍了如何识别我们在各个发展阶段中的心理现实。

第五章展示了我们的童年经历和童年的生活理解如何不断地再现于当前生活,以及如何消除这些童年时生成的错觉和虚假"意象"。

第六章介绍了核心的意识图表,本书描述的心灵之旅将依据这个图表展开。图表中包括三种自我:面具自我、低级自我和高级自我。这一章提供面具自我的例证,展示如何理解并消除我们对面具的依赖。

第七章介绍低级自我,并引导我们面对低级自我。低级自我是灵魂中至关重要的、被扭曲的创造力。

第八章协助我们回归高级自我——我们最初的神性。为了面对并转化消极心理,我们需要高级自我的指引。

第九章和第十章展示如何通过面对和消除对消极意图和消极快感的心理依赖来进行低级自我的转化。

第十一章重申从自我到高级自我的心理转化过程。高级自我提供一个安全的空间,在这个空间中,我们可以拥抱完整的自我,运用高级自我的能量净化灵魂,创造积极人生。

坦呈自我

本书直接引用伊娃·皮埃若克斯提出的观点,并综合我对心路治疗方法的概述。我的叙述以我独特的人生经历为基础,本书所引用的材料应从精神层面理解。书中引用了许多案例,有我的切身体会,也包括我亲眼见证并协助的心灵转变的事例。为了保护当事人,我略微改变了所引案例中出现的人物姓名及具体细节。每一章都由一个案例开头,对案例的分析贯穿整个章节。在每章的结尾提供练习,读者可以利用这些练习加深理解。

本书奉献给您的心理和灵魂。我邀您一同探寻内心深处,完全接受您在内心发现的一切,并且永远探寻下去。我们共同承诺,一起追随我们发现的最深层的真理和最富爱心的精神之路。

如果此书拨动了你的心弦,那么它也许为你提供了一条更全面地探寻自我的途径。如果情况并非如此,请继续寻找你的途径。每个人必然向往内心的光明源泉,就像花儿永远追随太阳一样。通向终极实在的内心之路是真实的。我们所有的人生经历恰好可以指导并帮助我们到达内心的光明源头。

祝心灵之旅一路顺风!

苏珊·赛森格
于弗吉尼亚州麦迪逊七橡树心路治疗中心

目 录

第一章 接受自我 ································· (1)
  我就是我：接受生命之流 ······················ (1)
  接受自我 ······································· (5)
  接受我们有缺陷的人性 ························ (7)
  唤醒我们的精神潜能 ··························· (9)
  高级自我、低级自我和面具自我 ············· (10)
  碎片式的自我理解 ····························· (10)
  扩展自我理解 ·································· (11)
  尊重我们的精神渴望 ·························· (13)
  成就坦呈自我的途径 ·························· (14)
  第一章练习 ····································· (14)

第二章 选择统一自我 ···························· (16)
  莫琳：儿童与驯兽师的统一 ··················· (16)
  选择统一自我 ·································· (20)
  二元对立的发展 ······························· (21)
  身体层面 ······································· (22)
  情感层面 ······································· (23)
  精神层面 ······································· (24)

走向统一 …………………………………………………… (25)
　　精神治疗的目的 ……………………………………………… (29)
　　人类种族危机与精神进化 …………………………………… (32)
　　进化的动力 …………………………………………………… (34)
　　第二章练习 …………………………………………………… (35)

第三章　培养观察者自我 …………………………………………… (37)
　　詹姆斯的扩展：显微镜和急救包 …………………………… (37)
　　发展观察者自我 ……………………………………………… (42)
　　观察者自我 …………………………………………………… (42)
　　自我观察中的失真 …………………………………………… (45)
　　自我观察失真的根源 ………………………………………… (46)
　　基本的自我接受 ……………………………………………… (48)
　　观察者自我的两个方面：真和爱 …………………………… (49)
　　真：建设性的态度 …………………………………………… (50)
　　爱：建设性的态度 …………………………………………… (51)
　　自我认同 ……………………………………………………… (52)
　　培养观察者自我的工具：冥想和每日回顾 ………………… (54)
　　每日回顾 ……………………………………………………… (56)
　　第三章练习 …………………………………………………… (58)

第四章　拥抱童性、成年自我 ………………………………………… (60)
　　芭比、芭芭拉和祖母：发掘内心的童性与睿智的母性 …… (60)
　　拥抱童性、成年自我和灵魂 ………………………………… (66)
　　意识地图 ……………………………………………………… (66)
　　第二幅地图 …………………………………………………… (68)
　　两幅地图的结合 ……………………………………………… (68)
　　免责声明 ……………………………………………………… (72)
　　童性自我 ……………………………………………………… (72)
　　尚未分化的童性心智 ………………………………………… (74)
　　成年自我 ……………………………………………………… (76)

成年自我的积极方面和消极方面 ……………………………… (77)
　　成年自我与他人的关系 …………………………………………… (78)
　　成年自我与终极精神的关系 ……………………………………… (79)
　　对健康的成年自我的需求 ………………………………………… (80)
　　各阶段并存 …………………………………………………………… (82)
　　精神进化中的悖论 …………………………………………………… (83)
　　第四章练习 …………………………………………………………… (84)

第五章　观察我们如何再造过去 ………………………………… (86)
　　比尔和乔安妮：解开他们之间性的心结 …………………… (86)
　　观察我们如何再造过去 …………………………………………… (91)
　　意象的界定 …………………………………………………………… (93)
　　意象的起源 …………………………………………………………… (94)
　　心灵层面上的意象起源 …………………………………………… (95)
　　意象的种类 …………………………………………………………… (96)
　　更多意象治疗的例子 ……………………………………………… (98)
　　强迫重现儿时的痛苦 ……………………………………………… (99)
　　如何发现意象 ………………………………………………………… (100)
　　羞愧感揭示一种意象 ……………………………………………… (101)
　　核心意象 ……………………………………………………………… (103)
　　如何化解意象及衍生的恶性循环 ……………………………… (104)
　　良性循环 ……………………………………………………………… (110)
　　第五章练习 …………………………………………………………… (111)

第六章　了解面具自我 …………………………………………… (114)
　　康妮的面具：放弃理想化的自我意象 ………………………… (114)
　　理解面具自我 ………………………………………………………… (116)
　　面具与转变历程 ……………………………………………………… (119)
　　什么是面具？ ………………………………………………………… (120)
　　理想化自我意象的起源 …………………………………………… (122)
　　意象与面具之间的联系 …………………………………………… (124)

防御 …………………………………………………………（125）
　　二次防卫反应 ……………………………………………（126）
　　面具与童年创伤的再造 …………………………………（128）
　　四种面具 …………………………………………………（129）
　　采用不同的面具作为防御屏障 …………………………（133）
　　面具自我的转变 …………………………………………（135）
　　面具是对高级自我的扭曲 ………………………………（137）
　　第六章练习 ………………………………………………（138）

第七章　面对低级自我 …………………………………（140）
　　阿尔伯特的鬼魂：面对低级自我 ………………………（140）
　　面对低级自我 ……………………………………………（143）
　　什么是低级自我？ ………………………………………（144）
　　什么是恶？ ………………………………………………（145）
　　否认低级自我 ……………………………………………（146）
　　低级自我的三个方面：骄傲、任性和恐惧 ……………（147）
　　骄傲 ………………………………………………………（148）
　　任性 ………………………………………………………（149）
　　恐惧 ………………………………………………………（150）
　　什么不是低级自我？ ……………………………………（151）
　　低级自我的愤怒 …………………………………………（153）
　　揭示低级自我 ……………………………………………（154）
　　低级自我的创造力 ………………………………………（156）
　　低级自我的起因 …………………………………………（157）
　　孩子天生的低级自我 ……………………………………（158）
　　恶的起源 …………………………………………………（160）
　　基督教的神话 ……………………………………………（161）
　　非基督教的观点 …………………………………………（162）
　　心路治疗的观点 …………………………………………（163）
　　第七章练习 ………………………………………………（166）

第八章　与高级自我相遇 ……………………………………（168）
  与高级自我相遇 …………………………………………（168）
  什么是高级自我？ ………………………………………（169）
  高级自我的体验 …………………………………………（170）
  高级自我与低级自我 ……………………………………（170）
  对高级自我的否认与羞耻感 ……………………………（172）
  高级自我和面具 …………………………………………（174）
  什么不是高级自我？ ……………………………………（174）
  三种自我发射的信号 ……………………………………（176）
  何谓终极精神？ …………………………………………（177）
  作为宇宙意识的高级自我 ………………………………（179）
  高级自我和终极精神的意象 ……………………………（180）
  服从和抗拒高级自我 ……………………………………（186）
  第八章练习 ………………………………………………（188）

第九章　消除低级自我的依附 ……………………………（189）
  迈克尔的恶魔：探寻禁果之根 …………………………（189）
  消除对低级自我的依附 …………………………………（194）
  消极意图、消极意志 ……………………………………（194）
  把消极意图呈现在意识中 ………………………………（197）
  我们为什么选择消极心理 ………………………………（199）
  放弃消极意图、确认积极意图 …………………………（201）
  了解消极心理更深的层面 ………………………………（202）
  消极的快乐 ………………………………………………（203）
  什么是快乐？ ……………………………………………（204）
  生命力对消极状态的依附 ………………………………（206）
  消极快乐的起源 …………………………………………（207）
  性行为中的扭曲心理 ……………………………………（209）
  性幻想揭示童年伤害 ……………………………………（211）
  审视我们的消极快乐 ……………………………………（211）
  消极快乐的转变 …………………………………………（214）

第九章练习 …………………………………………………… (215)

第十章　转变低级自我 ………………………………………… (217)
　　迈克尔的魔鬼：将欲望转变为爱 ……………………………… (217)
　　转变低级自我 …………………………………………………… (220)
　　激活高级自我能量 ……………………………………………… (222)
　　释放低级自我 …………………………………………………… (223)
　　激活低级自我能量 ……………………………………………… (223)
　　感受我们的情感 ………………………………………………… (225)
　　把恶当作抵御痛苦的屏障 ……………………………………… (226)
　　感受真正内疚的痛苦 …………………………………………… (228)
　　低级自我治疗过程中的耐心 …………………………………… (230)
　　对低级自我进行再教育的冥想练习 …………………………… (231)
　　感受错误背后的神性 …………………………………………… (234)
　　树立完全的自我责任感 ………………………………………… (235)
　　转变低级自我的步骤 …………………………………………… (236)
　　走向神性 ………………………………………………………… (236)
　　第十章练习 ……………………………………………………… (238)

第十一章　依据高级自我，创建我们的生活 ………………… (240)
　　苏珊的逃避：通向女性心理的历程 …………………………… (240)
　　根据高级自我创建我们的生活 ………………………………… (248)
　　自我创造和自我责任 …………………………………………… (250)
　　自我定位为高级自我 …………………………………………… (254)
　　为积极的创造进行冥想 ………………………………………… (255)
　　总结：为构建积极的生活应完成的工作 ……………………… (259)
　　精神进化的创造之舞 …………………………………………… (260)
　　在人间创造天堂 ………………………………………………… (261)
　　第十一章练习 …………………………………………………… (263)

"心路发展历程"图表
　　——指引人类进行心理和内心世界的转变 …………………… (264)

第一章

接 受 自 我

> 内心的一个声音对你说,你的生命和自我比你当下所经验的丰富得多。
>
> ——心路治疗系列演讲第204讲《什么是道路?》①

我就是我:接受生命之流

一月的清晨,我走过弗吉尼亚寒冷的森林。深棕色的落叶在黑色锐步运动鞋下嘎嘎作响。周围是橡树、榆树和几棵白松树,头顶是湛蓝的天空。一片碧绿的雪松藤覆盖着地面,蔓延开去。我加快脚步向树林旁的公路走去。意识到走得太快,我稍作停顿,去聆听四周。然而我很难真正静下心来去聆听冬季的树林。没有鸟叫,没有风啸,没有动物走过的沙沙声,没有任何外部的声音,唯有晦暗的高速公路充当背景。但我还是去聆听——更确切地说是去感受。我听到某种声音,一种坚实低沉的心跳声,就像是这些树的脉搏。我觉得自己的存在已经惊扰了某些不应惊扰的东西,于是,我重新加快了脚步。有谁听见了这些声音?在严冬的早上匆忙穿过嘎嘎作响的树林的这个苏珊又是谁?

---

① 以下"心路治疗讲座"简写为"PL"。——编者注

一直以来，我喜欢苏珊这个大众化的名字，因为它可以使我远离浮华的苦恼，而这种浮华时常影响着我，甚至比感冒还频繁。有时候，我发现浮华的背后布满陷阱，里面充满焦虑与自我怀疑的荆棘，而我自己就被困在其中。那时候我真希望一个神圣的名字或神奇的咒语可以帮助我坚定自己的神性本质。此时我才想起，我的神性是要通过"我就是我"来实现的。

几年前，我作为禅宗修炼者完全沉浸于修炼之中。我曾向同伴们表示，希望能够通过长期的打坐更好地实现内心的平静，使其更加完美。我曾厌烦自己那种平庸、散乱、焦虑的心灵状态。我用一只枕头代表焦虑的、不完美的自我，对它述说，用确切无疑的语调告诉它："你必须变好！"随后我又坐在枕头上，为那个在我内心被拒绝的孩子而痛哭，我知道那个孩子也是自我的一部分。严厉的父母与被拒绝的孩子，强势方与弱势方，二者陷入僵局。这时，一位朋友温和地说，也许禅的本质就在于"我就是我"，在每个时刻如我所是；在每个时刻完全接纳自己的体验，无增无减。这是一个启示。如我所是，我就是我。

走在公路上，我开始了预定的工作——拾起来过往汽车扔在路上的垃圾。上次我们在七橡树地区的公路上步行时，我就给自己规定了这个任务。我迈着轻快的脚步，弯腰捡起文明社会丢弃的垃圾，把它们塞进结实的橘黄色塑料背包。垃圾包括麦当劳、塔可钟快餐和泰斯特冷饮的纸及铝箔包装袋、啤酒罐、瓶子以及香烟盒。在弯腰捡垃圾和塞入背包的动作之间，我清晰地意识到自己在行走、在呼吸，每次呼吸都凝结成白色的哈气。就这样，不停地走着、呼吸着。

过了一会儿，我想起了十岁的女儿帕米拉讲给我的故事。圣诞节前，两个孩子在学校的操场上戏弄老师——他们吸着香烟型的糖块，并假装吐出烟圈。老师果然上当。我忆起我的童年，我也曾吮吸着糖块，在清晨冰冷的空气中哈气，我甚至能品味到糖块的甘甜。女儿和我之间，除了42岁的年龄差异外，没什么不同，只不过我没有胆量和兴致去捉弄老师。

随后，在意识的边缘，我感到有一丝不安或紧张。为什么呢？啊，在我一路做好事——拾起邻居们留下的垃圾的时候，心中一丝道德优越感油然而生。我为什么这么卖力做好事呢？做好事会使我与众不同？为什么呢？莫非"是我所是"还不足以使我接纳自己，我需要用其他方式证明自己吗？我想起我那位吹毛求疵并且责任心极强的父亲。为了得到父亲的夸奖，我拼命表现，但我总是

第一章 接受自我

觉得自己得不到他足够多的夸奖,或是根本得不到夸奖——我无法证明自己的价值。为了得到他的夸奖,我竭尽全力达到他的标准。当然,这样做从来没有给我带来安全感和价值感。安全感和价值感是一种"是其所是"的感觉,我们却误以为是从父母那里赐予我们的。现在爸爸妈妈都不在了,我是否可以停止证明自己是个好孩子? 我是否能将自己解脱出来? 我是否可以不再为做好事而做好事? 是否可以就是走在路上,捡垃圾就是捡垃圾,自然而然地做这些事,而不在意所谓的"让世界更美好"?

一辆车从身边驶过,我向邻居和新朋友挥了挥手。一位黑人妇女,或者该称她为美籍非洲人吧。我的家族成为美国人的时间可能比她还要晚,是否也应该称自己为美籍苏格兰人呢? 在美国黑人中,寻求文化的自我认同是如此的迫切,承载着太多的种族痛苦。语词的变化表现了对尊严的追寻,那么,我的白色皮肤能把我定义成什么? 内心里,我觉得自己拥有一个多元文化的、绚丽多彩的、双重性别的性格。然而我又能从我外在的身份中感受到自己是一名中年白人妇女。我能不能从僵化自我的观念中解脱出来呢?

我一边观察自己穿着黑色锐步鞋的双脚爬过灰黑的山路,我一边倾听自己的呼吸,我的心逐渐静下来了。我有些喘,但保持着节奏。这时,我注意到路旁有几簇发黄的枯草,披着晨霜,在阳光下闪闪发亮。阳光透过枯草上的冰珠散射出来。闪耀着阳光的水——无论是雨滴、露水还是霜——总让我感动。我停下来,感到双腿沉重而无力,我的身体随着霜所折射的阳光的频率振动。我视野中的一切柔和起来,一股能量从我脚底升起,穿透我的躯体,我感觉自己逐渐融入严冬的美丽之中。我超越了自己的躯体,一种敬畏感油然而生。冰珠折射的阳光启发了我,帮助我进入超越凡俗的境界。

沿着我发散的意识,我感受到此刻自己置身于一个和谐的网络中,并且成为其中的一部分。挂冰的草叶反射出宇宙的和谐,我沉浸于这种感受中。

过了一阵,我的注意力又转移到冬草边的垃圾上:7—11便利店的泡沫咖啡杯,上面还印着"使你精力充沛"。高速公路上汽车的声音越来越近,距离"精力充沛"的生活也越近了。我的心中闪过一丝对那种生活和乱丢垃圾者的鄙视。我很自然地想到,有时候减慢车速会使人感到恐慌,他们只想躲进汽车里一走了之,或是奔向任何一个地方,只想着能离开这儿。车外的一切——特别是大地——与我们无关,只是能用来装我们丢掉的垃圾。如果我深入自己的内心,直面自己冰冷的一面,我会清晰地发现自己的心中也有一个乱扔垃圾的人——他也是我。我叹了一口气,为大众对环境的普遍漠视而感到阵阵心痛。

这时,我想起与女儿帕米拉之间发生的冲突,这使我感到揪心的痛。那天,帕米拉匆忙地离开某地时把皮包忘在了那里,我不得不开车带她回去找。当时我不知道应该采取什么态度。我是否应该一味地纵容她?什么事使她那么匆忙?我又该如何理解她、帮助她?我感到困惑、自责,心中充满戒备。

一上车,帕米拉就对我说:"我爱你,妈妈。"

我冷冷地回答:"你的意思是因为我帮了你,你感到很高兴,对吗?"

"不,我只是想让你知道我爱你。"帕米拉表面上平静地回答。

"哦,"我说,"此刻我并不觉得自己可爱。"

"我知道,这是为什么我要告诉你我爱你。"

"哦,谢谢了。"我稍作停顿后,继续问她为什么早上从朋友的通宵生日晚会回来很不开心。她告诉我,她的朋友如何劝说她妈妈让她和其他女孩单独相处,她妈妈同意了。"太爽了。"她冲着我说。

"你为什么不能让我和我的朋友们单独过个通宵?为什么你总是告诉我们什么时候该上床睡觉,而不让我们自己来决定?"

我当时仍处于自卫状态,随即反击她:"因为你没有成熟到可以独自招待朋友的程度。"话一出口我就后悔了。我不该这样说。

帕米拉伤心地说:"你总是这么说。"

谈话终止了。

现在我仍能感觉得到我那咄咄逼人的言辞。我后悔错过了一次用爱去聆听她倾诉的机会。我在戒备的心态下完全封闭了自己的心,扮演一个高高在上的专制家长。我真希望当时我采取了另一种态度:温和地和她交流,耐心地、尊重地倾听。也许今天晚上我还有机会跟她谈谈,也许不会再有机会了。我已经错过了那次机会。我心中充满伤心和自责,虽然我脚下的步伐依旧轻快。唉,顺其自然吧。

现在,我回到了七橡树邮箱。我把盛满垃圾的橘黄色背包放在那里,让高速公路管理处的人员来处理。我一身轻松地往家走。树木潮湿松软,空气中弥漫着我喜欢的腐叶的味道。我在想,在放下了橘黄色背包的同时,我在内心能卸下多少包袱呢?能卸下多少就卸多少吧。毕竟,我就是我。

接受自我

走在乡间的路上,我自问:"我是谁?"我感到我的内心与森林中的事物之间有一种自然的、神奇的和谐。我发现,自己内心隐藏着一个孩子,这个孩子急切地盼望取悦父亲。一方面,我对乱丢垃圾的人和喧嚣匆忙的生活节奏心存鄙夷;另一方面,我发现自己内心也潜藏着与乱丢垃圾的人相同的潜意识。当我向黑人朋友挥手时,我发现我的身体是白人,而我的灵魂是混合的。我是一个细心的母亲,却在一次粗心的对话中伤害了自己的女儿。而后,在冬季结霜的草丛间,我融入和谐的自然,在这个美妙的时刻,我觉得自己是一片虚空。

哪一个才是真正的我?在这个令人敬畏的时刻,莫非并不存在与外界分离的我,而只存在一个和谐的生命网络——我的意识不过是这个整体的一部分?或者,我只是那个对其他过路者心怀鄙夷和批评的评判者吗?这两种说法都对。结霜的哈气和香烟形糖块的回忆使我立刻联想到与女儿的亲情。随后我意识到,我也是一个专横的家长。我是个好妈妈,还是个坏妈妈?当然我两者兼是。我就是我的身体吗?抑或,我是超越外在躯壳的灵魂?当然,两者兼是。

每当自问"我是谁"时,答案总是片面和局限的。甚至在我敞开心灵与万物融为一体时,统一的体验也是转瞬即逝,我的自我认知立刻重新陷入支离破碎的状态。这是人类无法超越的局限。人的内在体验之流是流动不停的,可是,一旦我试图把某些体验抽出来认同为"我"而把其他体验视为"非我"(通常我们只认同那些我们乐于接纳的体验),我就把流动的体验僵化了。

所有精神历程和心路历程都试图解答这个问题——"我是谁"。不同的历程侧重于不同的意识层面和整体体验的不同方面。心理分析帮助我们整合内心的童性,强化积极自我。一些精神分析帮助我们发展直觉,帮助我们进入超验境界。此外,一些冥想训练帮助我们发展一种能力,使我们超越分离的自我,直觉到我们与万物的内在和谐。

所有这些针对内心的分析都有助于深化我们的体验层次,从而加强我们对

"我是谁"这个问题的理解。但是我们不要试图用一个单一的答案回答这个问题。我们的内心是多层次的意识之流，一旦我们把这个问题归结为一个单一的答案，流动的意识就僵化了。例如，一旦我们把答案归结为"我们都是可怕的罪人"，我们就将自我禁闭在黑暗与羞愧中。相反，一旦我们把答案归结为"我们都是天使的化身"，我们就对自身黑暗的一面视而不见。我们既是罪人也是天使，而且不仅于此。

> 意识包括不同层次。每个层次都是态度、信念和感受的集合体。通常，各个层次迥然不同，分别代表人性发展的不同阶段。每个意识层次或境界（在精神层面这些层次展示为同心球层）都是对宇宙终极实体的不同程度的反映，因而有不同层次的局限性……
>
> 一个尚未实现统一、尚未意识到自身终极本性的心灵会表现为意识的这些不同层次，这些层次有时交替出现，有时同时出现。当这样的心灵凭借人类的躯壳出现在地球上时，这些意识层次表现为不同的情绪、观念和体验。（PL 193）

清楚地意识到人性中的这些相互矛盾的方面是非常困难的。我们很容易陷入简单化的错误。当我们发现自己的缺陷时，我们无视自己的优点；当我们发现自己的美丽时，又会忘记自己的痛苦和脆弱。当我们的意识扩展时，我们自视为神；当我们的意识坍缩时，我们迷失在自怜中。所有这些极端，以及这些极端之间的状态，都属于我们的人类体验。我们既是肉体的存在，又是精神性的存在。

"就整体状况而言，人的意识是由二元对立（相互矛盾）的因素构成的整体。"（PL 193）我们经常用非此即彼的思维模式看待我们自己和我们的生活，拒绝接受复杂性和丰富性，虽然我们原本有能力体验复杂性和丰富性。我们用二元对立的模式界定自己和他人，因为我们的心灵局限于这种思维模式。因此我们把自己和他人标记为非善即恶，非乐即苦，非智即愚，非忠即奸。我们想给自己和他人贴上标签，给出精确的定义，这样我们才感到安全和稳定。我们的心灵依然处于不成熟的二元对立阶段，需要经过耐心的培育才能感受人类经验的整体性，超越"非此即彼"的思维模式，接纳"亦此亦彼"的智慧。在我们的心灵进化到这个阶段以前,我们还不足以回答"我是谁"这个问题。

在社会层面上我们需要挑战"非此即彼"的心态,正是这种心态导致了战争和战争心理。"非此即彼"的心态使得我们对所有人做出"非友即敌"的简单划分。这种敌我对立的思维方式也是全球性的资源掠夺的核心原因。人类把自身视为自然的对立面,而没有把自身视为当代人类与子孙后代构成的和谐整体的一部分。我们必须看到,我们作为个人的福祉乃至于全人类的利益都依赖于我们对他人、对地球上的其他物种的充分尊重和紧密联系。

要了解物种之间的关系,首先要了解我们自身的复杂本性。我们拒绝承认自己内心的消极品质,把这些品质投射到"他人"身上。一旦我们正视自己内心的消极品质,我们发现我们的敌人减少了。当我们敞开心扉,接纳他人和自然,我们的生活也变得更加和谐。当我们学会善待各个层次的内在自我,不再自我否定,那么我们也很容易去爱我们的邻居和周围的环境。

自我认知的扩展一定要从真诚地面对我们自己开始,特别是面对自身的缺点与消极面。

接受我们有缺陷的人性

每个人都是不完美的、有缺陷的。每个人都会犯错误,有时会伤害我们最亲近的人,有时会做出很糟糕的事。然而,我们很难接受这个简单的事实。

我意识到自己在一次谈话中粗心地伤害了女儿,而我在内心却选择了逃避。我明明意识到自己的言行,却假装没有这回事儿。当别人指出我们身上的缺点时,我们非但不愿承认,而且马上在心理上处于戒备状态,就像身体遭受攻击时一样。心理上的自卫机制与身体防备直接伤害的自卫机制极其相似。我们要捍卫自己理想的自我意象,把自己描绘成正确的、好的,拒绝承认自己的错误和缺点。我们不敢正视自己的错误和缺点,因为正视有缺陷的自我是痛苦的,尽管事实上我们不可能逃避正视自我。只有放弃完美自我的幻像以后,我才真切地看到这个遗憾的事实——我确实伤害了女儿。我深深地吸了口气,摆脱本能的戒备心理,诚实地体会正视自我的痛苦。只有这样,我才能原谅自己并进入更深层次的自我接纳。

当我们否认自身的缺陷和自私时，我们陷入自我欺骗的误区——我们假装自己比真实的自己好，并且为自己找借口。"这不是我的错。"——当我们犯错误时，我们内心的童性立刻会做出这种反应。当一些不愉快的事情发生时，我们的内心反应很像这个故事的主角——地震发生了，一个小孩听到妈妈喊他出去，小孩回答："妈妈，这不是我做的。"我们内心的童性担心，承认自己的缺陷就意味着我们一无是处、不可救药，就会导致父母（或类似地位的人）的批评和否定。我们害怕他们的批判和否定，认为这是无法承受的。

由于不敢面对自身的缺陷，我们拒不承认真实的、不完美的自我，相反，我们为自己设计了一个面具自我。这是一个理想化的自我，我们认为自己应当是这个样子的。我刚刚遭到老板批评，无论心情多沮丧，当别人问起时，我却不假思索地说："我很好。"我刚刚获得事业上的成功，无论心情多舒畅，当别人问起时，我还是轻描淡写地说："我很好。"无论我们实际上多么需要别人安慰、多么伤心，我们都迫切地向自己和他人保证："我很棒，我很能干，我能胜任。"小时候，我拼命表现，以求父亲夸我"好孩子"。我希望自己显得聪明伶俐，赢得父亲的爱和赞许。这张面具一直跟随我到了成年。每当我做好事（比如捡别人丢掉的垃圾）的时候，我觉得自己比别人好，其实这是面具在作祟。

我们为自己设计的面具可以表现为好孩子、强人、勤奋的学生、平和自信的老师、渴求关爱的孩子、能干的成年人、天真的真理求索者或看破红尘的人。无论这幅面具表现为什么形式，其目的总是遮盖我们的缺点与痛苦，否认我们的平凡与渺小。每当我们试图将自己装扮成比实际上的自己更有爱心（或更渴求关爱）、更能干（或更无能）、更有同情心（或更加愤世嫉俗）时，我们都是在给自己戴上面具。

逃避现实的生活耗费大量的精力。我们只要时刻面对真实的自我就可以避免这种浪费。接受自我的前提是理解为什么我们给自己戴上面具。当我们的自尊心受到威胁时，我们心中的童性希望把我们伪装起来，使我们看上去很美——这种需要造就了面具。

一旦我们下决心时刻诚实地面对自己和他人，我们就为自尊建立了更牢固的基础。我们依然可以觉得自己很好，不过这种自我接受不再依赖于一个不切实际的理想化的面具，而是建基于直面不完美的真实自我的勇气。为了释放我们的巨大潜能,首先必须勇敢地面对真实的自我,无论真实的自我此刻是卑微懦弱的、还是神圣伟大的。

唤醒我们的精神潜能

另一方面,作为人就意味着我们能体验到内在的统一和完美。我们能感受到自己与生命的力量、与精神、与终极精神的统一。

我们能感觉到自己是与万物同一的。贯穿于万物的宇宙精神通过我们的身体表达出来。大多数宗教和所有神秘主义宗教传统都认为,我们固有的神性是我们最真实的本质。"神性自我"、"佛性",以及"圣子"都是高级自我的别名。高级自我是一种高级能量,蕴藏在每个人心中。在我们心中,分散、孤独的自我背后蕴藏着一个统一的自我;在我们心中,蕴藏着一种比任何疾病都强大的治疗力量。

真实的自我远比我们所了解的丰富。无论我们是否已经意识到我们内在的丰富性,我们总是在时刻不停地拓展已知自我的范围,丰富我们的人格。自尊心增长的过程拓展为了解真实的"自我"的探寻过程。在这个探寻过程中,我们会在自己内心发现更崇高的尊严和超乎我们想象的高贵精神。我们能体会到一种意识状态,在这种状态下,我们知道我们每时每刻的经验是对一个整体的完美表达,这个整体之大远远超过我们的想象。

> 你会在自我的最核心处发现终极精神的永恒存在。……在内在宇宙中,一切安好,不用害怕任何东西。在这里你体会到生命的完整与永恒,感受到最深程度的疗伤力量与情感满足。(PL 200,《宇宙的情感》)

每条精神之路的目标都是逐渐地把我们带到内心的核心地带。在那里你会发现终极精神永远与我们在一起。

> 每个人内心深处的终极精神是与永恒的生命以及创造性、喜悦和自我展现的永恒流动联系在一起的。这样一个世界离我们并不遥远:它就在世间万物中。(PL 193)

高级自我、低级自我和面具自我

我们的人生经历会教导我们如何从内心永恒流动的源泉摄取生命的力量。它同样教导我们认识我们内心那些与此源泉相脱节的方面。

> 通常,人类的状态可以最准确地表达为意识的三个层次:作为神性意识的高级自我,作为消极自我(或恶自我)的低级自我,以及掩藏低级自我的面具自我。不用说,每个意识层次中都存在许多程度和阶段。(PL 193)

每个人身上都存在着高级自我、低级自我和面具自我。我们需要做的是敞开心胸,在每时每刻接受而非拒绝内心中的全部真实。通过这种方式,我们能够慢慢地摘掉面具,正视并转化低级自我,学会认同和表达高级自我。

走在路上,我发现自己正在通过捡垃圾的行为来证明自己是"好人"。这种行为表明我依然躲在"好女孩"的面具背后。当我放弃对自我的执著,我进入空明状态,感受到自己并不比栅栏里面嚼草的牛和脚下闪着露珠的青草更重要。随后我感到自己融入这美妙的时刻,暂时摆脱了孤独。在我的意识不断扩展的过程中,我体会到了生命的和谐。高级自我的光芒在我心中闪耀。在操场上对女儿的疼爱,在树林间感受自然,在欣赏冬日枯草上冰霜反射的光芒时感受到的空明——所有这些经历都是高级自我的反映。

然而,低级自我又出现在我的记忆中:我不友善地对待女儿,我不认同那些不在意地球环境、乱扔垃圾的人。我的生活将引领我继续体验我内心意识的不同层面,通过这种体验我才能敞开心扉,更全面地接受真实的自我。在我的心路历程中,我学会如何抛弃面具自我和低级自我,敞开心扉,越来越深地融入高级自我所主导的生活。

碎片式的自我理解

我们时常生活在一种戒备状态中:我们在心中筑起高墙,试图将任何威胁我们的事物和我们身上那些我们不认可的品质挡在外边。

你作为一个人在地球上所经历的现实是整个现实的极微小的一个碎片……当意识与事物的深层意义脱节，生活一定会变得很痛苦。每个人都会在某种程度遇到这个问题。甚至那些敏锐、成熟的人有时也会遭遇迷惘和困惑。（PL 181）

一方面，我们拒绝承认真实的、不完美的人性，拒绝承认这就是我们的本性——我们身上有微小的恶，时常犯错误，经常陷入痛苦，很容易受伤。我们不敢承认我们的错误和消极方面，因为这会剥夺我们的骄傲。我们宁愿带上面具。另一方面，我们也害怕唤醒扩展的高级自我，因为我们不想挑战这种舒适的、局限性的想法：我们就是人类躯壳内的有限人类。由此，我们否认内心最深处的、使我们实现统一和高尚的精神核心。

直面高级自我和直面低级自我都会摧毁我们以往对自己的看法。然而，这同时会极大地丰富我们的经验。当我们直面低级自我时，我们不再否认自己就是痛苦和黑暗的根源，我们不再自视为他人过失的受害者。而当我们直面高级自我时，我们知道我们在内心最深处与终极精神相通，这种领悟深刻地改变我们。我们不再相信成功远在天边，我们知道所有快乐和幸福的源泉就在我们心中。

扩展自我理解

精神疗法缓慢而稳步地扩展自我的边界，使我们越来越清晰地领悟真实的自我。扩展自我理解需要专注和勇气。为了成长，我们必须乐于消除用来抵御那些掩埋在内心的痛苦的心理防线。

哈丽特在试图扩展对自我和痛苦的体验时，产生了抵触心理。她探索这种抵触心理的由来。她能感觉到自己心中有一堵墙，她只能把自己视为坚毅、强健的成人，或者她把自己当作沮丧、迷惘的孩子，除此之外的自我理解都受到严格禁止。这两种身份对于她是熟悉的；此外的一切是未知的、可怕的。

她在引导下进行图像化联想训练。她看到一堵灰色石头墙，一个哨兵站在墙头。这个哨兵代表她的思维意识，墙里的区域代表已知的自我范围。哨兵警告她不要进入危险的区域。只要她表现出一丝更多了解生活的渴望,那个哨兵就会命令她:"小心!那是危险的区域。回到熟悉的堡垒里面。离开那里你活不下去。"

然而哈丽特记得,很久以前,当她还是小孩子的时候,她生活在截然不同的世界里。那是一个明亮的、神奇的世界,在那里,泰迪熊陪她说话,她与想象中的朋友一起喝茶,树林中到处是精灵。那个世界很安全,妈妈和爸爸在那保护着她,她根本不需要一堵墙,也不需要哨兵。

哈丽特还记得那个明亮愉快的世界在什么时候陷入完全不可理喻的黑暗。那是父亲的突然去世。那时她才六岁。父亲死后,母亲的情绪变得极不稳定。小哈丽特失去了安全感,内心世界变得黯然无光。为了熬过失去亲人的痛苦,小哈丽特无意识地选择了尽快长大。她将悲伤埋在心底,竭尽全力扮演能干的成年人——就像妈妈所期望的那样。

哈丽特开始意识到,从父亲去世的那一刻起,她的感情和自我理解已经冻结。她在潜意识中下定决心:夷平自己的情感世界,把内心涂成灰色,躲进忧郁的堡垒以确保安全。她在潜意识中得出结论:原先那个阳光明媚、充满生机的快乐世界是不安全的,只能使她在可怕而黑暗的失望中受伤。为了保护容易受伤的情感,她建立防线——筑起高墙,设立哨兵。这个已被长久遗忘的决定现在浮出水面。

在一个治疗环节中,哈丽特把这个哨兵当作另一个人,和他交谈。她感谢他在童年时保护她,使她的感情和意识远离伤害。然后哈丽特请求他允许她离开这个狭窄的地域(这个地域代表她已知的自我)去历险。她告诉他,她现在真正长大了,她有足够的力量去面对危险,不再恐惧掉进感情的深渊。她现在自信可以安全地在谷底着陆,虽然以前她把谷底视同为毁灭。

哈丽特释放自己的悲伤和愤怒;她流泪,她发怒。她现在已经有勇气接受自己的情感了。当她张开双臂接受自己内心更深处的情感时,她感到自己沐浴在喜悦和希望中。童年时被可怕的丧父之痛摧毁的纯真和开放逐渐回归。那面墙可能重新竖起,但决不会像以前那样严密。每一次当她勇敢地面对自己的痛苦和渴望,她的生命就会少一些灰色,少一些禁锢。

我们的生活经验是内在自我的真实反映。每当我们的生活受到禁锢或束缚，我们就需要进入内心世界，去发现究竟是什么妨碍我们实现更丰富的生活经历。随着我们拓展内心世界，外界的生活也随之广阔。最好的精神导师就是我们面前的生活，最重要的精神课程也就是我们直接经历的生活体验。

为了扩展我们的生活，我们必须乐于深入自己内心的陌生领域。

> 突破当前的心理域限最初总是令人害怕。新大陆总是陌生、未知的，让人不习惯。自我陷入一种幻觉，误以为狭隘而熟悉的领域是安逸、轻松、不费力的。而实际上，维系这种僵化的状况是很费力的。维系僵化的现状、抵御灵魂渴望成长的自然倾向需要耗费巨大的能量，只是通常我们意识不到。（PL 199）

尊重我们的精神渴望

我们的心灵渴望在精神方面成长，这种渴望表现为每个人的精神追求。每个人都在追求某种能使我们的生活更加完整的东西。这可能表现为渴望一个生命知音，或者渴望一份有意义的工作，或是渴望一个温馨的家庭。另外我们可能渴望精神上的满足，渴望与终极精神（或者耶稣、地球）建立更加深厚的感情。在这些追求背后有一种信念或感觉："一定存在着另一种意识状态，在其中我们能得到更大的满足，能获得更深刻的生命体验。"（PL 204）

所有渴望最后归结为同一种渴望：渴望体验与自己、与他人、与生存环境以及与上苍之间的更亲密的关系。我们可能羞于承认这种渴望，因为我们害怕渴望使我们容易受伤。这种担心很像童年时的恐惧：我们童年时因害怕挫折和失败而主动放弃。我们也许因为害怕失望而拒绝追求。然而，只有唤醒和尊重心中的渴望，我们才能获得反省内心、拓展生命的动力。

大多数渴望表现为对爱（对自己、对他人、对工作、对自然、对上苍的爱）和被爱（被自己、被他人、被自然、被上苍爱）的渴望。第一步是要学会爱自己和被自己所爱。这样才能建立一个满足渴望的基础。我们的内心包括可爱的部分和不可爱的部分，我们要学会认同可爱的部分，并且把爱扩充到不可爱的部分。学会爱并接受我们内心的一切是自我治疗的基本手段，需要反复应用。

爱与被爱的渴望使我们拓展自我和生活。然而，为了了解我们是如何禁锢自我的,我们必须愿意为此付出代价:这个代价就是在内心对自己完全诚实,全面地正视自我。我们要学会发现我们内心的一些区域,在这些区域我们用恨代替了爱(对自己和对他人),因恐惧和骄傲禁锢自我,把自己装扮成无辜的、不幸的、代人受过的受害者。

　　当你意识到渴望需要通过自己的努力来满足时,当你希望发现那些阻碍你享受充实而有意义的生活的内心态度时,当你把渴望解读成来自内心深处的、指引你寻找真实自我的信息时,你的渴望才是现实的。(PL 204)

成就坦呈自我的途径

　　通向真实自我之路包括:揭下我们的面具,接受我们人性中"低级"的、不完美的一面,拥抱我们人性中"高级"的、精神的本性。精神成长的过程就是成就坦呈自我的过程——坦呈自我既不用面具掩盖我们的缺陷,也不否定我们的精神实质。用这种方式拓展我们的自我理解和自我接受将给我们带来最和谐充实的生活,也将为真正的自尊奠定最坚实的基础。

　　本书勾勒出个人和精神成长的一条途径。这条途径强调,我们必须探求我们本性中的所有对立与极端——魔鬼和天使,容易受伤的孩子和坚强的成人,自我的渺小和精神的伟大。我们要学会接受人性和经验的复杂性;要学会放弃阻碍我们认识自我的防御机制,承认真实的自我既有好的一面,也有坏的一面。为了保持人性的完整,我们必须摘下防御的面具,承认我们内在的局限性与不完美。为了拓展我们的精神世界,我们需要承认我们还不了解自己,敞开心扉去探索心灵深处广袤的未知领域。

第一章练习

　　1. a. 在纸上列出你认为自己身上有的具体的缺点和错误。让另一个人指出你的缺点。不要做任何评论和辩解,听他怎么说。写下他的意见,并将他的意见加入你原来的单子上。

　　b. 在另一张纸上列出你的优点。让另一个人指出你的优点,将他所说的写下来，添加到你的单子上。

　　c．摆放好这两张单子——好的方面和坏的方面。看看你是不是承认这些方面，并且看看你能否心平气和地接受这两方面。

　　2．a．写出一个在生活中的困扰你或令你不满的领域。把这个领域和你的缺点相对比。两者之间有什么关系吗？

　　b．写出一个在生活中令你满意、令你得心应手的领域。把这个领域和你的优点相对比。两者之间有什么关系吗？

　　3．你生命中最渴望的是什么？写出这些具体的渴望。这些渴望有哪些共同点？看看你能否找出激励你人格和精神成长的最基本的渴望。也许你愿意举行一个仪式，宣誓追寻这些目标。

　　4．向你心中的神性自我求助，请他为你的精神成长指引方向。请神性自我帮助你反省内心，发现是什么阻碍你追求内心更深层的满足。静静地坐下来祈求帮助，提出具体的请求。聆听（或内视）你的内心，然后写下（或画出）你听到（或看到）的。让梦导引你，同样写下或画下你所看到的。评价自己在何种程度上相信或不信自己内心深处有一个智慧之源。

第二章

选择统一自我

当你将探索内心作为一生的追求时,不安会消失,灵魂会获得深刻的意义和目标。

——心路治疗系列演讲第208讲《人类的内在创造力》

莫琳:儿童与驯兽师的统一

"我非常爱我的丈夫。"莫琳在哭泣中脱口而出。"但是自从我们的孩子出世,我对他几乎失去了性的欲望。这对我来说十分可怕。记得当初我们约会的时候,我很难控制自己的手不去抚摸他;现在我仍然爱他,但他激不起我对他的性欲。"她坦白,"不仅如此,我对他不再那么有感觉了,虽然我知道我还深爱着他。"莫琳祈求地看着我和我同事艾伦,棕色的大眼睛又充满泪水。最后她说:"我不知道到底发生了什么。"莫琳是一位事业有成的临床医生,三十四五岁,美丽动人。随后她告诉我们,她出生在一个爱尔兰天主教家庭,在五个孩子中排行老大。爸爸是一家之主,经常酗酒,喜怒无常,恭顺的妈妈总是一脸忧伤和疲惫。

为了进一步探寻莫琳与她生命中的关键男性之间的关系,我们让她在几位男士中挑出一位扮演她的父亲。她选择了鲍勃,而鲍勃的父亲同样酗酒。通过

第二章 选择统一自我

莫琳的简单介绍,鲍勃清楚地了解了他要扮演的角色。鲍勃心情亢奋、大摇大摆地穿过房间,对"他的女儿"大声说:"今天还不错,卖了不少,很好吧,莫琳?"他的问题听起来更像命令。他一边说一边拍女儿后背。"现在过来,笑一个给我看看,干吗用这副无精打采的样子对着我?"莫琳刚要回答,她爸爸就打断她:"过来,哎,跟我打个招呼。"这是她爸爸逗女儿笑的一贯招数,女儿忧郁而严肃。他让女儿说"哈",而后他发出"哈哈"的声音,接着女儿必须回应"哈哈哈",直到她发出那种被迫的笑声。于是女儿给他起了个外号叫"哈"。这一次莫琳试着抗议道:"听我说,爸爸,我想跟你说说今天我怎么样。"扮演父亲的鲍勃跳了起来,开始胳肢莫琳:"行了,哈,别烦我了,今天挺不错,咱们高兴点儿。"莫琳重温了童年时的感受,体味到强烈的挫折感,她退到了房间的另一头,轻声哭泣。艾伦和我鼓励她纵情地释放内心的悲伤,但她仅仅洒出几滴眼泪。

随后,鲍勃和莫琳换了一个场景,这一次父亲的情绪与上次相反。鲍勃阴沉着脸走进屋,大声命令道:"莫琳,把我的拖鞋拿过来。"看到莫琳有些迟疑,试图对他说些什么,他吼道:"马上!"莫琳跑开了,一分钟后她取来了他的拖鞋还拿着学校的作业给他看。鲍勃却挥手把她赶走:"今天不行,今天我什么都不想看。今天糟透了,什么都没卖出去。"然后,他提高了声调:"你没看见我今天没心情对付你们这些孩子吗?再这样下去,我们可没钱供你去念那所贵得要死的天主教学校了。你妈非让你去那个学校。现在做生意真不是好时候。告诉你妈饭前给我杯酒。"莫琳伤心地走开,但是这次她没哭。

突然,莫琳抬起头,对我们说:"我记得有一次,我爸情绪糟透了,他在他们卧室外的走廊里冲着我大喊,因为我把他的拖鞋拿错了或者做错了其他的什么事情。然后,他端着他那杯饭前酒,走进房间,'砰'地把门摔上了。他这么做,让我觉得自己对他做了一件十分糟糕可怕的事情。我心里沉重起来,每次当我意识到自己没让他高兴,我都有同样的感觉,仿佛什么东西在撕咬我的心。我决心让自己的心硬起来,或者对他不闻不问。我不知道自己具体采取了哪一种策略,总之,我对自己说:'我不会让他再这样打击我,永远不会。'我做到了。我记得,直到我在大学里遇见我丈夫吉米以前,我都没有哭过。所以,当爸爸发脾气的时候,我就会封闭自己,对周围不闻不问。"

艾伦握着莫琳的手,让莫琳看着他。莫琳看着艾伦,她的眼泪又缓缓落下。

她耳语般地对艾伦说:"我想我对吉米也关闭了我的内心世界,就像以前对爸爸一样。现在吉米是我们孩子的爸爸,我比以前更爱他,他对我来说太重要了。我想现在我更害怕他深深地伤害我,就像当年爸爸伤害我那样。"

现在,艾伦和我要求莫琳选择一种与童年时的选择不同的态度。艾伦站在鲍勃的身边,鼓励莫琳对他们释放她对父亲的所有情感。一开始,莫琳小声嘀咕着:"你知道你对我的伤害有多深吗?你忽视我,你这个自私自利的混蛋。你根本不在乎我是谁。我只是你生活中的一个宠物。你从来不曾正眼看我们,对你来说,我们是无关紧要的,'孩子'不过是一个称呼。"随后她提高声调:"爸爸,我是什么?对你来说,我还算重要吧,是不是?是不是?爸爸。"这时,她一边用手指着自己,一边跺着脚,大声喊着:"看着我!看着我,你这个该死的!在这世上,你不是国王!我不是无关紧要的!"此时,她厉声尖叫,恐惧与悲伤侵蚀着她的自信。她倒向沙发,扑倒在另一位女士的怀中,抽泣着:"我不知道自己是不是无关紧要。如果他不爱我,也许是因为我不可爱。"她的悲伤完全倾泻出来,放声痛哭。

当莫琳站起身来,我评论道:"我认为,现在你有能力清醒地重新做出选择,选择敞开自己的全部情感,为你自己。你父亲已经不可能像以前那样伤害你。并且吉米也会更好地接纳你、爱你。"随后,我轻声问道:"你现在能做到吗?"莫琳沉思了一会儿,而后诚恳地说:"差不多,但不敢肯定。我好像缺失了什么东西。"

我试着猜测莫琳缺失了什么:"也许你需要体验与你受伤的童年相反的感受。也许你想用某种方法惩罚你爸爸,让他也成为受害者。你心里是不是有复仇的想法?"莫琳流露出认可的目光:"好像是的。"

莫琳又请鲍勃帮助她。这一次,鲍勃扮演六十五岁的、衰老、虚弱的她父亲。鲍勃请莫琳对他好一些,原谅他年轻时所犯的错误。"不可能,"莫琳怒吼道:"现在你该听我的了,现在我说了算,你要按我说的做。"随后她以强调的语气加上一句:"你听见没有?"鲍勃温顺地哀告:"我现在需要你,请对我好点,好吗?""哈!"莫琳粗鲁地打断他,"没门!我让你干什么你就干什么。去,去把我的拖鞋拿来。"鲍勃照做了。"我感觉就像终于驯服了一头狮子",莫琳告诉我们她现在的感觉:"他现在老了,我有能力伤害他了。现在我是暴君。"

第二章 选择统一自我

艾伦和我想找一样东西代表驯兽师用的鞭子。一位年青人将自己的裤带解下来递给莫琳。我们一起鼓励她将驯兽师的感受全部发泄出来。莫琳用鞭子抽打地板，对鲍勃扮演的俯首帖耳的爸爸大声喊："爸爸，现在你给我笑，'哈，哈'大声笑，笑呀。"鲍勃顺从地做了。"很好，再来一次，再投入点儿。"莫琳继续抽打鲍勃身边的地板，发号施令。她发出一阵冷酷的笑声，发现自己喜欢扮演驯兽师的角色。接下来，莫琳反复给鲍勃下命令，鲍勃都顺从地照做了。然后，莫琳得意洋洋地对鲍勃说："以后你做什么都要听我的，而且只能听我的。我让你做什么，什么时候做，在哪里做，你都要听话。"

现在，莫琳已经从一个悲伤的受害儿童转变成残忍的成年施暴者。我们让她体会她在扮演新角色时感受到的消极快感。她承认命令和完全掌控她父亲使她快乐，也承认在对父亲的无情报复中获得复仇的快感。"没有怜悯，只有权力与掌控。"她得意洋洋地说。莫琳大踏步地在房间里走了几步，像暴君一样挥舞着鞭子，完全陶醉在复仇的"甜美"喜悦中。房间里的几位女士也在莫琳身上找到了共鸣。

但是几分钟过后，莫琳的情绪与房间里的气氛明显改变。"我感到空虚，"莫琳告诉大家："这样做并不能真正让我开心，不能让我更好地爱和被爱。我渴望与父亲建立感情联系，但是我失败了。现在我感到很伤心——为我自己，为失去爸爸，为我想反过来伤害他的欲望而伤心。我疏远和惩罚我丈夫，因为我害怕他像我父亲那样拒绝我的爱。现在我也为此感到伤心。男人和女人继续这样对待彼此也令我悲哀。这种可怕的相互伤害的游戏没完没了。这是非常可悲的，也是对精力的可怕浪费。"

莫琳慢慢走向艾伦和鲍勃，眼泪又掉下来。她楚楚可怜地站在他们面前，坦率地说："对不起，真对不起。"艾伦回答："对不起。"我们大家都知道，这句话一直深藏在莫琳父亲的心底。莫琳倒在艾伦的怀里抽泣起来，他们一起坐在沙发上，艾伦久久地搂着她。房间里的许多人也哭了起来，他们拥抱着身边的人，互相安慰。此刻我们分享着失去亲人的痛苦，也为人类的复仇心理感到悲哀。莫琳逐渐停止哭泣，抬起头看着艾伦的脸，对她丈夫说："我再也不会这样做了。很抱歉我伤害了你，不过现在这些都过去了。我能够爱我自己。我能够原谅你和爸爸。尽管还需要一些时间，但我能够做到。我深爱着你，我不再害怕爱了。我知道。"

选择统一自我

尽管莫琳已经把内心压抑的童年伤痛释放出来，治疗并没有结束。她还需要进一步的治疗。她需要面对受伤童性的对立面，那就是复仇的成人。这样，她才能完全释放痛苦——不仅包括童年伤害引起的痛苦，而且因疏远和伤害她丈夫而产生的痛苦。通过对父亲的原谅，莫琳可以重新爱她的丈夫。

我们的治疗有赖于这种将对立面统一起来的过程。让强壮的成人的一面退场，让受伤的孩童的一面出场。情感的受害者很容易暴露内心凶残的一面。我们的精神通道将引导我们拥抱内心的各种对立因素，彰显那些隐藏着的、不被接受的、卑劣的、可怜的或软弱的内心阴影。只有通过这种方式，这些不成熟的部分才能被整合到意识之中，那些被封闭在消极阴影之中的激情与愉悦才会被释放到我们的能量库中。

然而，就是因为我们以二元对立的观念理解我们的人生，我们常常把我们对人格成长和精神成长的渴望理解为强化积极体验、消灭消极体验的欲望。我们渴望获得健康、快乐、平安和幸福，渴望远离疾病、痛苦、贫困和不幸。

渴望这些积极方面当然无可非议，人类生命就应当包含这些东西，这是由人类意识所决定的。然而，当我们试图压抑内心消极和软弱的方面时，当我们试图否认或逃避死亡、错误、消极和痛苦时，精神问题就会随之产生。

我们的精神通道会引领我们直面那些与神性意识相隔绝的内心区域。我们生而为人，就意味着我们的意识不可避免地包含诸多破碎的方面。如果我们试图仅仅发展我们的积极方面、唤醒高级自我的品质，而不肯直面低级自我，我们不可能完成这项精神成长的旅途。

> 人们经常幻想，只要全身心地发扬内心的光明面，我们就会自然而然地克服人性中的黑暗面。这是不现实的。如果你不曾清醒地、深入地体验这些黑暗面，你怎么可能克服它们呢？(PL 193)

许多实体都强烈地希望实现其内在的神性，但是他们忘记了，他们来到世上是为了完成宇宙计划中的一项使命——净化和发展不成熟的宇宙事物。为了完成这项使命，人们不仅要用心体验真、善、美和爱，也要用心体验内心的扭曲、丑陋、阴暗、邪恶和痛苦。（PL 193）

当我们一味地追求生活中的积极方面而否认或逃避消极方面时，我们就延续着自己的无知。如果我们只注意自己身上的好品质而忽略生活所暴露的问题，如果我们渴望自我实现却不肯真正面对阻挡我们的问题，我们将永远停留在幻像中，我们的精神成长不可能实现。

在一对对立因素中，如果你只追求其中一个方面，你必然压抑另一方面。在这种状态下，你的灵魂必定陷入焦灼和恐惧，你的内心不可能实现统一。当你追求一方而压抑另一方时，自我实现、自由和统一是遥不可及的。（PL 144）

如果我们渴望爱和力量、喜悦和创造性的拓展，我们必须乐于去感受恐惧和无助、痛苦和禁锢，因为试图排除这些"坏"状态也将束缚我们对"好"状态的体验能力，"好"状态因而遥不可及。如果我们将内心的某一方面隔离，其对立面同时也被隔离了。当我们敞开心扉时，我们对所有方面同时敞开。

二元对立的发展

通常，我们的经验是局限的和片面的，意识的范围受到个人、时间和地点的局限。有时意识会从有限的、二元对立的头脑中暂时解放出来，引导我们更加全面地认识生命的真谛，超越二元对立，让我们从中感受到自己与他人、与世间万物融为一体。但是一旦回复到我们通常的狭隘、片面状态，我们的"自我"就与那些所谓的"非我"隔离开来。

每个人一出生就拥有一个与他人不同的身份。我们不可避免地感到自己与生命整体分离，这是破碎的人类意识和人类经验决定的。正是二元对立的问题导致了我们与自身、与他人、与环境相分离和割裂，我们活着就是为了解决这些问题。这些问题在我们由婴儿到成人的成长过程中变得明显起来。

我们并不是一尘不染地来到世上的。我们的灵魂带着前缘来到这个星球上。通过我们的出生和早期生活，这些前缘彰显出来。在它们显示出来以后，我们可以观察并处理它们。这些问题总是与我们灵魂中那些与终极精神隔绝的区域有关。这些与终极精神隔绝的区域遗忘了自己与终极精神的联系。这些问题可能表现为贪婪、恐惧或傲慢；我们需要学会的可能是和善、信赖和谦逊。无论问题出在哪里，我们早年的生活环境将揭示这些需要我们面对的问题。

在精神层面上，我们自己主动选择了今生降生的环境——包括父母、地域、个人的实力与义务。通过这种选择，我们将这些我们今生带来的、需要处理的问题揭示出来。

身体层面

刚出生时，婴儿会感到自己的到来受欢迎或不受欢迎。婴儿由此形成这样的结论："待在这里是安全的"，或者相反，"待在这里是不安全的"。这个先入为主的结论为今后的全部其他体验定下了基调。

作为婴儿，我们会有身体上的不愉快经验。父母对我们的照料永远是不完美的。尽管婴儿还没有形成自我，还没有"我"与"非我"的最基本的区别，他在身体上也能体验到二元性。一些事情（包括饥饿、潮湿、寒冷、粗鲁的抚摸）是不愉快的，婴儿感到不满和痛苦，并因此哭泣；另外一些事情（例如进食、干爽、温暖、温柔的抚摸）是愉快的，婴儿感到满足和喜悦，因而咯咯地笑。婴儿本能地追求那些支持他肉体生存或产生愉悦感的体验的最大化，同时逃避那些痛苦与匮乏的体验。

从人生最初的二元性经历中所得出的结论，会在我们心中留下一生的烙印，并常常决定了我们如何理解饱与饿、温暖与寒冷、舒适与难受。例如，婴儿可能得出这样的结论："我所得到的永远不够"，或是"向别人要我想要的东西是不安全的"，或是"我无法忍受寒冷"。

如果在早期生活中遭受过身体伤害，我们通常会关闭对痛苦、不适或被剥夺的感受，当时我们觉得这些感受是不堪承受的。我们关闭了不愉快的经历，同时也就丧失了完整地体验生命的能力。为了生命的力量和完整，我们迟早需要在意识中唤醒这些被我们驱逐的体验。我们发现一点点的寒冷并不能毁掉我们;我们发现我们已经强壮得足以忍受某些不适;我们发现我们晚一会儿吃饭并不会把人饿死。在我们反省童年的恐惧和消极结论时,我们变得更加坚强。

情感层面

随着孩子的成长,生理上的生存问题会被情感上的生存问题所取代。在情感层面,"安全"与"不安全"的二元对立更加突出。当孩子发现某种感受和行为是"好的",而其他的是"不好的"时,他就创造了新的二元对立。通常,孩子会给一些情感贴上"可接受的"、"好的"或者"安全的"标签,因为它们带来他所期望的结果——得到父母的表扬和他想要的东西。

如果孩子感到没有从父母那里得到无条件的爱,他就会试着想办法获得缺失的爱。他也许会发现,"如果我好好表现,妈妈就会奖励我。也许我得不到爱,但至少会得到妈妈的夸奖"。于是,夸奖成了爱的替代品。

在家长的影响下,孩子们对自己的情感和行为得出的结论各不相同。例如,一个孩子得出结论:生病和需要帮助是好的,因为在这种情况下妈妈就会关心他;相反,强壮和独立是不好的,因为妈妈就会觉得不用关心他,也不会给他奖励。另一个孩子的结论可能完全相反:当他独立、很少提要求的时候,会得到妈妈的奖励;而当他向妈妈寻求帮助时,会遭到责骂,因为他碍了妈妈的事,他的哭声分了妈妈的心。第三个孩子另有一个结论:在妈妈面前表现脆弱和示爱都是安全的,但必须警惕爸爸,在爸爸面前要表现坚强。孩子会发展和表达那些能使他得到奖励的行为和情感(这些行为和情感带来好感觉);同时,他抑制和避开那些使他被忽视或责罚的行为和情感(这些行为和情感带来坏感觉)。

为了逃避那些坏感觉,孩子慢慢地学会只认同他身上他认为"好"的方面,而否认他身上的"坏"的方面。他开始只承认他认为在父母眼中"可接受的"那部分自我。另一类孩子形成了相反的模式。这类孩子发现,无论如何表现都不能得到父母的赞扬,在绝望之下开始通过一些负面的情感和行为来获得父母的关注——至少他被注意到了。最终,孩子会相信他本人就是这样的,因为他已经放弃了他真正需要的东西。在无助和渴求中遭到父母的拒绝是极端痛苦而难以承受的，出于对父母的拒绝的恐惧，他否定了自己的需求，因此，负面的情感和行为反倒成为唯一安全的（"好"的）情感表达方式——这是一个讽刺性的结果。

对于某个人来说，"可接受的"品质是强壮、独立、桀骜不驯；对另一个人来说，"可接受的"品质是软弱和依赖。每一个孩子都会为使自己成为"可被接受的"而抑制内心相反的方面。我们每一个人都相信，某些行为和情感是好的、可接受的，而另外一些是坏的、不可接受的。每个人的结论各不相同，而这些不同的结论揭示出每个人各自不同的心理问题。通过对童年经历的反省，我们得以澄清情感方面的二元对立。我们为了寻求情感层次满足，造就了自己的心理问题和症结。为了在情感方面成长，我们必须乐于体验、接受并整合我们内心那些被拒绝和深藏起来的部分——被我们标为"不安全的"或"坏的"部分。

精神层面

人在自身的发展过程中，不仅在肉体和情感方面，而且在精神方面定位自我。他学到某些观念是好的、可接受的，而另一些观念是坏的、被拒斥的。某些被拒斥的观念不仅被他视为错误的，甚至连想都是不应该的。因此这些观念就被驱逐到无意识之中。

随着我们的成长，我们开始相信，在身体、情感和思维这三个方面，自我就是我们躯体范围内的自我。由此我们把自我和环境区分开。自我仅限于可接受的身体感觉、可认同的情感和被认可的思想。这个范围以外的一切被视为"他者"，有别于自我。在很大程度上，我们与"他者"相疏远的程度取决于我们童年时对环境的安全程度的判断。一旦我们将自己定位为一个与他者相分离的自我，内心就会产生更多的二元对立，某些因素被视为好的（因而在自我中得到强化），另一些因素被视为不好的（因而在自我中受到抑制）。

伴随我们的成长过程，随着我们成为与他者相分离的成年人，我们为了解自我设立了越来越多的障碍。我们将许多身体、情感和精神上的体验和自我与他者之间关系的许多方面都贴上了不受欢迎甚至无法忍受的标签。当我们长大成人时，我们身上那些被拒绝的方面都被埋藏在无意识之中。我们开始相信,我们等同于我们已知的有限自我,我们等同于我们试图展现给外部世界的形象,这个形象即理想化的自我意象。我们把真实自我的大部分从我们的经验中剔除。我们只生活在经验的一个狭小领域内,这是一个麻木的、割裂的、受禁锢的空间。

走向统一

精神的成长要求我们探究童年时显露出来并一直延续到成年阶段的性格方面的二元对立。我们需要认清并进而逆转我们从自身、从环境中分离出来的过程。我们需要走过一个旅程,起点是有限的自我(理想化自我意象),终点是真实的自我。

每次我们直面内心深处被隐藏的部分(那些童年时曾经被我们当作不可接受的、坏的方面而否定的部分),我们都向内在统一前进了一步。我们从自我否定和麻木中苏醒,变得更加活跃。

简是个年轻女性,正在揭开七岁时就被压抑在心底的遭受性虐待的记忆。她的治疗从考察她成年的性行为模式开始——她无法克制与已婚男人的关系。在一个治疗环节中,她集中注意力,深呼吸,感受下腹部的持续疼痛,她不由自主地回想起被母亲的男朋友性骚扰的经历。随着那段记忆变得清晰起来,简的整个身体不由自主地抽搐、颤抖。她感到恶心,开始呕吐。她感到自己的嘴很脏,满是黏液。随后简记起那个男人要求她为他口交,一想到这里,她呕吐得更厉害,整个身体抽搐得更剧烈。她能够记起自己是如何有意在意识中关闭这段受伤的经历。她长期处于昏昏沉沉的状况中,这种状态对她来说已经习以为常,她甚至以为自己得了脑瘤。然而,它的真正作用却在于将痛苦的记忆深深地埋藏起来。

随后,简克服了羞耻和拒绝,她开始接纳和整合这段深藏已久的回忆。她反复对我们说:"我不敢相信过去我是那么麻木地过了那么多年。我的身体和感觉像刚刚被唤醒。过去我就像个机器人,现在至少我的内心被唤醒了。我又能像小时候那样,感受到自己和别人的活力。"

简很高兴,她恢复了生机。过去,她为了躲避那段痛苦的经历,长期压抑自己的生机。

在我们通常的自我经验中,我们以二元对立的视角观察生活:有些东西是我们想要的,而另一些是我们不想要的。我们一直努力增加我们想要的而躲避我们不想要的。然而,这样做的结果是使我们的生命本质更加麻木。通过这种治疗,我们最终将唤醒自己全面体验真实自我的渴望,了解自我的核心区域。自我的核心区域超越人格中的全部二元对立,这是内在神性的区域。

> 在统一的意识中,不存在对立。存在的只有善、真和生命。然而,这不是对立状态中的善、真和生命。统一的"善"超越对立,具有一种完全不同的性质。统一意识中的"善"是对立双方的结合,因此对立双方不再相互冲突。(PL 143)

这个问题对于普通心灵来说是难以理解的。在我们的成长过程中,我们了解到生活中的一些方面是好的、光明的、可接受的和愉快的,而另外一些方面则是坏的、黑暗的、不能接受的和痛苦的。我们学会去寻求好的方面而避免坏的方面。什么是超越一切好与坏的"好"?什么是超越生与死的"生"?

当我们不再抵抗消极的心理经验,敞开心扉去接受内心中坏的、黑暗的、痛苦的方面,我们的内心才可以实现对立双方的统一。我们就像一位重拾信心的盲人,认识到自己今生必定生活在黑暗之中,不再逃避自己的命运,却因此在自己内心找到光明,内心的光明超越了外部世界中光明与黑暗的对立。我们又像一位身缠痼疾的病患,接受了自己的病无法治疗的事实,而这种顺天知命的心境却使灵魂获得解脱,获得一种健康的体验,这种健康超越外部躯体的疾病与健康的二元对立。同样,当我们放弃了对自己不切实际的要求,不再要求自己永远正确,承认自己所犯的错误,我们就会在自我认同中找到更深层的"正确"。

当简不再压抑性虐待的痛苦,而是放松地接纳它,这种痛苦就会在她心中消融,使她的心灵更加完整。同样,当我们正视自己的痛苦,我们就会融入生命之流,在这个过程中我们会真切地感到一种愉悦,而这种愉悦比那种与痛苦相对立的愉悦更快乐,比狂喜更真实。

每当我们放松地面对我们内心所恐惧和否定的方面时,我们就经历了一种"死亡"——这是我们理想化的自我意象的死亡,这是我们试图扮演的角色的死亡。而这种"死亡"引导我们走向新生，走向更高的生命境界。每一次这样的"死亡"都是在为终极死亡做准备，终极死亡是与终极精神相分离的自我的死亡。通过埋葬与终极精神相分离的自我，我们体会到真实自我的核心，从而超越一切二元对立，与终极精神融为一体。我们通过"死亡"体会到自我的本质——我们是统一的生命力的表现，超越肉体的生与死。

只有当我们学会接纳内心被拒绝的部分，面对那些我们曾试图逃避的方面，我们才会达成这种更深层的统一。通过接纳我们的二元对立，我们达至统一。

多萝西要求一个能指引她的精神之旅的梦。她是一位成功的商界女强人，取得了举世瞩目的成就；她也是一名认真的精神追求者。她感觉已做好深入探寻内心的准备。她的梦异常清晰地展示出她的精神之旅。

"我从一栋楼狭窄的地下室向上走。我一直就住在那狭窄的空间里。我身边有一位老于世故、精明强干的朋友陪着我。我们沿着那栋大楼里的楼梯向上走，那栋大楼超乎想象地巨大。

"在大楼的中心，有个用小栅栏围起来的小花园。那里只长着一株巨大的植物，它的中心是巨大坚硬的核，粗壮的根茎上长出12根（或许更多）枝条。每根枝条的末梢都长着一个像西葫芦一样的果实，每个果实都裂开成两半。我觉得这株植物代表着统一和对立：中心核代表着生命的统一，而分裂的果实代表着生命变现的二元对立。站在它的面前，我感到十分平静。随后我发现有一对睿智而平和的老夫妇照料着这株植物，我想他们一定是它的守护者。我想留下来跟老人们学习如何照料它，可我的朋友不耐烦地想离开，继续向上走。她甚至没有看到那株吸引我注意力的植物，迫不及待地想继续探寻这座大楼。

"我跟朋友继续在楼四周转，最后我们上楼，走进一个阳台。楼外漆黑一片。在阳台上，我遇见一个男人，几年前我曾和他有过一段恋爱。现在他好像是我朋友的伴侣。可他们的行为举止又不像情侣关系，两个人都是极端自恋的人。那男的心事重重地在走廊里来回走动。我想使他平静下来，安慰他，可他无法集中精神。我无能为力；他完全迷失在消极的心理状态下，无法与我或他的伴侣沟通。这时他的伴侣正絮絮叨叨地评论这幢房屋的建筑设计。

"我重新回到明亮的大楼里。从顶层向下看，我惊叹它的美丽。宽敞的房间里,巨大的西葫芦在中间优雅地生长着,周围的桌子上铺着祖母绿色和嫩绿色的台布,闪闪发光。人们坐在桌旁,等着品尝美味的西葫芦。当我看到这株植物和这间房子时,心里充满了满足感,觉得这是一株多么健康、多么可爱的植物呀。能获得这个空间和这株植物的滋养是多么幸福呀。

"我在这个充盈的空间里畅饮,觉得自己变得更美丽、更优雅、更健康。我走下楼,想在这株植物旁多待一会儿,这时我遇见一个人。我们四目相对,我意识到他是我的真爱。他不仅是我梦寐以求的男人,而且就像是另一个我——在男性身体中的我。

"我在这个未来爱人的陪伴下,回到这株植物前,开始一项新的任务——照料它。我将遵循那对一直照料这株植物的智慧的老夫妇的教导。我觉得这对夫妇代表我内心的高级自我,它是雌雄两性的统一。我也将与我的爱侣一起工作,为那些到这里来的人提供所需的食物。为那些客人服务是我的成长历程的一个环节。我与我的服务对象是相互依存的。

"然而,我知道我的任务不仅于此,它还包括将困在黑暗阳台上的那对情侣领出来,他们代表我内心的面具自我和低级自我,以扭曲的男性和女性形象表现出来。我的面具自我是老于世故、精明强干的形象;而我的低级自我表现为渴望占有和对他人的恐惧与猜疑。我对我的精神自我缺乏信心,并极度渴望控制小我。在完全依赖自我的情况下,我就会焦虑不安。我知道我需要为那对困在阳台上的情侣带去从西葫芦树上获得的精神养料。我将往返于大楼内部的美丽新家与那个由无知与焦虑构成的漆黑阳台之间,直到他们准备好,跟我回到楼里。我相信,有一天他们一定会的"。

多萝西的梦清晰地表明,她想摆脱狭隘的外部世俗生活,进入丰富的内心世界。她在自己内心找到了精神核心。她把精神核心表象为西葫芦树——源头是统一的,而表现形式是二元对立的。那对紧张焦虑的情侣代表多萝西内心的分裂,她决心尽最大努力帮助他们,直到他们回归源头。多萝西还发现,自己的主要任务是在高级自我的指导下探究和照料内心的那株植物。为了完成这一任务,她还需要遇见她的伴侣,即统一她内心的雄性和雌性因素。接下来,她将会为那些到这里寻求精神滋养的人提供服务。

这个梦完美地说明了精神之旅的内涵:既包括直面我们的缺点和二元对立

本质,又包括敞开心扉,拥抱内在的统一核心。

当你将内心的探索作为一生的追求时,不安会消失,心灵会获得意义感和方向感,生命的充盈会取代虚空。这个过程缓慢而坚定。只有当你关注生存的意义的时候,你才会找到你在生命中的位置。(PL 208)

精神治疗的目的

我们以分离的形式展现在世间,为的是净化与整合我们内心与整体分离的部分。这种分离在我们童年的成长过程中显露出来:我们把自我的某些部分视为不可忍受的并予以抛弃。自我的这些被否定的部分存在于我们的无意识中,处于分离状态,遗忘了自己的终极本源。它们与真实的统一性相疏离。它们是我们心灵中的迷途羔羊。我们必须成为善良的牧羊人,带领迷途羔羊回家。

精神成长的最终目标是实现统一。这种统一是通过将破碎的意识再次整合起来、恢复与终极精神的统一来实现的。

精神的成长永远是一个整合的过程。它总是意味着消除隔阂、平息冲突、化解矛盾(或表面上的矛盾)。所有的生命历程都是不断实现整合、消除分裂的过程。(PL 178)

因此,踏上精神之旅并不意味着仅仅寻求统一的经验,它同样包括了解那些被我们从完整的意识中分离出去的、自我中的消极方面。这就要求我们自我净化,了解自身的缺点和局限。我们把自我中的消极方面隐藏在潜意识中,由此造就了自我的分裂,只有在认清这个过程以后,我们才能走出盲区。

你之所以陷入这种局限性的自我状态,是有特殊目的的。这个目的就是净化和统一。(PL 208)

我们以人的形态出生,这给予我们一个关注自身缺点与不足的机会;如果我们以其他生命形态(或在其他生命阶段)出生,就不会有这种机会。在意识的统一状态下,我们身上的缺点仅仅显示为微不足道的瑕疵。只有在人类的生活中,我们的缺点才能凸现出来,才能被我们察觉并完全转变。我们需要集中精力于自身的困难和局限,真实地面对它们,把它们看作和生命一样重要,这样我们才能全身心地关注和接纳它们,使它们重新纳入我们的整个存在。

我们以人的形态出生,是为了直接体会人性。转变的过程就是逐步展示自我,在人的形态中显露,将原本的缺点释放出来。在人的形态中我们可以同时激活高级自我和低级自我。

> 激活更大的精神自我(即高级自我)的能力、专注于它的发展方向并时刻倾听它的声音是可能的。同样,在你的进化过程中,用心接纳人性中被隐藏的负面因素也是可能的。这一过程教会你如何去接触所有那些隐藏的心理层次,并恰当地处理它们。其中的一些部分发展得比较充分,而另一些部分尚未充分发展。前者已经显露,我们有条件予以发掘、揭示和整合,而后者此刻还没有显露出来。(PL 208)

自我中已经充分发展的那些部分欢迎尚未充分发展的那些部分进入意识中。人终归是人,无论如何进化,总有人性的弱点。没有人可以避免盲目与局限。不论我们如何被启蒙,即使在某些方面已经充分发展,只要是人,总是在其他一些方面尚未发展。那些尚未发展的部分在今生显露出来,目的是获得净化。我们精神发展的主要任务就是将我们的缺陷显示出来并予以转化和整合。我们的梦经常揭示出我们精神成长过程中下一步的重点。

一个刚刚开始踏上内在探索历程的年轻人讲述了他的梦:"我呆在一间巨大的室外天然神殿中,它宽敞但封闭。顶棚很高。我发现自己可以飞翔。我变成长着翅膀的半人半兽的怪物,笨重而强大,但同时脆弱和缺乏自信。我不知道自己应该干些什么,只知道要使尽全力飞到顶棚。我想把自己的窝建在那里。

但是要飞到顶棚,我还要飞过一个睡着了的怪物,它看上去像只恐龙,浑身铁锈般的颜色。我打算蹑手蹑脚地从它身边溜过去,不吵醒它,因为它还未开化、愚蠢、邪恶,坚守自己的领地。然而,我知道我肯定会弄醒它,它的周围根本没有路。如果我经过它,它一定会醒。

第二章 选择统一自我

这个梦呼唤做梦者在他内心神殿的高处建立自己的家园。然而,为了到达那里,他必须面对自己最初的自我,完全承认那阻挡上行道路的潜意识中的怪兽。

在《美女与野兽》的童话里,我们只能凭借爱和接纳解救野兽。本书阐释的精神探索之旅所要昭示的"福音"是:人类心灵中没有任何东西是完全黑暗的,只要照耀在意识的光芒下,它们都可以转变。自我中的消极方面是可以被接纳、被原谅和被释放的。消极能量中的核心生命力可以被意识改造和整合,从而成为我们整体能量的一部分。

被接纳的每一个缺点,被清除的每一道防线,被觉察并释放的每一处痛苦都为我们提供了充沛的能量源泉,使我们的生活朝着积极的新方向发展。反之,每一个无意识的消极态度,每一道建立起来的防线和每一处被否认的伤痛都将会束缚我们的生命力,限制我们的意识。

> **大多数人都会忘记或忽略这样一个事实:我们身上最坏的因素在本质上也是由创造力、生命之流和能量这些我们渴求的因素构成的。如果我们关闭这些我们不喜欢的部分,那些我们渴求的部分也会变得麻木和僵化。**(PL 184)

对我们有缺陷的自我的治疗将释放出巨大的积极能量,这是因为我们内心中的一切都没有在根本上与我们的原初统一相分离。

一位长期患精神分裂症的老妇人向我们讲述了她的梦:"我浑身被一张黏黏的蜘蛛网粘住。我感到绝望。我转过头,发现身旁还有另一张编织精美的蜘蛛网,上面闪耀着露珠。那张网惊人地美丽,我目不转睛地看着它。我还发现这张网与粘着我的那张网连着,伸展到我所在房间的每个角落。我感到十分放松。"

她开始意识到,尽管有时她感到自己完全陷在黏糊糊的蜘蛛网(代表她的精神分裂症)中,困住她的网与那张美丽的网并没有本质的区别。通过正视和释放她的精神疾病,她就会更多地释放她内心的神圣本质。

人类种族危机与精神进化

我们正处于人类种族精神进化过程中的关键时期。我们集体的低级自我的消极性表现在人类对地球自杀性的污染和用武力进行自我毁灭的能力中。高级自我渴望与他人和谐友爱地相处，然而，这种渴望被严重阻碍——即使在我们与最亲近的人的关系中。个人和全人类对于精神成长的需求从来没有像现在这样紧迫。脱离精神成长，我们将无法在地球上生存下去。进化是明确而紧迫的任务。

我们在许多领域——包括宗教、经济、社会组织乃至科学——经历了确定性的破灭。新的范式不断诞生。变化不仅快，而且不断加速。在快速变化的时代，危机是不可避免的。

所有的危机——包括个人的、全人类的和全球的危机——传达的都是人类对精神进化的需求。

> 危机是一种要产生变化的自然努力，这是一项宇宙的自然法则。任何形式的危机都试图打破旧的平衡结构，而这种结构是建立在虚假的结论与消极因素之上的。在危机中，固有的、僵化的生活方式被动摇，从而使新的增长成为可能。与传统决裂是痛苦的，但却是导致新的转变所必需的。（PL 183）

危机有助于除旧立新。实际上，它是成长过程中的一个阶段。在这个阶段中，我们从生活的危机和挫折中吸取教训，而它们恰恰揭示了深藏在我们内心中的、需要我们关注并努力转变的扭曲。当我们直面内心的消极方面（罪恶、精神疾病、局限性、无知等等）时，我们能够洞悉危机的原理，从而不再害怕危机。

> 造成危机的根源是内心的消极因素和僵化，通常是无意识的。为了真诚地面对自我，首先要使那些无意识的因素进入意识。这些因素包括对现实的误解、破坏性的情绪和态度以及由此导致的行为模式，还包括为隐藏这些因素而设置的伪装和防御。（PL 183）

第二章 选择统一自我

精神成长要求我们面对内心的消极因素。当我们不愿面对自我的消极方面,我们外在生活中的危机和困难就会显露出来。

亨利是位曾经参加越战的中年退役军人。他的生活突然间出现一些问题,包括对权威的不满。这种不满情绪长期压抑在心底,以不适当的方式在工作中爆发出来。他对自己的暴躁情绪既不满又忧虑,竭力克制这种情绪。

他向我们讲述了他的梦:"我站在一条河的岸边,一位导师出现在我身边。突然间河水变得湍急,看起来很危险。导师召唤我向河里跳,但我说'不'。大师纵身跳进河里,十分优雅地顺流游了将近二十码。当他浮出水面时,再次邀我下水,我仍然说'不'。突然间河水一下子干涸了,河床上到处都是树枝,而这些树枝又变成了蛇。大师又向我招手,邀我一起从蛇中间穿过。我还是说'不'。大师又从蛇中间平安地穿过,还是邀我跟他一起走,我依旧回答'不'。这时候,所有的蛇都转过身,向我扑来。我一下子就醒了。"

亨利的解释是:在我的一生中,我总是试图对自己的暴躁情绪逃避责任。但是在梦里,我清楚地认识到,我越是逃避,内心的危机就越严重。在越南的时候,我可以为自己的暴躁情绪找借口。但是现在我不得不面对它,把它当作自我的一部分,尽管我不喜欢它。内心的高级自我向我暗示:跳入自我内心暴躁的河流是安全的,可我一直不肯跳。我想,在情况变得更糟以前,我应该选择跳下去。我要深入分析自己的内心。

亨利在我的陪伴下接受认真的治疗,揭示他的暴躁情绪。后来,他又做了一个梦:

我独自在湖中游泳,这片湖水好像是用来研究海产品的,那里有很多鱼。我看见一条大鱼,好像是食人鱼,我有点害怕。但是当我逐渐靠近它,恐惧感消失了,我确信它不会伤害我。然后,在我的正前方,我又看到一条巨大的鱼,长着锋利的牙齿,体形比鲨鱼大,但没有鲸鱼大。我吓呆了,非常害怕。但我同样发现,当我慢慢靠近它,恐惧感又逐渐消失。我放松心情,发现四周有许多鱼,没有鱼要咬我。我长出了口气,潜向更深的水底。当我在水底游泳的时候,我发现自己在水下闭气的时间要比想象中长得多。我游到湖对岸,走进一间实验室。在那里一位女士帮我恢复正常呼吸。

在实验室（代表亨利在我陪伴下进行的心理治疗）里，他开始接纳内心的暴躁情绪，深入自己的潜意识，与他在那里发现的事物和平共处。

进化的动力

精神成长是我们内心所有不和谐方面走向统一的过程，其迫切性不仅表现在我们进化的现阶段。精神成长是人类生命的意义与目标。人类与地球上的所有生命通过精神成长的使命联结在一起，所有生命的意义都在于参与进化的某个环节，以复杂性越来越高、自我觉醒程度越来越深的形式体现宇宙精神。

人的阶段是加速进化的阶段，是不断地"成为"的阶段。比较而言，非人的阶段倾向于"作为"的阶段，其进化的速度慢，没有形成自我意识和自由意志。在进化谱系的另一端是纯粹的精神存在，它超越通常的人类意识，超越人类阶段的二元对立，处于完全的统一和觉醒中，这是"精神存在"的阶段。人类的意识既不是简单的自然，也不是纯粹的精神。我们正处于进化过程的中间阶段，既是精神的又是物质的，部分地而非完全地实现了自我意识，总是处于不完善与内心分裂的困扰之下。我们正处在由失衡走向均衡、由分裂和对立走向统一的阶段。

与没有自我意识的自然不同，我们人类有能力（尽管只是暂时的）抵制我们自身的进化。与树木不同，我们可以拒绝成长。我们能够通过在心中制造牢固的盔甲，把欢乐与痛苦隔绝在外，麻木自己的心灵，使自己蜕变为肉体躯壳，拒绝感受生命的力量。我们可以感情用事地拒绝成长，对生活采取不恰当的、幼稚的、过时的态度。我们可以选择封闭我们的思想，坚执狭隘的信念，固守偏见与成见。我们可以将自己与外界生活隔绝，坚持自己陈腐的态度，同时却把自己当作受害者和囚徒。我们可以尝试欺骗生活，希望多索取、少付出。

然而，迟早有一天，所有拒绝成长、拒绝放弃旧观念的行为都将自食其果。没有人可以欺骗生活。当我们拒绝成长（包括心灵的、情感的和精神的成长），我们的生活经验相应的萎缩，令人不满。当我们拒绝进一步进化和更高层次的个人发展，我们为自己制造了更多的痛苦和困难。我们必须通过一次又一次的教训牢记：我们的幸福建立于对个人进化之路的选择，尽管我们感到害怕。

生命力对进化的召唤是现实的。它可以被抵制,却不能被否定。个人发展不仅是值得追求的,更是不可避免的。它是无可匹敌的宇宙进化动力的一部分。

> 在人类生存的宇宙中有一种强大的驱动力。这种力量存在于每个人的内心。它的目标是统一,将单独的意识碎片聚在一起,整合起来。它是一股巨大的力量,推动每个人走向内心统一以及与他人的统一,使分离成为痛苦和空虚的。……生命、快乐、自我与他人的合一是宇宙进化的最终目的。(PL 149)

进化的力量不断地推动我们成长,推动我们在内心开辟更广阔的领域,产生更深邃的意识,实现更深刻的统一。当我们有意识地选择通过追求自己的精神成长来参与宇宙进化的任务时,我们的生命获得意义和目地。宇宙是一场宏大的演出,我们愉快地扮演自己的角色,参与演出。

第二章练习

1. 探索你性格中的二元对立信念

在肉体生存方面,你对下列事物持什么态度:对自己身体的态度;对冷的态度;对饿的态度;对不舒服的态度。在每一对二元对立信念里,都隐藏着一种恐惧:如果我经历了某种可怕的事情(例如不受别人欢迎的痛苦或难受的饥饿),我就会死去。对于你来说,在肉体生存方面什么是你最害怕的?你是否可以设想主动体验一件让你害怕的事,比如早年遭受拒绝的痛苦或父母疏于照看导致的痛苦?

在情感方面,你对下列情感持什么态度:依赖/独立,对权威的叛逆/俯首帖耳,表达情感/压抑情感。你是否认为其中一种是可接受的,而另一种是不可接受的?你是否有其他的二元对立信念——认为某种品质可接受而其反面不可接受?你是否可以设想主动体验一种被你拒绝的情感?

在精神方面,对于下列对比,你的心灵结构是什么样的?你对下列事物持什么态度:宗教世界观/科学世界观;自由主义政治/保守主义政治;高度结构化组织/松散的、无政府主义的（自然的）组织。以上哪些让你害怕？为什么？它们对你有威胁吗？它们的威胁是什么？你是否可以设想主动接纳一种关于自然或实体的观念？

2. 探索你内心的下列方面以确定你对和谐与不和谐的体验水平

a. 你的男性方面（主动、行动、专注、目标驱动）和女性方面（接受、守成、松散、目标不确定）。

b. 你内心受伤的童性（在童年受伤害或被抛弃的自我）和施害的成人（伤害他人的自我，通常出于有意或无意的报复）。

你是否可以设想平等地接纳这些对立因素，从而实现更高程度的内心平衡？

3. 你的自我中的哪些方面是你不喜欢的，或者甚至无法忍受的？也许是无助的婴儿，或是自我中心、吹毛求疵的孩子，或是叛逆的青少年，或是复仇的成年人。设想接纳这些被拒绝的部分，一如父亲接纳回头的浪子，或者善良的牧羊人接纳迷途的羔羊。画出或写下你通常的成人自我与这些被拒绝方面之一的一次相遇。

4. 回想你的精神成长，认识自我的过程。什么人唤醒你走上内心探索的道路？写一封简短的感谢信，感谢唤醒你的人。

5. 回想你生命中曾经出现过的危机，看看你是否能从中总结经验。这些危机反映了你内心的哪些二元对立因素？这些危机帮助你治疗自我的那个部分（通常是那个你曾经拒绝但现在可以接受和整合的部分）？你的生命如何通过解决危机而达到进一步的统一？注意生命中的危机与困难带给你的精神成长动力，让自己对这些危机事件心怀感激。

第三章

培养观察者自我

存在一个真实的自我,既不同于自我的消极方面,也不同于顽固的自我评价,也不同于用以掩盖消极方面的伪装。我们的目标是找到这个真实的自我。

——PL 189《通过不同的意识阶段来确定自我认同》

詹姆斯的扩展:显微镜和急救包

到了五十知天命的年龄,詹姆斯对自己有清楚的了解,或者说,他认为自己能够清楚了解自己。他生于社会底层,通过个人奋斗读完大学,过上高品位的富足生活。他结束了早年那桩不成熟的婚姻,离开了依赖性格的妻子和两个孩子。

在家庭的影响下,童年的詹姆斯虔诚地信奉天主教,他甚至做过圣坛助手。他从来不理解其他男孩轻浮地拿上苍开玩笑。他认为,这种恶行会招致上苍的严厉谴责。青春期的詹姆斯一直徘徊在自然的强烈性欲和教会的禁令之间。与此同时,他的理智不断对宗教迷信提出挑战。最终他抛弃了天主教,成为一名坚定的无神论者。

尽管如此,他从未中止对生死意义的追问。快三十岁的时候,詹姆斯接触了东方神秘宗教,通过冥想探索生死问题。随后,詹姆斯开始了虔诚的禅宗修行。几年的打坐冥想使他深受启发，他感到分裂的自我意识融入了统一意识（即神性）。从那时起，詹姆斯很少感到忧虑，消除了对死亡的恐惧。四十多岁的时候，詹姆斯接触到心路治疗，非常努力地追求精神觉醒。

但是最近詹姆斯对生活感到厌倦。詹姆斯觉得自己已经获得了能力、独立和智力成熟，他认为自己已经实现所有人生目标。精神上的知识给他安全感，使他很少感到忧伤。尽管对自己生活和人际关系很满意，詹姆斯一直在半意识状态祈祷，渴望在精神成长途中遇到真正触动他的东西，使他再次全心投入。

不久，詹姆斯的儿子二十五岁的马修来看望他。自从多年以前离开马修的母亲后，詹姆斯就很少见到儿子。父子之间的关系从来都不是很亲近。虽然詹姆斯喜欢马修，但他从来没有深爱过这个身体虚弱、缺乏进取心、没有令父亲欣慰的成就的文质彬彬的男孩。詹姆斯对马修的情感是矛盾的，他觉得自己没有履行父亲的责任，心怀愧疚。

马修到达以后很快告诉父亲，他是个同性恋，并且已经感染了艾滋病，估计活不了一年。

詹姆斯当时很震惊，大脑一片空白。他认为自己得知这个消息时应该产生悲哀与同情，他希望在自己内心找到这些情感。但是他的心中只能找到阻断所有情感的冰冷和坚硬。

詹姆斯鼓励儿子跟他交流。一周以后，马修开始谨慎地跟父亲交谈。他先描述了与父亲在一起时的不安和父亲离开他们时他心中产生的怨恨。他又讲述了在母亲身边长大让他感到压抑和限制，当他最近搬回家与母亲同住时，这种感觉又回来了。马修承认他惧怕死亡，还说尽管自己拒绝天主教，但并没有接受其他信仰。他承认自己差不多一直过着一种放纵的、悲伤的、隐秘的、毫无成就感的同性恋生活，直到去年遇见他深爱的人并马上与他同居。但当马修被诊断出艾滋病，这段感情经受不住压力而破碎。随后马修便搬回家，和他母亲一起生活。

詹姆斯几乎毫无反应地听完儿子的叙述，心中的寒意凝固成严冬般的麻木。他希望儿子康复，心中不谴责儿子的性取向，但是他没法打起精神和儿子谈论死亡。他甚至不能清楚地说出任何安慰的话。他的声音像是被冻结了。马修一周后回家由母亲照顾，詹姆斯心中唯有深深的愧疚，觉得自己长久以来

第三章 培养观察者自我

没有尽父亲的责任。

从那以后,詹姆斯开始做噩梦。有几晚他在梦中惊醒,浑身颤抖,大汗淋漓。有一个梦是这样:"我被许多身形巨大的修女(或女巫)包围,她们穿着黑色衣服,一边对我指指点点一边咯咯笑。我知道自己就要被处死,由于我犯下十恶不赦的罪行。当她们向我走来时,我惊奇地发现自己手里握着一个显微镜。透过显微镜的镜头,我发现整个梦的场景变了。我从远处观察自己和那些巨大的女人,就像科学家冷静地观察自然现象一样。"

在另一个梦中:"我独自困在一个寒冷漆黑的地方,不得不在那里过夜。不知为什么,我知道这里有吸血鬼出没,他们也许会来吸我的血。我希望朋友能带着急救包过来。"

经历了几周的噩梦,詹姆斯恢复了心路治疗,希望能找到梦境所暗示的可能对他有帮助的工具。他的治疗师建议他每天记日记,记录所有的梦和感受。通过对梦的研究,詹姆斯了解到,第一个梦中出现的显微镜象征他内心的那位客观的科学家的工具,这件工具帮助他摆脱来自梦中女人的威胁。在第二个梦中,詹姆斯希望充满同情心的朋友带给他急救包,帮助他治愈自己。詹姆斯和他的治疗师很清楚,那些深藏已久的感情现在需要浮出水面。他们知道,詹姆斯需要带着显微镜的科学家的洞见以及带来急救包的朋友的同情心,他需要他们不带任何评判和恐惧,发现并记录发生在他身上的事情。借助于这种自我观察,詹姆斯开始接受潜意识混乱的滋长,并将它作为精神治疗进入新阶段的标志。不久他做了一个关于内心状况的梦。

"我在一间正在倒塌的房子里。我走下楼梯,看到窗帘散落在地上,接着一部分楼梯塌了。一个男青年大声笑着。房子的主人说:'这太无礼了。你不知道我费了多大力气才把它们拼凑在一起。这么多年来,我一直在做小型房地产生意,每一笔交易只挣一点点钱。我把这些钱积攒起来,买下这个地方,可现在它却在倒塌。我要血本无归了。'"

"我和房子的主人以及他的几个朋友一起走出来。我们沿着蜿蜒曲折的街道在城中穿行。我注意到路非常不好走。我们到了一个酒吧。我点了百威啤酒,但酒吧招待笑着说:'你在这儿可买不到那东西。'我说:'你们有什么就拿什么吧。'男招待色迷迷地看着我,伏在耳边对我说:'我能给你一大堆别的东西。'我感觉很不舒服,就独自离开酒吧,徘徊在死寂的街道上,完全不知何去何从。"

在接下来的几个月中,詹姆斯揭示出自己的恐惧。他害怕自己多年来费尽心机构建的自我(在梦中显示为正在坍塌的房子)面临着倒塌的危险,变得一钱不值。一些自我防御的解除会使他暂时陷入迷茫。在对同性恋酒吧招待的恐惧心理背后,隐藏着他对百威啤酒的渴望,而百威啤酒象征着一位情同手足的朋友①。这种渴望是被詹姆斯儿子的意外唤醒的。渴望与真实的男性的亲密接触中,詹姆斯一生都在与男性进行竞争,而现在他渴望与真实的男性亲密接触,他的心理开始得到缓解。

詹姆斯还发现,童年的他在成长的过程中受到刻板严格的母亲和天主教学校中修女的压迫。他曾在天主教学校就读12年。詹姆斯小时候对地狱满怀恐惧,他认为自己的性冲动是受谴责的。直到现在,詹姆斯在潜意识中还害怕他的性欲使他沾染邪恶。梦中吸血鬼的威胁来自他童年的恐惧,他在潜意识中担心儿子的艾滋病是对自己性欲的惩罚。

詹姆斯对修女们在他童年时施加的淫威极度愤怒,多年来他在潜意识中意图报复,因而他心中的吸血鬼残酷地对待他身边亲近的女人。由于惧怕被伤害、被控制,詹姆斯对女人关闭了心扉,现在他作为一个成年人感到真实的愧疚。

回顾他和男人的关系,詹姆斯发现自己也拒绝了很多人的友谊。詹姆斯感到内心的童性一直惧怕父亲——如运动员般强壮的父亲经常嘲笑詹姆斯的多愁善感。当年他与父亲一起去打鸟,父亲命令他去捡打落的鸟——这段记忆还一直刺痛他。他依然伤心地记得将死的鸽子的可怜模样,它胸部受伤,挣扎着喘最后一口气。而他是猎鸟人听话的儿子,残杀鸽子的帮凶。后来他拒绝再和他父亲去打猎,并且装出一副高高在上的样子,对父亲和父亲的行动不屑一顾。但现在詹姆斯感觉到疏远父亲的痛苦,而他自己对敏感的儿子马修的疏远更让他痛苦。

詹姆斯的生活现在当然不再乏味了。由于他打开了情感中巨大的隐藏空

---

① 在英语中,百威(bud)与朋友(buddy)发音相似。——编者注

间,他的内心生活充实起来。他做了另一个关于内心世界的梦:"我在以前那个破旧房子中的一个房间里,但现在我知道这房间后面有个更大的漂亮房间。在那个房间里,有许多事情在进行,那有很多的人,不同的年龄和长相。他们要一起拍个电影,想让我加入他们。我不知道自己是否愿意。"

梦境帮助他看到,在破碎陈旧的面具自我后面,有一个漂亮的房间,容纳了一个庞大的演员队伍。他被邀请参与演出一场正在上演的内心戏剧。

在他的梦境和自我心理分析中,詹姆斯将内心许多以前被隐藏起来的方面打开——对与男性的亲密关系的惧怕和渴望,儿童时代的性恐惧,以及真正作为成年人的愧疚感。他进入了一块未知的领域。以前他觉得自己富于冷静克制的男性气质,而现在他在自己内心发现更多的的女性气质和柔弱。

他梦见:"我站在姐姐家门口。我来过几次,不过我从没有进去过。这次在梦中,她邀请我进去。我走了进去,心情就像走进教堂一样。"

这是詹姆斯内心世界的一个新房间,代表他以前所否认的女性气质。现在詹姆斯终于接纳了它。这是一个精神开端。不久,詹姆斯又梦到:

"我在去往南美洲一处古老圣地的途中。飞机上有位女士向我走过来,告诉我她是秘鲁第一位土著乘务员。在她面前我感到手足无措,不知道该说些什么。但是我有一种感觉:这趟路程的首要目的就是来见她。"詹姆斯最近的潜意识混乱的首要意图已经显露出来:他在寻找被埋藏的原始女性气质。

在治疗过程中,詹姆斯不断探索新的感受,发现了许多潜在人格,这些人格受到占统治地位的、刚毅的男性面具自我的压抑。詹姆斯经历了令人眼花瞭乱的变化,但是他的自我中的某个部分始终稳定不变,这个部分不为各种波澜所动,可以容忍各种情感,可以接收各种潜意识中的信息。这个部分就是他的观察者自我。如果把成长比喻为波涛汹涌的大海,那么观察者自我就是怒海中的一片港湾。他的感情生活在几个月以前似乎封冻了,现在则完全解冻。

那些以前的被隐藏的诸多品性得到整合,使得詹姆斯可以体会到对儿子的强烈情感。在马修最后的日子里,詹姆斯可以与儿子一起哭泣,忏悔作为父亲的失职,并感谢儿子出现在他的生命中。马修弥留之际,詹姆斯能够站在儿子病床边,生平第一次抚摸和安慰马修,与儿子轻声交谈。这位温柔的同性恋青年夭折的悲剧帮助他的父亲找回了固有的温柔天性,促使他努力实现内心的统一。

发展观察者自我

现实生活中,每个人都有多重自我。和詹姆斯一样,每一个人同时存在于意识的许多层面。尽管这让人不好接受,但可以帮助我们解释内心许多显而易见的矛盾。成熟的詹姆斯希望能对儿子有同情心;但他内心的童性害怕被笑为多愁善感,于是冻结了自己的感情。詹姆斯的精神自我知道死亡只是一种假象,但他被压抑的对儿子的悲痛和担心使他不能将自我的其他方面表达出来。他的男性自我通过努力奋斗建立起坚强的自我意识;然而,他的女性情感自我却在瓦解这种意识的刚性结构,使他的潜意识之流能够更自由地流淌。我们的许多内在自我与我们关于自我的有限理解相抵触,自我的不同层面之间也冲突不断。

这种内在的复杂性可以与我们内心的不同的"角色"联系在一起,每个角色都带有自己的信念、态度和情感。在我们的心灵大厦中,每个角色住在一个独立的房间里,占有一个独立的空间。换个说法,意识的不同层面就像收音机的不同频道一样,处于不同的频率。当我们在调试收音机收听某一电台的时候,也许不会注意到,只有把收音机的调台旋钮稍稍拨一下就会收到一个完全不同的台。

为了了解各种内心角色(内心频率),我们尤其需要关注那些不受欢迎的内心角色,包括胆怯、敏感的儿童角色和敌意、意图报复的成人角色。这些性格被隐藏起来,就像我们的影子一样,可以被压制但永远不能被消除。

在我们承认不同的甚至相互矛盾的意识层次共存于我们内心之后,我们依然常常拒绝承认每个意识层次都具有天然的创造力。我们的生命是所有不同角色(意识层次)的合力的表现,无论我们是否知道它们的存在。了解我们内心世界的不同角色可以帮助我们理解我们是如何创造自己的生活的。

观察者自我

我们如何开始自我转变的内在历程?如果我们想要直面受伤的童性、释放

第三章 培养观察者自我

消极自我、摘掉面具、转化低级自我,那么由谁来做这些工作?哪个自我对其他自我进行分析?

自我中那些已充分发展的部分肩负着接纳和转变其他部分的任务。自我中成熟部分成为不成熟部分的导师。所有充当导师的部分都在通往成熟和统一的进化旅程中指引我们。我们当然需要来自外界的老师、治疗师、医生和向导的帮助,但我们必须记住,我们的目标是唤醒内心的导师。内心的导师早已存在,随时准备为我们提供指导。

即使我们认为自己还不成熟,即使我们找不到内心的导师,我们依然可以在通过训练发展观察者自我。詹姆斯在自己治疗中找到的工具就是观察者自我。观察者自我对待其他自我既是客观公正的(如同科学家的显微镜),又是富于爱心和同情的(如同朋友带来的急救包)。观察者自我站在自我和生活的"外面",如实地观察我们的所有经历。从这个视点出发,我们可以培育精神自我,观察我们生活的所有其他部分。这是当我们在学习观察和识别自我的其他部分时的立足点。**客观而富有同情心地进行自我观察的能力是在精神成长过程中需要发展的最重要的技能。**

客观的观察者自我具有积极的功能。它是通往高级自我的桥梁,这种高级自我是我们在普通的自我中能体验到的。它是我们内心过程与外部事件的良性的见证人。它关注浮现在我们意识中的所有事物,但不做评判。它特别欢迎那些来自于潜意识的、可能带来关于自我的新发现的消息。它对消息中所蕴含的"好"和"坏"没有任何偏见,它乐于感知一切信息。

劳拉结束了舞蹈演员和舞蹈教师的城市生活。在那种生活中,她一直保持着光彩照人的职业形象。她和她的新丈夫开始了简单的乡村生活。她做了下面的梦:

"我走出心路治疗会场,向停着三辆车的停车场走去。那三辆车都是我的:一辆漂亮的白色凯迪拉克,一辆黑色的哈雷—戴维森摩托,还有一辆红色的小货车。这三辆车上装着我所有家当。几个蒙面的窃贼正企图从车里偷东西,我冲他们大喊:'你们不能把东西拿走,那是我的。'我知道其中有些东西一钱不值;实际上,到家后我可能就会把它们丢掉。但我仍不希望他们把它们拿走;我知道它们是我的,我坚持自己对它们的所有权。最后,我的叫喊终于使他们停止偷窃，然后他们离开了。我觉得自己成功地捍卫了自己的全部财产。

劳拉认为，那三辆车代表她的自我的三个方面。白色的凯迪拉克代表专业舞蹈演员的面具，时尚而别致；摩托车代表消极的低级自我，刺激而危险；红色小卡车则是她的高级自我，将她引向更简单的乡村生活。她所跟随的是她的内心，而不是理想化的自我意象。她认为那些蒙面歹徒代表她的防御部分，防御部分对自我的其他方面持否定态度。她很高兴自己能守住那三辆车和车上属于她的东西。这个梦坚定了她对自我的所有部分——包括面具、低级自我和高级自我——的认同。这个梦联结她的过去和未来。在平原印第安人的巫轮符号体系中，白色代表北方，象征放弃和死亡（旧生活的死亡）；红色代表东方，象征新生和开端。

在梦中拥有三辆车的劳拉就是能够认同内心的所有方面但并不将它们简单地等同于其中任何一方面的自我。这种观察者自我也可以称作"目击者"，它观察并记录所看到的一切，既不夸大，也不缩小。观察者坐在我们内心的辽阔地带的边缘，关注里面发生的所有事情。

我们可以把无限的自我视为一个容器，统一意识的诸多方面飘浮于其中，这些方面时而通过我显露，时而通过你显露，时而通过他显露。这种理解可以帮助我们把我们个人的意识容器与其具体内容区分开。

> 人类理智所知的每一个特征、宇宙中的一切已知态度以及人格的所有方面都是意识的诸多表现之一。其中那些还没有融入整体的每一方面都需要被统一、综合并成为和谐整体的一部分。请你设想各种你所熟悉的品质，好品质或坏品质都行，例如慈爱、恶毒、坚毅、懒惰等等。过去，你总是将这些品质与某个人联系起来，认为它们必须依附于某个人。现在，请你暂且设想它们本身都是整体意识的自由飘浮的组成部分。整体意识的自由飘浮的组成部分凭借人的肉身显示出来，表现为人的个性。唯有如此，意识的诸分离的部分才得以净化、和谐和丰富，这就是实现统一的进化过程。（PL 189）

将自我理解为容纳意识的不同成分的"容器"，其中有些成分是肤浅的、消极的、破坏性的。这种理解可以帮助我们学会更同情和更客观地观察自我。

我们可以学会如何从所有流动的意识碎片中分离出一个观察所有这一切的观察者自我。这就像在我们的内心舞台上的所有演员在演出，而我们把自我定位为观众。或者换一个比喻：我们是一栋房子的主人，打开了所有的房间，每个房间里居住着一个内心角色。

对于自我所采取的消极的、破坏性的态度都来自于一种错误的信念：我们只是我们自身有限的或消极的部分而非一个整体。观察者自我是了解我们内心整体的桥梁，它接纳我们的**一切**。我们通过认同观察者自我实现了自我接受。完全的自我接受是精神发展之路上最有疗效的习惯。

自我观察中的失真

当我们开始观察自己时，我们可能首先感到恐惧。如果我们停留在这种恐惧的体验中，我们会发现自己惧怕内心中的现实。我们可能发现我们害怕直面我们不喜欢的自我（低级自我）；同样我们也害怕被巨大的未知潜能（高级自我）淹没。我们总是惧怕未知的东西，通往自己内心的旅程总是揭示新领域的过程。在产生恐惧的时候，我们需要做的就是真诚地、富有爱心地观察恐惧。如果我们通过这种方式来接纳恐惧，恐惧的源头就会显露出来——例如，可能是来自婴儿，当他来到这个物质世界的时候感到无法抵御的恐惧；或者由于孩子被他世界中突然发生的变化所惊吓。也有可能是来自于附属在我们身上的消极实体，它的目的就是阻止我们在世界中完全存在。

一旦恐惧的源头显露出来，我们就可以对它采取主动——直面它、安慰它，或者甩掉它——反正采取一切恰当的手段来减轻恐惧。或者，我们也可以简单地把恐惧作为一次身体体验，确定它在体内的位置，感受它的性质和强度，直到它有所改变。在我们观察的同时，恐惧最终会自然消融。面对恐惧时我们需要做的全部通常只是在还没确认它是否危险前首先承认它。如果我们能直面恐惧，而不是仅仅表面上接受它实际上却出于恐惧逃避自我观察，那么我们就能转化恐惧。

在自我观察的过程中，常常出现一位不速之客——自我评判。在我们开始自我观察的最初，我们经常倾向于对我们所看到的事物做出二元对立的判断：

评判我们自己和我们的属性是好还是坏,是强还是弱,是肤浅还是深刻。然而,一旦对自我进行评判,我们所进行的就不再是观察,而只是评判。因而,我们的观察点需要退到评判的背后,这样我们才能平静地对自我评判进行观察。如果我们发现自己对于所观察到的事情感到绝望,那么我们就要再"退后"一步来观察这种绝望。

当我们发现自己的行为或感受与理想化的自我意象不符的时候,我们的态度通常是惊慌、否认甚至绝望。除非我们的行为和深层的态度被意识到并完全被接受,否则,我们无法改变源于不成熟自我的行为。自我谴责将使我们否认自我的消极方面,这种情况下,这些消极方面将永远不会转变。

自我观察失真的根源

很多时候,我们对自我的消极评价来自于父母或早年权威人物的声音的内化,或者文化—宗教方面戒律的烙印。这些评价并非来自真正的自我观察者,而是来自于理想化的自我意象。自我意象设立了不切实际的完美主义的标准,并以这种标准衡量和要求我们。因此,真正的自我观察的第一步就是观察自己身上的完美主义。无论什么时候,当我们陷入苛刻的自我评价时,我们都需要退后一步,同情地关注那些评价的声音。

玛莎正要搬入一间新公寓。她从单位拿了一些盒子准备打包用。她从盒子中取下泡沫塑料,准备用来包裹易碎物品。到家后,她发现这些泡沫塑料根本没用,它们只会占地方,所以现在她想把它们扔掉。

这时候玛莎十分沮丧,几乎无法继续打包。她听到了心中一个声音在责备她:"你真傻,你怎么会觉得这些泡沫塑料有用呢?这个想法太愚蠢了。"自我谴责折磨着玛莎,她觉得自己荒谬可笑。她所犯的错误其实微不足道,她却为此承受痛苦。

她停下来倾听那令人沮丧的自责的声音,她发现这声音听上去就像她妈妈,她妈妈总把她当小孩责备。玛莎将妈妈的声音内化在她心灵深处,现在正在用它来摧毁自己的自尊。虽然她不能立即改变内心中的自我破坏性,但已经从吹毛求疵的评判中退后一步,成为一个真正的自我观察者。自我观察者冷静

第三章 培养观察者自我

客观地注意到她内心的变化：吹毛求疵的母亲和受伤的孩子的老戏再次上演了。

随后，她开始了一场母女之间的对话；当母亲处于"上风"时，孩子感到受伤害。突然，玛莎内心受伤害的部分开始捍卫自己，并声称自己再也不能坐在那里自责了；她勇敢地抵抗着这种吹毛求疵，使得它不得不后退。玛莎立刻感觉好多了，可以重新开始打包了。在玛莎对自己内心的不同角色进行分析的过程中，她的观察者自我充当了善意而客观的协助者，为治疗提供了巨大帮助。

完美主义、自我怀疑和自我诋毁的声音大多来自父母对我们的消极评价，这些声音深深地印在我们心中。内心的法官对完美的苛求甚至会将最微不足道、最无关紧要的错误变成一场自尊心的灾难。

在一个治疗环节中，玛莎思考她为什么会相信自我责备的声音，而不倾听自我表扬的声音。她发现其中的秘密，那就是："如果它令我伤痛，它一定是真的。"她更加信赖消极的自我评价，因为它们给她的伤害让她觉得十分熟悉，就像苛刻的妈妈的声音。

玛莎通过进一步思考发现，她童年时多么期待母亲的赞许，她相信只有母亲的赞许才能证明她是可接受的，而母亲是一个完美主义者。从那时起，她就一直试图做得完美。玛莎开始认识到，她如此努力不过是为了维系一个幻想：总有一天她会得到母亲的爱和夸奖。她终于面对事实：母亲不能以她所期待的方式爱她，而她不被接受是母亲的错。无论玛莎做什么（或不做什么），都不能改变这个事实。玛莎必须放弃这个错觉：母亲是完美的而自己是不完美的。玛莎在童年时需要得到接受，这个需求是真实的，现在她必须承认一个遗憾的事实：她母亲过去没有、将来也不会满足她的这个真实的需求。

玛莎开始更深刻地理解自己如何受制于来自内心深处的母亲批评的声音。她发觉自己与母亲之间永远保持着一种奇妙的关系——苛刻的母亲一直隐藏在她心中（或身边）。脱离这种关系，她就会感到孤独。

玛莎大声哭泣，为她的幻想——只有变得完美才能得到母亲的爱——而伤心。随后，她轻声地哭泣，为她心中那个孤独的小女孩的痛苦。她经常错误地在心中打击那个孤独的小女孩，只为保持对母亲的幻想。当玛莎放弃了对母亲的幻想,她开始将自己的高级自我当作自己内心的孩子所需要的好母亲,再次养育、拥抱、安慰和无条件地爱内心的孩子,并且允许她犯错。

我们要学会鉴别心中消极自我批评的声音,不要把批评的声音当作我们自己。它们仅仅是内心世界的一部分,它们并不比我们的其他部分更"真实"。

我们很多人对自我意识有误解,例如:"如果它令我伤痛,它一定是真的。"或者相反:"如果它令我伤痛,它就一定不是真的。"事实上,意识(特别是对低级自我的意识)确实让人痛苦。然而,这种痛苦本身是暂时的,并具有净化的作用。另一方面,意识(特别是对高级自我和统一的认识)会产生深层次的愉悦。痛苦和快乐只是从我们心中穿过的短暂感觉,意识本身其实是一个容纳所有生活经验的容器。

基本的自我接受

二十年前,有人教给我一个关于健康的自我观察的生动例子。当时我刚刚成为心路治疗的成员,去纽约听伊娃·皮尔艾可丝(EVE PIERRAKOS)的系列演讲。有一位来听演讲的妇女名叫彭妮,她的一条腿因癌症而截肢。在心理治疗过程中,有几次她表现出对于自己可能死于癌症这一事实的暴怒;不过在其他场合,她看起来已经做好迎接死亡的准备。几个月后,当彭妮要面对癌症的最终诊断时,伊娃问她面对死亡的逼近感觉如何。她的回答很简单:"无论你愿意不愿意,伊娃,事实就是事实。"无论何时,无论我在自己心中观察到什么,这种"事实就是事实"的态度是一种基本的自我接受模式。

我相信,心路治疗的精神理论不仅可以帮助我们接受死亡,而且可能帮助我们理解消极方面和恶。正如死亡是事实,恶也是事实。大多数时候,我们生活在二元对立的层面上,善的能量和恶的能力同时存在于我们心中。我们对消极方面的拒绝更甚于对死亡的拒绝。我们根本不相信我们可以不死,但我们还是坚守着一种幻觉——我们的身上没有恶的栖身之地。这种幻觉就像否认死亡一样对我们的精神健康有害。我们完全可以学会如何通过有尊严的自我接受认识自身的消极方面和恶。

我们心中没有什么东西是根本不能接受的。无论它是什么,它已然存在。

我们对自身所做的最重要的工作就是在自我观察中采取诚实和同情的态度。

当你认识到自己作为人类一员肩负着统一并综合自身的消极方面的任务,你对自己的态度就会大不一样。这提供了充满希望的真实。当你认识到自己肩负着精神进化的重要使命时,你会感到作为人的尊严。你刻意将消极方面带到这个世界,就是为了将其转化。……每个人都具有参与精神进化的宏大使命。(PL 189)

在自我转变的过程中急躁冒进的结果总是欲速则不达。自我评判会导致一种对于严厉的超我的反叛态度。然而,如果我们可以清楚(而不自我欺骗)、同情(而不自我放纵)地进行自我观察,我们就能够选择改变自身的消极方面。如果我们能够在任何场合客观而善意地评价我们经历的人和事,并且知道这并不代表我们的全部,我们就更有希望改变。

如果你的目标是成长而不是完美,你就生活在现在,你就会舍弃那些虚幻的价值,找到属于你自己的价值。你不再需要那些精心的伪装和面具。这种态度强化自我认同而远离自我否定。所有这一切会赋予你对你真实自我的认同,使你找到真实的自我,而不是徘徊在自我的边缘。(PL 97)

观察者自我的两个方面:真和爱

诚实的自我观察实践将教会我们什么是真和爱:我们学习**完全诚实**地对待自我并且**完全地接受自我**。

学会诚实地对待自我就是生活在真实的自我中,不畏惧在自己隐藏的思想、感情和行为中所发现的一切。这个过程强化我们坚持真实的自我的能力,同时也强化我们诚实地面对他人和世界的能力。

学会接受自我就是生活在爱中,宽容和同情每一种隐藏的想法、感情和行为,无论它们看上去多么不可接受。这个过程强化我们接受和原谅自我的能力,避免自我否定和自我评判,避免拿自己跟别人比较,同时也强化爱他人的能力。我们只有首先学会爱自己,才能无条件地爱他人,同时避免盲目、放纵和依赖他人。

唯有从对自己的绝对真实和无条件地接纳的态度出发,我们才能了解爱与真的普遍价值。当我们尝试认同观察者自我,而不是将自己等同于扭曲的想法和感觉时,我们逐渐学会接纳我们生活中的每一件事,把它们当作自己精神成长的一部分。

真:建设性的态度

诚实地面对自我意味着欢迎潜意识中的东西进入意识,即使这些潜意识的东西以噩梦、消极的想法或令人不快的情感的形式进入意识。每一次将潜意识(或半意识)中的材料带入意识中的行为都会促进意识的升华,推动从无知到有知、从局部到整体、从分裂到统一的转变。

潜意识中的消极情感和有限思维是宇宙中的强大创造力。从个人层面讲,对异性未经省察的偏见会破坏我们为建立与伴侣的亲密关系而付出的精心努力。从社会层面讲,我们未经推敲的、对于不同肤色、文化、宗教的人的偏见会导致消极的人际关系。一旦这种消极性被合理化或被否认,其后果就会不知不觉地产生。随后,这些后果(可能是婚姻失败或世界大战)会令我们吃惊。只有让这些消极方面进入意识之中,我们才能够避免其后果。

这个过程刚开始时我们会有些害怕。揭露先前未被承认的消极想法和感受,察觉出这些消极方面确实导致了许多生活中的不愉快经历,这个过程的最初阶段会让我们产生退缩逃避的想法。然而,这种退缩逃避会阻碍我们揭示原因与结果之间的联系,而揭示这种联系对于责任心和精神的成长是至关重要的。**知道总是比无知好**,尽管知道的内容不总是令人愉快的。尽管我们的现实可能暂时是痛苦的,现实总是优于幻想。

我们逐渐学会区分真实的自我观察(包括道德方面的洞察力)和吹毛求疵的自我批评。后者总是让人陷入迷惘,引起不必要的、虚假的、令人灰心的负罪感,相反,真实的自我观察让人清醒,即使包含痛苦。

爱：建设性的态度

为了实现真正的自我接受，我们首先要面对一些常见的伪装成爱的态度。自我放纵、否认和辩解开脱都不是真正的爱，它们只能使我们远离不愉快的真相。我们误以为，对低级自我视而不见就是对自己（以及对别人）的友好，就是对积极方面的关注，就是在培养自尊心。虽然我们的确需要小心地选择适当时机来面对自己（或别人）的消极方面，但对消极方面的否认和辩解开脱并不是出自爱，而是出自对低级自我的恐惧。

对自身消极方面的否认只能放大恐惧感，从而削弱自尊心。由于担心低级自我会成为我们的全部，我们才否认低级自我或为之辩解开脱。我们每个人在心底最害怕被人当作坏的、不可救药的或不可爱的。我们害怕承认自己的坏会导致自我毁灭。**我们必须直面人格中最深层的幻像。**当我们直面自己的消极方面，并且认识到它并不代表我们的全部，否认消极方面或为之辩解开脱就变得不必要了，我们会慢慢摆脱这种行为模式。

摆脱自我恐惧的方式是逐渐认识到，我们内心的任何一个"角色"——包括面具和低级自我——都不代表我们的全部。我们逐渐把自我定位从被观察到的自我的不同方面转向观察这些方面的观察者。我们不再是图像，相反，我们是制图者。我们成为意识的主体，而非意识的对象。

成为一个有爱心的自我观察者就如同成为善待子女的父母。我们慢慢学会无条件地爱自己，特别是对于自我中孩子气的、软弱的、未成熟的方面的爱。好父母会强化孩子的长处，同时帮助孩子弥补短处。好父母接受孩子的全部，包括她的消极情感，尽管父母限制孩子听命于消极情感，并帮助孩子学会适当地表达自我。家长告诉孩子，这些消极方面并不是孩子的本性，不要否认消极方面，也不要屈从于它们。我们可以把自身的消极方面看作没长大的孩子，为了使它"成长为"成熟的自我表现，我们需要关心它、爱护它。

我相信，当我们学会爱自己的全部，第 23 首赞美诗的承诺就会实现："噢，尽管我正穿越死亡之谷，我不惧怕邪恶，因为你与我同在。"赞美诗中的"你"指的是当我们面对恐惧、死亡和恶时仍守在我们身旁、给我们无条件的爱的人。

我们可以在自己内心找到这个"你"。我们可以把这个"你"理解为高级自我——我们灵魂的伴侣，我们内心的神性。有了这个精神伴侣，我们可以面对一切。

当我们温柔地接受、爱护幼稚的自我，我们就为它提供了成长所最需的一切。"一生中我们都在等待发自内心的一句话——'我爱你'。"①当我们用爱取代否认，我们就为自我的发展创造了更大的空间。我们获得宽广的胸襟，我们在自己身上发现的一切都可以容纳。因此，我们不再需要隐藏心中消极的、痛苦的和不受欢迎的方面。如果没有爱的光芒照耀，它们就会萎缩、消失；当我们用爱与真的光芒照耀它们，它们就会成长。

通过培养诚实和自我接受的积极态度时，我们搭建了一座通往内心更真实的自我的桥梁。客观的观察者起到了自我的作用，如同我们将自身的一部分置于体外，对自我进行观察。随着我们真诚而友爱地对待自己的能力的成熟，我们更加深切地把自己定位为真实、充满爱心的自我，这种自我是宇宙神圣力量的人格化体现。我们将自我看作高级自我，并对自身的其他方面进行观察和转换。

> 有意识的自我始终有能力运用对真理的认识，始终有能力行使善良意志，始终有能力……**选择对问题的态度**，而这种能力的大小取决于意识扩展的程度以及意识与精神贯通的程度。在自我观察中，如果不能完全应用早已存在的意识，精神意识不会显现。（PL 189）

自我认同

学会将自我认定为客观的观察者自我而不是我们自身的许多不同方面，这个过程可以创造内在的自由。

> 通过接受自己先前不承认的某种方面，自我认同上会产生一种微妙而关键的转变。在接受这些方面之前，你对那些不好的方面视而不见，这说

---

① 摘自斯蒂芬·雷温（Stephen Levine）的《生死的治疗》，道布尔戴出版社（Doubleday），1987。

明你认为它们就是你自己。因此你不敢承认它们。……但是当你接受那些你先前无法接受的方面，你就不再是不可接受的，你接受了包含这些方面的自己，你有自我接受的能力……一旦你认同了这些负面的品性，情况就完全不同了。**一旦你认同了它们，它们就离开了你。**在艰苦地克服重重阻力之后，一旦我们认同了我们性格中最糟糕的方面，我们会感到如释重负，原因就在于此……当你辨认出性格中消极的方面、给它们命名、陈述它们、描述它们、观察它们，辨认、命名、列举、描述、观察的举动由以发出的自我就是你可以认同的真实自我。这个自我拥有很多观点、可能性和选择。从此你不必再用自我仇恨无情地折磨自己。从这个自我出发，你可以在避免破坏性的自我评判的同时，对自己进行观察、陈述、命名、选择、决定、面对、解决和辨认。相反，如果你错过了这个至关重要的过程，你就只剩下自我仇恨。（PL 189）

凯茜对自己的婚姻充满困惑和怀疑。有时她想离开自己的丈夫，因为跟他在一起时，她感到不耐烦。丈夫看来在精神和感情方面很不成熟。有时候，她又觉得错误在她，因为她没有对丈夫付出她的爱，而是将爱锁在心底。她要求自己改变，结果却发现抵触心理更强了，她更加不愿向丈夫敞开自己的心。

我要求凯茜寻找一个可以接受所有这些矛盾和困惑的自我。她眼前浮现出一个白雾笼罩的深谷，旋转的雾向四面八方弥漫，她看不到真实的谷底。然后，她想象自己坐在山顶，善意地俯视山谷（山谷象征她的内心混乱），安静地看着那些雾，等待雾散去。

随后，凯茜的眼前的景象从山峰围绕的山谷变成四面高墙围绕的监狱。她感到高墙隔在她与过去之间。她无法穿过高墙回到早年的无知状态。高墙将她与以前无忧无虑的日子隔开。高墙的另一面是她对婚姻未来的抵触和恐惧。她发现自己可以"坐"在监狱的屋顶上，仔细地审视这堵墙，它是由对过去的无知和对未来的恐惧构成的。在审视心牢的围墙时，她从焦虑矛盾的心理中获得了内心的安宁，甚至得到了某种程度的自我接受。

我们的缺点并不代表我们的全部——这种见识帮助我们进入温柔、同情而不设防的状态。如果我们对自己的缺点充满戒备或满怀羞愧，那么内心的观察者可以退后一步,同情而客观地观察戒备或羞愧的态度。换句话说,我们"退到自我之后",直到我们找到一个可以平静地自我接受的观察点。无论我们对自己有多么不满,我们可以学习不断退后,把自我转变为宽广、慈爱的意识。

通过把自己定位为观察者自我,我们了解到,我们心中的消极方面并不代表真实的我们。

你要知道你是进行观察的,而不是被观察的。因此,无论某一方面是多么不好,它完全可以被处理、接受、探测和分析,因此没必要怕它。观察与判断的能力,注意与评价的能力,选择最佳态度的能力——这些都是真实自我始终具有的真实能力。释放、认知和发现自我是实现我们心中更高级的意识——普遍的神性意识——的第一步。(PL 189)

培养观察者自我的工具:冥想和每日回顾

必须经过训练才能培养出客观的、同情的观察者自我。必须经过训练才能学会聚焦于内心深处、客观地观察内心的现实。最有效的精神训练就是冥想和每日回顾。

每天进行冥想——哪怕只有几分钟——可以把我们从喧嚣的外界解脱出来,转向更深层的自我,这使我们在肉体、情感和精神上受益匪浅。冥想可以把我们带到内在自我的每个层次。我们可以听到来自内心的童性和低级自我的声音,也可以接触高级自我。我们可以利用冥想对内心中不成熟的方面进行教育,消除紧张情绪。在最理想的情况下,我们可以达到统一意识的境界。

冥想的第一个任务是把我们从喋喋不休的表层自我的纷扰状态中解脱出来,表层自我对过去和未来倾注了太多的贯注;接下来我们要寻找一个可以安静地观察自己内心的自我。我们每天都花些时间,独自一人或几个人一起都可以,在一个安静的地方,挺直后背,双脚着地,放松,凝神,保持端正的坐姿。我们慢慢地调整内心,摆脱外界干扰,集中精力。我发现下面的练习最有帮助:

1) 关注呼吸的冥想:将所有注意力集中到呼吸上,自然、均匀地一呼一吸。呼吸是随意动作和不随意动作的混合,外在世界与内在世界在此交汇,因此呼吸成为心与身、分离自我与全体进行交流的坚实基础。关注呼吸也是将意识带到当下时刻的有效办法。我们只能当下的呼吸——此时此刻的呼吸。在关注呼吸的过程中,观察并释放所有其他思想,逐渐将意识集中在一点上,全神贯注于此刻,感受每次呼吸。

心里不想改变任何东西;只是全神贯注地感受每次呼吸。你可以数呼吸的次数,从 1 数到 10 次,然后再从头开始,或者你也可以注意身体上的某一部位——鼻孔、胸部或腹部——从这个部位出发体会每次呼气和吸气。通过专注于当下的呼吸,我们把注意力从意识内容逐渐转向观察者自我。①

2) 聚精会神的冥想:另一种集中注意力的练习是在思维的门槛上观察你自己。将自己看作心灵边缘的守卫,观察此刻萌发出的每种思想、情感和感受。注意到它之后就把它放下,不要抓住不放,然后重新集中注意力进行观察。这样可以逐渐放慢身心的速度,最终你会注意到每一个正在发生的内心体验,并且不做评判、不加留意地任随它去。要点还是不要试图改变任何东西,只要感觉到它就行了。

这两种集中注意力的练习都能强化对客观的、同情的自我观察者的认同。一旦你掌握了把自己当作观察者的能力,你就可以利用冥想的时间分析不成熟的自我,同时听从已觉悟的自我的指导。

在后面的章节中,我们会介绍关于冥想的更复杂的练习,其中包括内心不同意识层次之间的对话。② 但是这些都是复杂的任务,只有在表层意识平静下来并且观察者等自我已经得到认同以后,才可以试着去完成这些任务。

3) 祷告:在冥想过程中很容易加进去祷告。祷告源于人类那种渴望与更高的能量(或精神)联系起来并从中获得保护或指引的自然愿望。当然,祷告有很多种形式,从真诚愿望的单纯表达到复杂繁琐的宗教仪式。在我们精神进化的过程中,祷告从对我们自身之外的更高力量的简单诉求,演变成向自身创造性灵魂本质提出要求并呼唤宇宙力量的支持的一种方式。

同冥想一样,祷告为小我臣服于更高的生命能量提供通道。比较而言,冥

---

① 关于冥想中的呼吸与集中注意力的精彩介绍,请参看海那波拉·瓜那瑞塔尊者的《系念禅修法》。

② 第四章最后的练习介绍了如何在冥想中与我们内心的童性自我对话。第十章介绍了通过积极自我、低级自我和高级自我的三方对话而转变低级自我的冥想。第十一章介绍了一种为创造更积极和充实的人生而进行的形象化练习。

想比较被动、安静,而祷告则需要神性更积极的参与。对我而言,渴望将个体的自我和目标融入终极精神的宏大设计的终极祷告是:"实现终极精神的旨意,而非我的意愿。"

每日回顾

除了冥想和祷告,每日回顾是增强自我意识的最重要的精神练习。每天我们花些时间,回顾一天中内在与外在的生活。写日记是最好的方式,花些时间静静地回想一天的经历也十分有效。坚持写日志或日记通常可以有效地培养集中的自我意识。在日记中,我们可以记录自己的梦、座右铭和反思。

然而,每日回顾的训练不仅在于单纯记录一天中外在(和内在)的事件。它是一种特殊的训练,可以增强我们对观察者自我的认同,帮助我们对内心的其他自我进行分析。

以下介绍如何进行每日回顾:让一天中所发生的事在你的眼前重现,**详细记下任何使你产生不谐感受或反应的事情**。记录这些事情,其他事情都不记录。这些事情为了解内心状态提供线索。

每种消极的体验都邀我们深入地观察自我,体验生活中的经验教训。在进行每日回顾的过程中,我们学着去了解自我的真实行为。这样可以避免思想和感受沉积在潜意识中。每天我们学着"净化"自我,这样才能保持情感上的卫生。保持情感卫生对于精神健康的重要性不亚于保持身体卫生对于肉体健康的重要性。

在每日回顾中,我们允许自己去体验和注意我们真实的行为、思想和感受,而不关注于我们应该做什么、想什么和感受什么,这会增强我们对了解真相的渴望。当我们遭遇阻力时,我们就像关注自我的其他方面一样关注阻力。每日回顾可以预防所有导致焦虑和精神混乱的因素,包括自我欺骗、伪装和自我压抑。

> 如果你按上述方法练习一段时间,不是只做一两次,而是认真地坚持,你会发现,通过练习产生了一个清晰的模式。首先,那些使你感到不和谐的事件完整、清晰地显露出来。(PL 17)

（但过一段时间以后），你会发现某些类型的事件重复发生。你会发现某种模式，它会为你提供了解自己内心构成的线索。如果某件事经常发生，那么它就是你了解你自己灵魂的重要线索。（PL 28）

一旦我们开始在经验中发现模式，我们就可以开始更深入地观察自己，寻找这种模式产生的根源。我们会问自己："在我体内做出这种反应的人是谁？"随后，我们可以分析这些显现出来的不同的自我，并在这些需要治疗的自我和能够提供指导的高级自我之间展开对话。一段时间以后，每日回顾就会成为我们生活中的固定节目，我们在每日回顾中反省当天显现出来的自我。

通过每天的冥想、祷告和每日回顾，我们可以对自己做大量的分析。但是我必须强调，在进行自我转变的过程中，每个人在努力地遵循精神训练的同时，还经常需要外界的帮助。我们对自我的某些方面视而不见，但别人却看得清清楚楚。我们还需要从别人那里获得安全感和支持，他们目睹我们的痛苦，承认我们所付出的努力。我们需要其他人扮演观察者自我的观察对象，并在我们面对痛苦和扭曲时支持我们。

有规律的精神练习和在帮助下进行分析（团队内或团队外）极大地促进我们的精神发展。但是这种训练不能强迫进行。我相信，对于追求更高意识的人们来说，精神练习是一种自发的需要。但是，这种精神训练的过程必须是循序渐进的。精神练习不应当演变为出于完美主义的自我批判。（"你看你有多糟糕，你根本就没有努力，你对自己的反思还不够。"）

自我需要建立自律，但这个工作不能独立完成。呼唤高级自我的能量会使整个过程变得更容易。自我观察如果是被迫的和不愉快的，将很快以失败告终。如果我们感受到对自我理解的真正需求，精神训练就会带来愉悦和成功感。当我们因为喜欢冥想而进行冥想，当我们为了了解真实的自我而进行自我分析，我们的精神训练才是切实可靠的。

乔蒂在早期的心路治疗中掌握了精神训练方法。但最近由于外界生活变得更加繁忙和充实，她中断了每天的冥想练习。她冥想的次数越来越少，只有当她感到精力特别不集中的时候才会做。在一个治疗环节中，乔蒂告诉我她感到内心紧张，就像被"抓住"一样。她感觉自己处在生活的夹缝中，被外界生活的要求逼迫着。在我的鼓励下,乔蒂恢复了每日冥想训练。她感到内心的紧张感逐渐消失。她的生活变得更加顺畅。乔蒂将冥想放在生活的中心。她对我说:"这种感觉就像脱轨的火车重新上了轨道。"

在自我认识的精神之路上,我们在内心会遇到意识的许多状态和层次。我们或许发现一些令自己吃惊的想法——我们的傲慢、疯狂和刻薄超出我们的想象。我们或许发现一些令自己吃惊的情感——无法承受的痛苦或无法预料的狂喜超出我们的想象。精神之路要求我们对所有的多样自我敞开心扉,永远朝着自我的中心,朝着意识的统一状态前进。自我观察练习在分散的普通自我与统一的自我核心之间架设了桥梁。

第三章练习

1. 每天回顾并记录生活中出现的不和谐的事,连续记 5 天。在一张纸靠左边三分之一处,从上到下画一条线。在线的左边写出让你感到不和谐的事。在线的右边写下你的不和谐反应:包括消极的情感反应,比如愤怒、生气、痛苦和恐惧;包括不和谐的思维模式,比如苛求自己或苛求他人、悲观或愤世嫉俗;包括不和谐的身体反映,比如焦虑、紧张、漂泊感。第五天的时候,看看你是否能从这些反应中发现一些共性。将这些共性(或重复出现的事件)列举出来。从这些模式中你发现了什么?

2. 每天坚持冥想至少十分钟,连续 5 天。写下每天你的注意力集中在哪里(例如关注呼吸时注意力集中于鼻尖),以及你如何保持注意力集中。你可以使用本章介绍的集中注意力的训练方法:关注呼吸,或者守在思维的门槛上。你要写清楚你用了哪种方法,结果如何。将冥想过程中不寻常的体验和反复出现的体验记录下来。

3. 在某种每天进行的日常行为(例如刷牙)中,练习将自己定位为客观的观察者自我,连续 5 天。在做这个行为时,练习对你当下的体会进行客观的观察,注意你内在和外在的变化——平静地注意并接受所发生的任何事。然后,看你是否能在更复杂的场合(例如正在与你喜欢的人交流时)仍然把自己定位为冷静、同情、客观的观察者自我。看看你是否可以"置身事外"而不做出反应,对自己和对方都不带有任何评价，只是客观地观察你的内心和交流过程。记录在日常行为中作为观察者自我的体会，然后将这种体会与你在更复杂的场合的表现进行比较。你对自己有了哪些了解？

4. 了解你内心的批评者——那个做出负面批评的声音。看看你是否能辨别出被你内化在心中的父母的声音？然后，与这位批评者交谈，看看你对他在你生活中的地位有何了解？你执著于自我评判和自我批评的程度如何？你的这种执著是否反映了你对父母中对你采取最苛刻（或最消极）态度的那位的放不下的情感？在你聆听批评者的声音并试图识别它的真实身份时，你产生了什么样的体会？——你的自我评判更多（或更少）了吗？为了减少自我评判、增加自我接受，你能做些什么？你能否唤起高级自我的支持，让它帮助你减轻消极批评对你的影响？

第四章

拥抱童性、成年自我

> 只有当你完全拥有你的外在自我(成年自我),你才能放弃它,达到你的真实自我。
>
> ——PL 132《与真实自我关系中的自我功能》

芭比、芭芭拉和祖母:发掘内心的童性与睿智的母性

芭芭拉与癌症抗争了五年。起初她的一个乳房被切除了,随后是大面积的淋巴细胞被切除。现在癌细胞已经扩散到肝脏,她还剩下不到六个月的时间。为了更深入地洞察她的病症的情感根源,也为了为将要发生的一切作好精神准备,芭芭拉在我和她的协助者多诺万的指导下在七橡树中心接受了为期七天的密集治疗。她想活下去,同时也清楚地意识到自己剩下的时间不多了。

进入心路治疗中心时芭芭拉有自己成熟的精神理解,那是犹太教文化、她个人的精神能力和美国土著民族的敬畏自然的教义的混合体。在她获知自己患癌以前不久,她和丈夫分手,这对她来说是一个痛苦的情感打击。

第四章 拥抱童性、成年自我

刚开始密集治疗①的时候,芭芭拉在日记中写道:"秋天的气息闻起来非常好。我坐在木椅上面对群山,木椅四周环绕着七棵圣橡树。空气中弥漫着碎叶、青草、昆虫和成熟的橡实的芳香。那是一种甜甜的味道,但又不像春天和夏天的花香,是腐土和即将变成腐土的东西的味道。观赏着褐色橡树叶优雅轻柔地随风飘入等待它们的大地母亲的怀抱,我意识到这些年来自己的某些部分也飘落了,像树叶从树上飘落一样。我不希望直挺挺地落下去。我希望像到季的树叶一样优雅地、毫不费力的飘落下去。我的身体化为灰烬,向土壤提供钙和矿物质。我的灵魂将长出翅膀,在这片大地上高翔。"

芭芭拉有一种内在的智慧,能够将死亡和失落看做生命轮回的一部分。而此刻作为成年人的她不想死。她觉察出内心的童性害怕不再有成长的机会。依然封存在她心中的小芭比②还没有从童年的失落中恢复过来。在密集治疗的过程中,芭芭拉唤起了她的精神智慧(她将这种智慧视作大地祖母),用之安慰并指引害怕死亡的成年芭芭拉和幼童芭比。

在治疗的早期,芭芭拉致力于分析与父亲未了的情感纠葛,她父亲在她四岁时饮弹自尽。在她的日记中,她以一个孩子的口吻写道:

"我亲爱的爸爸,我真希望你还活着。不过,要是你真的还活着,也许我对您的爱会变味,变成痛苦和恶——就像妈妈一样。"

"我决不会停止爱你,爸爸,永远不会。无论发生什么事。我不会听妈妈的话。以后我也不会听她的话。她欺骗我。她为了自己的利益而欺骗我,所以我不会相信她。她冷酷无情、不性感、怨恨所有的男人,我不会相信她的话。我永远不会以那种方式对您的,我爱您。我甜美、热情、活泼、性感、有趣,跟您很像。我们永远在一起,好吗?我们一起逃走,一起玩耍,永远不长大。"

在我和多诺万的协助下,芭芭拉在一个治疗环节中把自己恢复到内心的小女孩的状态。有时多诺万和我扮演她父母的角色,支持她发泄童年时遗留下的愤怒和痛苦。她对妈妈愤怒地大声尖叫,又为失去爸爸而哭泣。

---

① 密集治疗是针对个人的浸泡式治疗,长达三至七天,由心路治疗七橡树中心或其他中心提供。通常由几个充当精神向导的协助者引导和陪伴治疗对象进入内心深处。密集治疗包括高频率的指导下的个人治疗和大量的独处时间,偶尔也和其他人组成小组。我们向个人和夫妇提供这种密集治疗。

② 芭比是芭芭拉的昵称。——编者注

芭芭拉的爸爸是一个不安分、幼稚、不负责任的人,他从未保住一份工作来养家糊口。很长一段时间他觉得自己是失败者,最终选择了自杀。芭芭拉在她的日记里记录了治疗过程:

"多诺万抱着我。他使我相信我没事。无论发生什么事,我都会安然无恙。作为我的协助者,他很高兴让我走进他的生活。我爸爸也很高兴生育了我。我的爸爸,我可爱的、伤心的、疯狂的、甜美的、热心的、失望的、失控的、糊涂的、充满爱心的爸爸。

"多诺万扮演我爸爸。爸爸说我的爱是他生命中唯一的快乐,但是世间全部的爱也无法使爸爸活下去,因为如果一个人没有接受爱的能力,别人无法给他足够的爱。爸爸(由多诺万代表)说:'我就是无法兼顾工作和女人。我爱你。你是我生命中的光明和甜蜜,但我自己的麻烦对我影响太深,将我完全吞没,我身不由己,所以我不得不离开,可那不是你的错。'听起来和我一样。只不过男人换成了女人。

"我疯狂地爱我爸爸,除爸爸以外,我只对一个男人——我丈夫——有过同样强烈的爱。或许这就是为什么结束这段感情对我来说如此痛苦。

"我又爱上了多诺万,我为他担心。我担心这个时期我们之间的深层交往会使他陷入危险的境地。我的'命运'可能给他造成伤害。他可能……我不能说。我不想把想法说出来,不想一语成谶。但是我真的很害怕。"

芭芭拉的爸爸在自杀前威胁说他要离开。现在芭芭拉重新经历了童年的恐惧和自责:她害怕多诺万离去,她觉得是她的过错。爸爸死后,妈妈受到强烈打击,不能很好地照顾她,这也使她感到恐惧。芭芭拉记得,爸爸刚一去世,妈妈就毁掉了爸爸的所有东西,其中包括爸爸在自杀前写给她的一封信。

"我永远看不到爸爸留给我的信,这让我感到很失落。信里写了什么?!无论信中的话多么简单或深奥……爸爸死后她就和别的男人上床,并且毁掉了爸爸所有遗物,这是一种背叛。她总是以自我为中心,幻想自己遭遇的艰难岁月。我恨死她了。"

"我第一次将妈妈毁掉爸爸写给我的遗书的事告诉多诺万。他一听就哭了,这使我深受感动。他的哭声表达了对我童年时的损失的敬意。癌症使得我后背疼痛、无力,这种痛苦很可怕,我已习以为常,但是经过上午的治疗,我的痛苦消失了。在我体验并释放出心中迷惘、痛苦的童性的愤怒与悲伤的时候,多诺万把温暖的手放在我后背下方,这里恰恰是我疼痛的部位,我觉得就是多诺万的手带走了我的病痛。"

芭芭拉不停地抽打着枕头、拧毛巾,来发泄孩提时的大量愤怒,这些愤怒是由爸爸自杀、爸爸死后妈妈完全崩溃并拼命削弱她和爸爸之间的关系所引发的。接下来的治疗帮助她的成年自我去理解自己的经历,尤其是爸爸的死对她幼小的灵魂的强烈冲击。爸爸自杀的时候,芭比正处于对爸爸产生爱恋之情、对母亲产生抵触心理、既不能客观地看待父亲也不能客观地看待母亲的成长阶段。小女孩心目中的爸爸是完美的,而妈妈则是坏人。

随后芭芭拉返回她的童性心智,发现自己简单概括和错误结论都是典型的儿童式思维:"**如果有坏事情发生了,一定是我不好。**"在她潜意识的童性心智中,芭芭拉认为爸爸的死是对她的错误的惩罚;可能是由于她只爱爸爸排斥妈妈而受到惩罚。这个错误结论导致了这种想法:"**既然我应该受惩罚,我就应该先惩罚自己。如果我先惩罚了自己,神明就不会再惩罚我了。**"芭芭拉忍受着癌症的痛苦,还要遭受可怕的化疗,这些对她来说像是一种自我惩罚,她似乎在赎罪,但不知道自己的罪是什么。现在,她成熟的心智对自己童年毫无根据的结论进行深入思考,向它们提出质疑,同时对那个曾经被错误想法困扰、遭受太多自我惩罚的孩童表示同情。

当她成熟的心智能够更全面地理解小芭比扭曲的思想时,她能够更深入地进入内心的童性心智,并且发现:

"我就是喜欢他。我讨厌妈妈,希望她死掉。他应该杀了妈妈而不是自杀。然后我们可以一起逃走,我和爸爸离开这个冷酷自私的女人。但是爸爸没有这样做。如果我长大了,我一定会杀了妈妈,因为是妈妈杀了爸爸。妈妈杀了爸爸的灵魂,所以爸爸不想活了。因此,在我杀妈妈以前,我最好杀了我自己。"

"女人是冷酷自私的,这导致男人们自杀,所以,在成为像妈妈一样的女人之前,我最好杀了我自己。丈夫离开了我,那一定是我的错。我冷酷苛刻的态度和过分的要求使他开始嗜酒。有一天夜里他发生车祸,差一点丧命。这绝对是我的错。我变成了一个像我妈妈一样的女人,她杀死了爸爸,接着我又伤害了我丈夫。我和她一样。我也在杀人。在我杀害其他人之前最好赶快杀了自己。"

芭芭拉写写完这些就去睡觉了。但在午夜被惊醒了,她感到很害怕,接着写到:

"夜里有个东西靠近我,

没人能听到或看到它。

他们都不相信我。

那东西也许就是我自己。"

心中的小女孩正在对成年的芭芭拉述说她对她心中的恶魔、对她的毁灭心理和对她心中的杀人犯的恐惧。接着又传来了这个四岁孩子的声音,展示出内心更多的消极思想,这些思想从爸爸死后就一直深藏在心中。

"一切都过去了。

我很高兴这一切都过去了。

我希望他们俩都死了,

我希望所有人都死了。

那谁来照顾我呢?

我希望我也死了。"

这再一次清晰地揭示出芭芭拉对自己的摧残及原因。

"我们这样做是因为:如果我们失控,我们就会杀害别人。所以我们让癌症在体内失控,这样我们在体外就不会失控。"

芭芭拉了解了癌症的根源之一:对作为凶手的自己的恐惧转化成对她自己的恐惧。随后的某个夜晚,心中的童性又开始对祖母——她精神之旅的监护人——开口了:

"我好疼,祖母,我不想再疼了。"

她请求祖母回答。祖母说:

"是的,我的孩子,你不必再用精神和肉体上的自我惩罚来弥补隐藏的负罪感和恐惧。你不要再惩罚自己,不要不敢爱你自己。你遭受的痛苦已经足够了。你不要再让自己痛苦了。你得到了终极精神的爱,你理应得到。你被彻底宽恕了,就像以前一样。你所害怕的凶手并不像你所担心的那样坏。它是你真

第四章 拥抱童性、成年自我

实的童年痛苦的自然而幼稚的反映。现在你能看出它天真的童性。你不必再害怕了。你安全了,自由了,得到了大家的爱。"

随后,通过反思她对内心破坏性的童性的发现,芭芭拉意识到她比以往更有力了。随后她代表成年自我的理智写下:

"我曾经因为不接受我的低级自我(潜意识中的凶手)而感到无力。因为我不接受她,她的力量被关在一个黑暗的地方,她在那个地方慢慢地摧残我。啊!将她当做盟友并收回她的能量真令人快乐。现在我知道了她秘密的、杀戮的想法,并且能够不通过自我惩罚而收回仇恨的力量。"

接近治疗尾声的时候,芭芭拉以成年自我的口吻写道:"好吧,小姑娘,我来照顾你,我一定会尽全力照顾你,尽管我知道自己并不完美。我可能会死于癌症,但我不会让癌症毁了自己。我会爱惜自己——自己的全部!"

"如果我们的高级自我和低级自我紧紧团结在一起,我们终将回到终极精神的身边。我们的黑暗不过是自我片面认识的痛苦。因此,我们需要从大地汲取能量来进行净化和治疗。太阳落山后雄鹰依旧飞翔,我们的大地祖母散发出甜美、浓郁的芳香。"

芭芭拉也开始与她的妈妈和解了。

"我现在明白,妈妈一直真诚地、无私地照顾我,现在我能感受到她对我的爱,那是甜美、温柔的爱。我现在要做的就是相信并接受她的爱,我现在需要她的爱。让她安息吧,她的痛苦一定和我的一样强烈。现在我能感到自己对她的同情。我和她一起对痛苦的过去感到哀伤。但这一切都已过去。

"妈妈永远不会再抱我上床了,爸爸永远不会再把我搂在怀里了,但我的协助者可以。在这段短暂的时间里,他们扮演了我的父母。现在我要离开他们,自己充当自己的父母,自己照顾自己。这时候,我既是小芭比(我的低级自我),又是成熟的芭芭拉。祖母也和我在一起,永远。

"万岁!在这短暂而珍贵的几天里,所有的"我们"同时出现了。万岁!"

芭芭拉的治疗结束时,我们在七橡树巫轮为她举行了一个仪式。一张她童年的照片和一张她成年的照片放在圆环中心,分别代表她的低级自我和成年自我;旁边放着一根老鹰的羽毛,代表她的灵魂。引导的力量被唤起,来治疗和哺育她的肉体与灵魂。

芭芭拉比预期的多活了一年,这一年几乎没有痛苦。在这一年中,她的精神世界得到升华。在最后的几个月里,芭芭拉的妈妈对她悉心照顾,母女之情更加深厚。在芭芭拉生命的尽头,在她的世界中,她和祖母在一起的时间更长。她的自我意识并不认为自己的躯体即将死去,还经常说她和祖母在一起,眺望高山,与老鹰一起飞翔。她死后,骨灰撒在七颗橡树下,撒在巫轮周围。

拥抱童性、成年自我和灵魂

如同芭芭拉一样,我们每一个人都需要面对和关心我们的内心童性。同时,我们也能召唤存在于我们通常的成年自我性格之外的我们精神上的祖母(祖父)、我们的守护天使、老师或指导者。

在我们的心路历程中,我们发现许多不同的内在自我。我们需要用地图把组成完整自我的各种意识标示出来。

意识地图

在本书中,我们将介绍两张阐释个人心理的意识地图,它们可以为人格转变的精神之旅提供可靠的指导。每个人的心路历程都穿越不同的内心地带,因此可以绘出各不相同的路线图。只有通过亲身踏上自己的成长之路,才能验证地图的准确性并按照你的需求对它进行调整。然而,当你启动内心旅程的时候,一张已经被无数其他探险家验证过的地图会为你的探索提供灯塔和路标。

本书要介绍的第一张地图描绘三种自我:面具自我、低级自我和高级自我。关于面具,我们会在第六章详细介绍。简单地说,面具是一个虚假的外在自我,是我们装出来给外界看的,是我们认为我们应当成为的那个人。这个面具大致相当于荣格学说中的"人格面具"概念。隐藏在面具下面的是低级自我,它是荣格所说"阴影"的消极方面,是黑暗的、通常是无意识的能量的汇聚,由我们所有的扭曲和误解组成。低级自我及其转变将在第7、9、10章阐述。

面具自我是反应性的,它是对别人施加于我们的影响的回应。相反,低级自我则具有主动性和自发性,它是破坏性的内在生长点,这种破坏性源于我们早已遗忘的选择:将自己与心灵、与世间万物、与终极精神分离。高级自我(荣格所说的"本我")位于我们的核心,它是真实的自我,是自发的积极生命能量的汇聚。高级自我为创造积极的人生体验提供无限的活力。高级自我将在第8章和第11章讨论。

面具自我和低级自我是我们内心的沉积层和防御壁垒,阻碍我们了解自己的真正身份——神性的化身。然而,面具自我和低级自我在人类阶段是非常真实的。把意识区分为三种自我(面具自我、低级自我、高级自我),是通往无防御自我道路上的原则、过程和实践的关键。这条精神旅程始于看穿面具,进而揭示和转变低级自我,最终了解并稳固高级自我。在这条道路上,我们了解内心的神性,真诚友善地面对以面具自我和低级自我的形式出现的、阻挡在我们与终极精神之间的障碍。

以下是三种自我的地图。"最外层"是面具自我,它下面是低级自我,它环绕着我们的核心自我——即高级自我。中心点是终极精神。

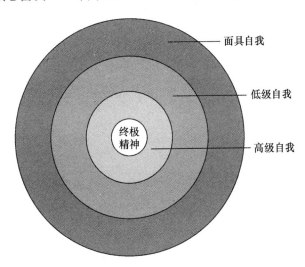

第二幅地图

下面介绍描绘人类心理的第二幅地图。关于这幅图的讨论贯穿全书。这幅图展示意识发展的不同阶段——从儿童到成人,到灵魂,再到神性意识。我们通常把自己等同于成年自我。成年自我位于意识外层,如下面的第一幅地图所示。我们认为这个成年自我就是我们本身。然而,我们每个人内心都有童性。如果我们穿越成年自我与内心童性的层次,我们将会直接接触灵魂——终极精神的人格化表达,我们的核心力量。

如下面的简图:

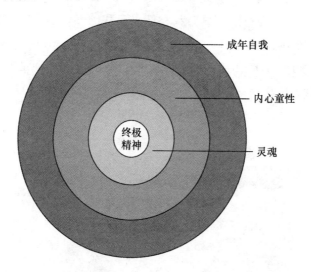

随着我们超越成年自我的局限、拓展自我的经验,我们可以了解自己的内心童性和灵魂。童性、成人以及灵魂体现了精神发展和意识成长的道路上的不同发展阶段。它们共存于每个人心中。

两幅地图的结合

把三种自我(高级自我、低级自我、面具自我)的地图与三个发展阶段(童性、成人、灵魂)的地图结合在一起,进一步揭示了我们内心现实的不同方面。

第四章　拥抱童性、成年自我

比如，当我们装酷和显得能力十足时，我们表现为带着面具的成年自我；当我们显得刻板、注重功利、老于世故时，我们表现为低级自我的成人阶段；当我们目标明确、坚定不移地追随成长时，我们表现为积极自我。积极自我与精神实体结合，就成为高级自我的表现形式。

类似地，内心童性可以戴上虚伪、逢迎的面具，以取悦外界权威；内心童性也可以表现低级自我方面（苛求、自私、任性）和高级自我方面（开放、脆弱和不设防）。

面具自我、低级自我和高级自我分别在儿童与成年自我层面表达出来。然而，在灵魂层面上，虚伪的面具不再存在，因为面具并不是灵魂所固有的，而是个人的防御性反应。但是，灵魂中同样包含有高级自我和低级自我的因素。在灵魂层面上，我们确实能看到高级自我与低级自我之间的明显矛盾：高级自我渴望成长和统一，而低级自我则追求分裂和支配。灵魂层面的精神分析需要更大的强度，因为我们必须直接面对心中的恶，不能再以面具为借口。但我们必须铭记，此生中我们身负恶，真正的目的是将恶揭示出来并最终予以净化。灵魂以人类肉身的形式出现，其任务就是净化低级自我，在尘世间、在人类灵与肉的经验中培育高级自我。

灵魂的层面之下是神性（即统一意识）层面，最基本的二元对立（低级自我与高级自我、恶与善）都不复存在，剩下的只有统一。在这个统一的层面上，恶是为终极精神的计划服务的，可以被视为神性的一种暂时表现。在这个层面上"一切皆善，无须害怕。"

下图展示内心的复杂性。

在下面的"人类心灵地图"对三种自我（面具自我/低级自我/高级自我）和三个阶段（儿童/成人/灵魂）进行更加全面地总结。①

本书将介绍在三个阶段（儿童、成人和超我）、对三种自我（面具自我、低级

---

① 这些关于意识的地图直接引自心路治疗教程，也受到凯恩·威尔伯著作的影响，特别是《意识的频谱》和《心无疆界》，在这两本书中他对不同层次的意识进行有效的区分。我猜想心路治疗的意识进化三个层次——童性、成年自我和灵魂（普遍自我）——与威尔伯所说的前理性、理性和后理性三阶段不仅含义接近，而且完全重合。他和其他学者也将这三个层次称为：前人性、人性和后人性；或者潜意识、意识和超意识。我采用"儿童"、"成年自我"和"灵魂"的称呼，因为这三个词清晰简明，经常用在心路治疗的讲座中。

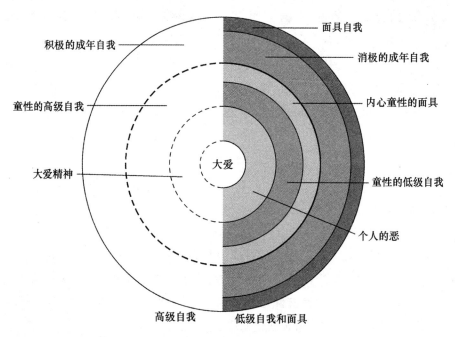

自我和高级自我）需要进行的心理分析。所有精神研究都是帮助我们逐渐将自我定位（我是谁）转向高级自我，同时学会识别**但不自我定位为**面具自我和低级自我。

由于我们通常一开始就将自己看作成年自我，所以我们必须将自我定位提升到更高层次——同情、客观的观察者自我，我们在上一章中已进行了讨论。与此同时，从观察者自我的角度来看，我们需要坦诚地接受"人类心灵地图"所描述的自我的其他方面。

同样，当我们处在内心童性层面的时候，甚至当我们坦诚面对并转变童性的防御和面具以及童性的低级自我的要求的时候，我们要记住：我们的真实自我是开放的、不设防的、纯真的儿童。当我们处在灵魂层面时，我们要坚信：我们是天使（或神性）的化身，我们揭示消极的、未转变的低级自我因素，促使其发生转变。在每个层面上，当我们将自我定位转向高级自我（人类心灵地图右列）时，我们邀请意识碎片（左侧两列）进入意识中。我们接纳所有与终极精神性失去联系的意识的碎片回到家园。

人类心灵地图

发展阶段和目标	三种自我		
	面具自我	低级自我	高级自我
童性自我 对内心童性进行再教育，使其成为自律的成人。	为了迎合他人的期望所采取的儿童式的伪装行为，试图避免因表现真实自我而遭受伤害。 把父母的权威投射于其他人身上，表现为顺从或叛逆的儿童。	自私、任性的童性，只想按照自己的方式行事。 消极的、易受伤的童性，为防御痛苦和失望而构建的壁垒，生活在幻像中。	率真、充满爱心、富于创造力的童性，与内在动力和精神联系在一起。 开放、不设防的童性，承认自己容易受伤的事实。
成年自我 加强积极的自我思维；与精神自我相协调。	假我，理想化的自我意象，为了隐藏真实的自我而制造的幻像，理想化的自我。 对自己和他人提出完美主义的要求。 理想化的自我意象三个防御面具（对三种神圣品质的扭曲）： 顺从（爱） 攻击性（力量） 退缩（平和）	消极、自我中心、控制欲强，想要掌控一切。 另一面，脆弱、依赖、缺乏责任感、不敢为自己主张。 三种低级自我防御（对神性的扭曲）： 长期的恐惧／不信任 任性／控制 骄傲／自大	积极的自我，坚持不懈地追求理想，做出明确的、富于爱心的选择。 客观、宽容的观察者自我与高级自我的结合。 三种神性之光的人格化表达： 爱／同情 力量／勇气 平和／智慧
心灵（超人格层次） 治疗个体和集体的灵魂；听从神性。	面具不再存在	个人心灵： 意图分裂的消极的心灵导向。 个人灵魂缺陷，先前生活经验的扭曲。 集体灵魂： 消极的原型，邪恶的冲动。 对消极力量以及分裂（邪恶）的依附。	个人灵魂： 意图统一的积极的灵魂导向。 个人灵魂天然地渴望服务于他人。 集体灵魂： 积极的原型，天使的本质。 听从内性导师和神性。
统一的层次 与终极精神同在	面具不再存在	不再有分裂的冲动，不再有低级自我。	创造性的存在； 爱和真； 生活在此处。

注：本书最后将给出一个详尽图表，包括精神分析的内容简述和协助者应持的立场。请参阅书末的"心路发展历程图表"。

免责声明

当然，只用图表的形式不可能表现多维的、神秘莫测的人性。至于平面的、黑白的、二维的图表就更不可能了。因此请时刻记住："地图不是真实的疆域。"就算是最好的内心世界的地图，也不过是复杂广袤的现实的简单化和抽象化。每个人都要探索属于自己的内心疆域。你的探索中，这些地图也许可以直接应用，也许不能直接应用。

此外，不要试图一下子完全理解这个图表的内容。在阅读本书其余部分时，这些内容会慢慢渗入到你的心里。记住，每个旅行者不仅要发现自己的内心疆域，还且还要在这片疆域上用自己的脚步行进。某个人可能要花几年的时间慢慢地、静静地发掘高级自我，而后才能面对低级自我；另一个人可能已经准备跳入内心净化的熊熊烈火，与自己恶的一面搏斗；还有一个人可能需要温柔地哺育内心童性，直到做好长大的准备。我们不能对别人的精神之旅品头论足。每个人都根据自己的灵魂节律展开旅程，外人不得而知。

本章其余部分将阐述童性、成年自我、灵魂和神性意识的发展阶段。

童性自我

每个人的心中都存在着童性。事实上，我们心中拥有许多种童性，他们分别对应我们一生中所经历的各个发展阶段。那些由于被忽视、受侵犯、遭伤害而停滞在某一情感发展阶段的童性，对于我们自身的心理愈合治疗尤其重要。如果一个成年人的情感发展还处于未完成状态，他（或她）就会将童年时期未解决的问题表现出来，直到引起我们的注意。为了进行治疗，作为成人的我们可以再次体验内心童性的感受。

我们心中的童性完全依赖于照顾她的人，对照料、爱和舒适的渴求对她来说是生死攸关的。当这些真实的需求不能被满足，心中童性就会试图从别处获得关爱；或者走向另一极，拒不承认我们需要别人的关爱，在身体早已长大以后依然如此。婴孩的真实需求必须马上得到满足；而成年人的需求既不必、也无

第四章 拥抱童性、成年自我

法马上得到满足。只有通过再次亲身感受童年未能满足的需求以及由此所引发的巨大痛苦，我们才能再次培养心中的童性，使其成熟，达到能够照顾自己的成人状态。

我们在蹒跚学步的阶段需要获得自主权，开始训练控制自我的身体功能。我们需要自己的自制力。我们需要把自己和别人区分开，如果这种需求被阻挠，我们将无法在自我与他人之间划出适当的界限。因而，我们可能期待他人的侵犯，并事实上无意识地造成他人的侵犯，从而导致自主权受损；我们也可能因害怕受到侵犯而与他人保持遥远的距离，以此保护自己的权利，这导致我们无法与他人建立亲密关系。只有通过再次经历童年时的无助和愤怒，只有通过重新体会离开父母独自成长的自然需求所遇到的阻碍，我们才能在成人关系中建立适当的均衡——既保持独立，又免于孤独。

在从婴儿直到青春期的成长过程中，一旦遭遇过于严重以至于无法承受和释怀的危险、创伤和威胁，自我的某一部分就会冻结。许多因素可以造成这种情况，例如：在婴儿阶段没有满足生理或感情上的需要；在学步阶段把自己和他人区别开的需求没有得到支持；在更晚的发展阶段遭受人格完整或权利方面的侵犯。通常情况下，儿童不具备判断是非的能力，只是顺应哺育她的环境而抑制自己的痛苦和不满。但是，如果她确实判断出自己遭受不公正的对待而又无人可以倾诉，她会倍感孤独，以至于无法忍受，而与之相伴的消极状况也成为压抑性的。

多年以后，通过细致研究我们成年自我的行为，我们可以探查清楚成长历史中那些没有完成或受到干扰的阶段。然后，我们回到如今仍存在于我们心中的童性心智和情感，完成其成长过程。本章开头介绍了芭芭拉的故事。芭芭拉找到了她的童性，而使其张口说话。正如我们所期盼的，小芭比以儿童的口吻开口说话。父亲去世时，小芭比的幼小心灵遭受沉重打击，却没有人倾听她的心声；而今，成人芭芭拉与她的协助者一起倾听小芭比的话。正是这种倾听帮助小芭比从秘密的杀戮情结中解脱过来。芭芭拉曾因这个情结陷入极为严厉地自责和极为痛苦的自我惩罚。

在第五章，我们将详细讨论治疗内心童性的具体过程。我们将对童性心智做笼统的一般性讨论，虽然我们知道婴儿和十岁的孩子差别巨大。然而，婴儿与十岁孩子都处于成长阶段，都需要依赖别人来满足他们的需求，并慢慢地解除这种依赖。两者都在一定程度上分不清自己与周围环境，都处于逐步走向独立的成人的途中。

尚未分化的童性心智

我们内心的童性不仅拥有我们多年作为儿童的全部特征，而且拥有所有孩子的普遍特点。童性自我是率真的，具有创造力，喜爱玩耍，在感情和身体方面敏感，天真快乐，充满求知欲和热情。这些是童性中的高级自我因素。但孩子也有另一些特点：自我中心，苛求，依赖，没有责任感和鉴别力，混乱，不成熟，迷信。这些是童性中的低级自我因素。

> 刚出生的孩子尚未形成自我。即使没有自我，依然可以相当清晰地感知来自真实自我的信息；然而，正是因为没有自我，信息的意义一定会被扭曲。孩子渴望得到绝对的完美、力量和快乐。但对于未成熟自我来说，这些渴望不仅是虚幻的，而且是自私的、破坏性的。（PL 132）

孩子自然而然地了解到无形的精神世界中的无限快乐，她刚刚从那里来到世上。但是对快乐的渴望遭到扭曲，因为她的要求需要立刻得到满足，而且她无法从内心创造这种满足，而只能依赖外界。

孩子的心态接近于原始人的心态和集体意识。它很大程度上是潜意识的，来自于自动的、本能的反应，而不是来自于有意识的选择和反思。它主要停留在肉体和情感的层面上，只活在当下状态中。孩子只知道自己的感受，并且根据有限的个人感受对这个世界做出概括。（在第五章中，我们将更加全面地探讨我们童年时对世界做出的概况如何影响我们当前的现实经验。）

孩子的意识与她所处的环境（包括家庭、宗族和自然）融合在一起。在这种融合之外，孩子还有关于全能的幻想。在她认识到自己只是能力有限的个体之前，她相信自己能做任何事情，并且不知道也不惧怕死亡。当逐渐意识到自己是一个独立的个体和自我时，她开始感受到死亡的存在。作为成年人，我们害怕内心的童性，因为童性生活在强大的、自发的能量之中，这种能量在很大程度

第四章 拥抱童性、成年自我

上潜意识地操控我们今日作为成人的行动。

我们之所以害怕内心的童性，是因为孩子最原始的冲动和行为不仅来自高级自我，也来自低级自我。孩子所理解的"好"等于当时感觉好；而"不好"等于没有直接得到满足。前自我童性心智不能做出独立的道德判断，当她的行为被视为"不好"时，她可能很难理解自己究竟哪里做错了。她生活在家庭和宗族规定的习俗中，还没有形成自己的道德感。

一个孩子在做出一个自发的慷慨举动之后，完全可能紧接着做出一个极度自私的行为——对她来说这不存在任何矛盾。我的女儿帕米拉一直很宠爱她的猫——"奶油糖"。可是在她六岁的时候，有一天她竟然毫不犹豫地剪掉了猫的胡子，因为当时她觉得"奶油糖"和芭比娃娃没什么两样，而她经常剪掉娃娃的头发。孩子可以此刻对某个人非常友好，而下一刻对这个人（或另一个人）极其残忍，只要她暂时地把对方视为"敌人"。稳定的道德意识取决于健康的自我发展以及对自己与他人的关系（既分离又联系）的正确理解。

在与他人的关系中，孩子还没有把自己从环境中分化出来，没有责任感。在我们的成年生活中，童性自我依然发挥作用，例如，我们潜意识地要求我们的伴侣或处于"家长"位置的权威给我们完美的关爱和无尽的情感照顾。一个成年人在社交中可能不懂平等互惠的原则，因此她依然不自觉地延续童性的模式。对纪律严明和等级森严的需求也是童性心智的迹象：孩子希望生活在简单的世界中，由父母或领袖承担一切责任，规定什么是正确的。

在与终极精神的关系中，我们内心的童性（原始自我）是迷信的。我们把终极精神当作外在的主宰者，对我们的行为进行褒奖或惩罚——与我们对父母的理解一样。在孩子的心智中，所有内在心理和精神之流都投射于外界，而外界事物都被拟人化为魔鬼和天使、善灵和恶灵，孩子根据自己的体验感谢或谴责它们。孩子将无形的世界变成看得见、摸得着的人和事，这是我们觉得孩子可爱的原因之一。

但是，孩子不能理解许多她所设想的存在都来源于她内心的投射。无论何时，只要我们相信自己的迷信，我们就处于童性心智之中。我们总做这样的事情，例如，我们企图与终极精神达成秘密协议——我们向终极精神奉献"牺牲"而终极精神实现我们的心愿；或者向神灵膜拜，就好像天上有一个"大佬"。

精神之旅要求我们在与自己、与他人已经与终极精神的关系中揭示不成熟的、消极的内心童性,并帮助这些方面走向成熟。如果我们真正敞开心扉与内心童性展开对话,她也会对我们敞开心扉,告诉我们她被困在哪个成长阶段。对待我们的内心童性,我们必须像父母那样鼓励她成长,帮助她走向负责、独立。

童性自我的积极方面为我们提供了通向创造性的天然能量的通道。童性自我是我们通向原始文化的深刻智慧的桥梁,正如下面的例子展示的:

有一位老人,以前是一个管理顾问。他在七橡树中心进行为期三天的户外治疗,期间做了一个梦:

"我在一次组织发展培训中指导一个小组。工作进展得很糟糕。一个小男孩走过来对我说:'这儿没什么新意。这里发生的每一件事,2500年以前就发生了。'我想:'他说得对。事实上,团队动力问题主要涉及这些人尚未释放的对自己父母的失望,而且团队中的分裂在很大程度上涉及对部落的忠诚和领土问题的争端。关于组织发展问题,根本没什么新东西!'

"接着,那个男孩儿带我到屋外,走进大楼的地下室。在那里我们走进一个洞穴,一直往里面走。最后他将我带入一个灯光昏暗的仪式厅,指给我看一个一半被埋在土里的东西。我走到跟前,去看个究竟。那是个巨大的石头车轮,我发现上面有四组手印,每组手印对应轮子的四个"轮辐"中的一个,与巫轮的四个基本方位一致。其中一组是孩子的手印。"

做梦者被引导着发现埋藏在他文明外表之下的内心童性的智慧。通过发掘更多的童性智慧和"原始"智慧,他感到自己会在"轮辐"中找到更多的人生智慧。

对于我们内心童性的探索可以开启宇宙层次(超人格层次)体验的深刻能量。

成年自我

我们每个人内心都有一个成年自我,通常情况下,我们把自己定位为这个自我。这个自我有做出选择和坚持到底的能力，能够忍受挫折、努力进取。这个自我使我们自主、负责、有序、独立，可以把我们的肉体存在理解为独立自我。另一方面，这个自我斤斤计较、急功近利、机心重重、局限于狭隘的个人利益。这个自我本身不能创造出快乐、愉悦、创造力和爱。它必须释放自己，成为更伟大的自我，这样才能感受生命力的先天流动。但是在此之前，童性心智必须放弃即刻满足自己需求的要求，成长为认可人生有限性的成年自我。

> 你必须首先接受作为人的有限性，而后才能接近无尽的能量源泉；你必须首先承认自己是不完美的、生活也是不完美的，而后才能体验到你注定要实现的绝对完美。但是你只有在摆脱了童性对这一前景的曲解之后，才能真正理解它。你必须首先放弃对绝对快乐的追求并满足于有限的快乐，而后你才能理解绝对快乐是你的终极宿命。选择有限的快乐意味着接受人类的有限性。因此，成年自我的能力十分重要。只有当你的成年自我能够准确理解你的人格、肉身和此生，你才能深刻理解到你的真正能力、潜力和可能性。（PL 132）

如果你不能接受人类的各种有限性，你就无法超越它们。成年自我如果没有发育完全，就无法被释放。这些听起来好像自相矛盾，但这是精神之路的关键步骤。"只有当成年自我足够健康和强大，我们才能明白成年自我并不是最终答案，并不是存在的最终境界。"

成年自我的积极方面和消极方面

和童性自我一样，成年自我阶段也包括积极方面和消极方面；它的意识和能量部分来自高级自我，部分来自低级自我。如果我们相信成年自我就等于全部自我，我们就禁锢了内心疆域，滋生出消极的分离思想，我们的观念也仅仅局限于将我们与他人分开（而不是结合）的外在表现。这会导致竞争、妒忌、自大、骄傲和任性。自我的消极方面会夸大分离自我的理念和对别人的敌视。如果我们把自己仅仅等同于成年自我，我们就会陷入"我"与"别人"相敌对的世界。

另一方面，成年自我的积极方面使我们做出积极选择、遵守承诺、独立自主、承受挫折、辨别是非。积极的成年自我包括客观的自我观察能力和培养自我意识的能力。它还能将过去、现在和未来联系起来,理解我们个体生活和整个人类历史中的因果关系的运作。童性自我没有把自己分化出来,只生活于此时此地;成年自我则可以将自己的意识在时间上前后扩展,能够同情地将他人看做是独立的、单独的个体,而不是它自己的扩展。这些能力是通往高级自我的桥梁。

成年自我本身没有好坏之分。个体从家庭和文化中分离出来是人类发展的必然阶段。自我的发展包括培养自身的分离感、制造自身的边界并接受自身的局限性。成年自我的精神潜能完全依赖于它与内心深层的哪个方面——高级自我抑或低级自我——相结合。如果成年自我与高级自我结合,它就有能力在适当的时机完成自己的使命:在条件成熟时为先天精神能量的发展让路。

> 自我必须知道它仅仅服务于内心中更大的自我。它主要的功能就是有意地寻找与更大自我之间的联系。自我必须明了自己的位置。它必须明了它的优势,可能性和作用就是去寻找联系、做出决定并从更高自我那里寻求帮助,以便与其建立永久的联系。(PL 158)

成年自我与他人的关系

成年自我具有比童性自我更强的自我意识、反思能力、责任感和自制力。这些能力使成年自我可以与他人进行成熟的交往。

> 随着一个人的成熟,他发展出自我意识。听起来似乎矛盾:一个人对自我的认识越清晰,就越关心他人。我的朋友们,请想想这个伟大的精神真谛:缺乏自我就意味着以自我为中心。而完全的拥有自我意味着关心他人、对他人和自己利害得失一视同仁。这并不意味着出于对牺牲的扭曲理解,为了他人而毁灭自己。但这的确体现了一种正义感:一个人可以放弃自己的利益,如果这种利益给他人蒙受不合理的损失或痛苦。
>
> 我们心中既包含童性,也包含成人。童性没有自我、无自我感、无自我意识、完全自我中心、完全依赖强者;成人拥有自我感,他对自我的理解不

仅限于痛苦和快乐的体会。这会产生社会感、责任感,会产生对他人的关心和理解。因此,他与周围其他的人建立和谐的人际关系,追求共同的目标和利益。他是自由、独立的,放弃了全能的幻像。他不去控制他人,也不被他人所控制。他与同伴之间形成了一种健康的相互依赖关系。(PL 120)

一个自主的、有责任感的自我是健康的相互关系的前提。如果没有一个分化出来的自我,个人就无法发现自我、坚持自我,相反,他会重新建立童年关系,选择同伴时趋向于选择类似于自己父母的人,并且屈从于他人不合理的期望。过分依恋家庭或恋人都是没有充分实现自我分化的标志。

另一方面,如果自我过分自主,那么这个人就很难满足别人的爱和需求、承认自己的过错,缺乏恋爱所需的活力。

成年自我与终极精神的关系

纯粹的成年自我是无神论的、物质主义的。这种自我怀疑一切不能用理性思维理解、不能用眼睛看到的东西。这种无神论至少部分地是对童性心智对终极精神的迷信的拒斥。

> 尽管无神论本身有待于研究,但无神论超越了对神的迷信,这毕竟是一种进步。这种信念主要源自恐惧、逃避、一厢情愿和否认自我责任。无神论是精神发展的第二阶段,也是通向更真切地体会终极精神、与终极精神建立更真实关系的道路上必不可少的转变阶段。在无神论阶段,对个人发展至关重要的自立能力得到培养。我既不支持无神论,也不支持童性对神的偏执信仰。二者都是精神成长过程中的必要阶段。在每一个阶段,都有一些重要的东西可以学习。(PL 105)

当我们刚刚从家庭和文化中分化出来并走向自我,我们所拥有的只有我们自己。从这个角度说,在这个阶段我们面对的是我们的孤独感:我们生下来就是孤独的,我们也将孤独地死去;我们的命运在我们自己手上,没有人救我们,别人的诅咒也没用,只有靠我们自己。

显然,物质主义的世界观的危险在于使我们固守一个错误的信念:世界的全部就只这些。当我们否定了无形的世界和更深层次的精神实在,自我将生活在荒凉的沙漠中,那里没有赋予我们生命的、神秘的、奇妙的精神之泉。

对健康的成年自我的需求

我们需要一个健康的成年自我,不只是因为我们需要一个有能力的、自主的自我与人类世界打交道;在精神之路上,我们同样需要一个强壮的成年自我。

跃迁到精神自我需要我们做大量的内在准备。消极的自我中心的童性和消极的僵化的成年自我都是自我的低级方面,二者都需要我们对之进行再教育和调整,转变为精神成长的深厚恒久的根基。

这个再教育的过程需要一个强有力的积极的成年自我。我们需要有能力唤醒和整合潜意识中的内容,包括儿时的思想和情感,文化原型和大众原型,前缘,原始的自发冲动。成年自我必须足够强大,才能不被诸多自我的各种表达淹没。为了鼓励自我的某些方面而转变其他方面,需要一种鉴别能力,这要求成年自我的强健。因此,成年自我必须专注、自律和开放。

健康的成年自我知道自己内部深藏着比自己大得多的东西。

> 对狭隘的心智的意识进行扩展是极为困难的。因为你所拥有的——至少在刚开始探索的时候——只有这狭隘的心智。因此,狭隘的心智必须超越自己,才能实现无限的力量和广度。精神的发展要求狭隘的心智考虑新的可能性,为其他自我、其他生活、自我在生活中的其他表达开辟空间,以此不断超越自身的局限性。(PL 193)

一个虚弱的成年自我无法完成精神发展所必需的选择。虚弱的自我经常需要得到支持和肯定,所以它很难超越自己。当虚弱的自我试图将触角伸入潜意识的池塘中,它在理解自己独特的、独立的存在之前,已经被其他实体吞没。如果没有足够强健的外在自我,强大的潜意识能量会破坏脆弱的人格。

因此,精神治疗或许需要首先把焦点放在发展积极的成年自我功能上。

唐纳德靠一小笔遗产过活,生活拮据。大学毕业后,好多年他一直勉强维

第四章 拥抱童性、成年自我

持生计。他经常用大麻和其他一些药物来让自己放松,偶尔也用药物寻求精神上的灵感。

现在他准备认真地对待自己、对待生活。他感觉内心成年自我的力量(集中精神的稳定工作和维持意志力需要这种力量)从未强大过,并且由于经常使用大麻变得更加枯萎。他开始致力于恢复成年自我的健康。他找到一份记者工作,尽管薪水不高,但他非常喜欢这份工作。工作一年之后,他觉得是要求加薪的时候了,这个想法使他感到不安,他做了这样一个梦:

"我在东北部的一个城市中,我没有钱回到弗吉尼亚的家中。我遇到一个令人恐怖的家伙,他想要骗走我身上的钱。这时候一个学生出现了,一看就很有钱,那个骗子让学生交出钱来。钱到手后,那个骗子跑了。

"我和那个骗子一起逃走,一直逃到一片住宅区,躲进一栋房子里。我决定搭车回弗吉尼亚,那个骗子说他可以抄近路把我带到高速公路上。但当我们到了那儿,我看到高速公路入口悬在半空,我们无法走上高速公路,所以我们又回到房子里。

"骗子出去喝酒了。这时那个学生来了。我这才知道这房子是他的。我向他解释发生的一切。那个学生相信了我,我们一起发现,骗子拿走的钱被埋在花园里的植物下面。

"骗子回来了。我告诉他这房子是那个学生的,我们应该跟他谈谈。我用因果轮回的概念向他们解释所发生的一切。我对那个学生说,通过这次教训他应该学会自立。他明白了。我害怕与骗子交谈,但我告诉他,他应该吸取的教训是要改变以前的生活。刚开始他看起来很生气。但最后他还是默默地点头同意了。显然,我对他们两人进行了调解和教育。"

唐纳德分析了梦中的角色。他很容易将自己等同于那个被抢劫的学生,因为他觉得自己被那份低薪的工作欺骗了。他应该站出来为自己应得的报酬主张,而不应依赖遗产过活。

从骗子身上,唐纳看出自己身上的确还有某种依赖——不再是对大麻的依赖,可能更多的是对他遗产的依赖。这种依赖使他无法独立地开辟生活道路。因此,在梦里他不能踏上回家的路,因为高速公路入口太"高"了,悬在半空,脱离地面。

在他踏上回家的路之前,他必须先在自己的两个方面——学生和骗子——之间进行仲裁。唐纳德的成年自我的责任感得到了清晰的阐释:帮助他的这些部分成长。他相信自己的心理分析会取得成功,因为在梦中钱在花园中找到了,这是象征他的职业潜力的好兆头。

有些人试图从虚弱的成年自我出发追寻精神的美德,这其实是一种逃避,结果只能使成年自我变得更加虚弱。任何导致富足的东西都只能来自于富足。只要成年自我是虚弱的,我们就缺少思考、辨别、创造和坚持到底的能力。没有这些能力,我们就不能拥有精神成长所需的毅力和坚韧。梦中的唐纳德肯定了自己需要坚定地面对内心那些不愿长大的部分。

有些人放弃成年自我,另一些人走向反面——他们把强大的成年自我等同于自我实现。但一个强大的自我永远不足以使我们获得幸福。

> 幸福、快乐、爱和内心的平和都是进入内心深处的自然状态的结果。当你将自己仅仅等同于成年自我(有意识的自我的表层意识),你的内心会完全失衡,你的生活将失去内容和意义……接下来,你会——通常疯狂地——追逐快乐,把快乐当作意义的替代品。这种替代品是空洞的,让你感到精疲力竭和空虚。这种成年自我不能创造深层情感和丰满的愉悦生活,也不能产生深刻的、创造性的智慧。(PL 158)

因此,一个真正健康的成年自我是一种既不过分强大(例如过度活跃、超强控制欲、僵化、傲慢或任性),也不过分弱小(消极、无助、空洞、依赖、惭愧、无能)。一个健康的成年自我既坚强又柔韧,欢迎变化和新观念。总之,一个健康的成年自我知道自己仅仅是完整意识整体的一个碎片,因此它能够保持谦逊的态度。"当成年自我足够强大,可以冒险去相信那些与有限的自我意识不同的能力,它将会找到一种新的、梦想不到的安全感。"(PL 152)

各阶段并存

在任何成年个体中都同时并存着内心童性、成年自我、神性意识(大爱)的每个阶段,无论我们是否意识到。精神成长的过程涉及在巩固高级自我的同时真诚友善地接受心灵的其他方面。例如,我们可以请求超人格原型中的大爱帮助成年自我去爱护受伤的内心童性;我们可以激活积极自我来限制企图制造有害情感的消极内心童性。另一方面,积极的童性自我可以教育控制欲过强的成年自我如何玩耍和享受快乐。受伤的童性通常处于被压抑的状态,直到我们培养出足够坚强的成年自我来面对童年时埋藏在心底的伤害以及因此导致的扭曲观念。

当成年自我足够健康和坚韧时,它就有能力释放自己而融入爱与快乐的宇宙之流。一个健康的成年自我时常扮演着"磋商者"的角色,它联系并整合内心童性自我和超人格层面,包括二者的积极方面和消极方面。我们的逐渐觉醒引领我们接触所有不同的自我。

精神的成长从来不是整齐划一的,也不是直线性的;相反,它总是螺旋式地深入,在各种内在自我之间循环、再循环,伴随着越来越深的探索和整合。我们的内心童性将揭示出我们的能量被困在哪一个发展阶段,我们需要关注这些阶段。同样,我们的成年自我将通过自己的弱点和僵化揭示出不成熟之处。无论何时,一旦我们发现成长受到阻碍,治疗的第一步总是面对真实的自己。我们不必为自己的弱点感到羞愧,因为它们向我们显示了此生的目的。我们此生的目的就是发现并处理我们的缺点,从而更好地拥抱爱和真理。

精神进化中的悖论

具有悖论意味的是,进化的冲动同时指向分化和统一两个方向。我们个人成长的过程使我们更清晰地感受到自己的独特个性,同时也使我们更深刻地体会我与生命整体的统一。

随着生命进化程度的不断提高,在个性和复杂性的逐渐发展中,我们可以发现分化的进化冲动。作为人类,我们总是处于分化的过程中,我们把自己从与家庭、部落、宗教或国家之中分离出来。我们应该有能力挑战那些迷惑我们意识的流行观点,坚持自己的独特立场。我们要有勇气独立地坚持真理。

进化也朝统一的方向发展。如果个人经常与种族中的其他人作对,他就会面临被消灭的危险。所有的生命本质上是一个整体,是一张错综复杂的能量之网。打乱结构中的任何部分都会影响全体。当我们意识到全部生命是一个整体,我们就接近了进化的本质。

个人成长过程中的目标是获得足够的成年自我力量,从而使我们自愿放弃独立,与贯穿于我们身体的宇宙生命之流融为一体;与此同时,以一种集中的、个体化的、有效的、充分整合的方式,在我们身上体现人类智慧。

第四章练习

1. 考虑你目前生活中的一个困难领域。连续5天在每日回顾中将注意力集中在该领域,注意每天发生的所有不和谐事件。如第3章每日回顾练习中建议的那样,在纸的左侧记录不和谐事件,在纸的右侧写出你对该事件采取的消极(或不和谐)反应——消极思想和消极情感。

2. 五天后,回顾那些不和谐事件和你当时的消极反应。在冥想时,倾听与该领域的困难相关的自己内心童性的声音。童性也许不高兴、过分要求、愤怒,或者有其他表现。敞开心扉接收你听到的任何声音。首先它会帮你试着勾勒出内心童性的图像(无论多大年纪)。然后画出清晰、具体的图像,包括她的穿着、所在地点和面部表情。或许你身体的某些部位会感受到孩子的运动。你能够将自己转变成内心童性。让你成年自我部分静下心来去倾听。将自己看成客观的、同情的观察者,邀请童性进入意识中。然后,让童性充分地表达你对困难领域的想法和感受。你可以写出这些想法和感受,或者画出来,或者只是体验它们。淋漓尽致地表达出你的想法和感受,不论它们对于你来说显得多么疯狂、不成熟、或具有破坏性。

3. 将积极的成年自我带入与内心童性的对话中。积极的成年自我对待童性就像称职的父母对待孩子——关心同时保持客观,在必要的时候付出爱心。写出成年自我和童性的对话。一定要认真听童性所说的话。如果童性停止交谈,也许意味着你的角色已经转向了消极的父母——评判或谴责孩子。重新回到对话中,为你的评判和不耐烦表示歉意。只有当成年自我以一种完全开放和同情的心态去聆听,童性才能自由自在地表达。只有当孩子自由地表达,他(她)才会有机会成长。坚持记录二者的对话,直到孩子与成年自我实现彼此尊重、彼此关心。

4. 继续将注意力集中在你最初关注的不和谐事件上,然后激发积极的精神层面(高级自我)并请求它指引、引导或祝福童性。聆听内心高级自我对童性或对成年自我发出的信息。你也许会进入一场三方(高级自我、成年自我、童性自我)对话,记录每一方对你的不和谐事件发表的看法。你也许想为对话中的每一方指定一个名字(一个称谓或身份)。例如,在本章开头介绍的故事中,芭芭拉的成年自我与"小芭比"(内心童性)和"祖母"(高级自我)交谈,"小芭比"和"祖母"也交谈。

第五章

观察我们如何再造过去

儿童对生活形成的某些错误理解将潜伏在无意识状态中,从而塑造其成年的生活。

——PL 38《意象》

比尔和乔安妮:解开他们之间性的心结

"在性生活方面,我们需要帮助。"在强化治疗周的第一阶段,比尔代表自己和妻子乔安妮,向我们提出请求。"我们彼此深爱着对方,但过去几年里我们对通过性交来表达爱意的兴趣却逐渐减弱,我们希望再次唤醒这种欲望。"乔安妮补充道。

比尔和乔安妮结婚十年了,他们性生活的模式一直困扰着他们,使他们痛苦不堪。在做爱的时候,比尔总是带着极强的欲望与冲动,急促地采取主动。有时,乔安妮会对这种男性的急火火的逼近势头感到恐惧,通常她会推开比尔,告诉他她很害怕或者请他稍安毋躁。尽管比尔有时会试着安慰乔安妮,可他的性欲也随之消失,同时使他有一种受挫感,并从她身上退下来。通常在这种状态下,乔安妮会感到很抱歉,并极力试图使比尔再次勃起。有时候这种办法会奏效,性交也会完成,但两人之间缺少了最初的激情。更多的时候,比尔会产生

第五章 观察我们如何再造过去

抵抗情绪，闷闷不乐。

比尔和乔安妮对两人从肉体上亲近对方所作出的努力感到很沮丧。听他们讲完两人由于性冷漠而对彼此产生的不满与指责之后，我们开始探寻两人共有的、阻挡他们性生活的障碍。他们开始意识到两人都习惯了比较保险的退缩与抱怨模式，都不愿去面对这一现象背后隐藏的恐惧、懦弱和可能会产生的失望。在一次晚间治疗快结束的时候，我问他们："你们当真愿意解决问题吗？"

他们认真地思考了一夜，第二天他们都回来参加下一步的治疗。在这个治疗过程中，我们会竭尽全力使他们重新对彼此产生性欲。比尔承认，在性交的过程中，如果女人对他所采取的主动没有立刻做出反应，他会马上产生受挫感。他与妻子之间的关系一向如此。乔安妮也承认，男人的主动示爱会使她立刻感到受到威胁。如果是她采取主动，感觉就好多了。他们俩彼此都承认自己想采取主动，而害怕委身由对方首先挑起的亲密行为。两个人都意识到对自己不经意流露出的性冲动的恐惧，这种心理促使他们寻找借口，以免在性爱中表现出懦弱。

我们请他们俩讲述各自内心深处对性的理解。对于乔安妮来说，接受来自男方的爱抚会让她感到很危险。她始终固守着青春期时对男性的理解，认为他们都是色情狂，如果她不采取任何防御措施，他们就会逼迫她、将她制服。听了比尔对她的看法，乔安妮开始意识到她在性生活方面的谨慎与退缩会导致男人更加急切地努力冲过她的防线。因此，事实上她自己的防御心理给她制造了一种防御的状态。然而，对于比尔来说，向女人表达自己的性需要也会使他感到危险。他总觉得自己会被女人拒绝和羞辱。听了乔安妮对他的看法，比尔意识到他的性冲动总是那么急。现在他意识到自己总担心如果在性交时减慢速度，或变得稍微柔弱一些，他就会遭受更为严重的被拒绝的伤害。事实上，他那种急切的态度反倒加剧了妻子的反抗。当他们彼此意识到自己需要对自己的性交方式和潜藏的想法负责的时候，为他们进行相互治疗的门就打开了。

在接下来的治疗中里，比尔讲述了一个十分重要的梦："我在妈妈的房间里，我把尿尿在了一本开着的书的书缝中。我知道妈妈一定会气疯了。为了让她高兴，我掐断了香烟。"

比尔还记得高中时做的梦，那时他刚开始吸烟，也刚开始对女性产生好奇。

在梦中"我穿过房子的前院,嘴里叼着一支点燃的香烟。快走到前门时,我意识到不应该让妈妈看见我抽烟,就把香烟揉碎,然后把一些烟叶塞进嘴里。我开始嚼烟叶,包括那些还在燃烧的部分。我不顾一切地清除香烟,烟雾从我嘴里喷出,嘴巴像着火一样烫。"

梦揭示了比尔内心童性的被压抑的世界。当他还是小男孩儿的时候,他认为性就是男孩把尿浇入女孩的"缝隙"中,并且认为那是一件非常糟糕的事。对于比尔来说,妈妈就像一位严厉的道德权威,跟比尔天主学校里的修女一样,教导小比尔远离性。

但是,比尔的妈妈还有另外一面。对比尔而言,妈妈非常迷人。比尔记得妈妈多次勾起他的性欲望,然而当他的身体有所反应时,却遭到妈妈的训斥。记得有一次,妈妈叫他到卫生间里帮她擦背。可当他试图靠近妈妈,偷窥她的胸部时,妈妈立刻将他赶了出去。还有一次,比尔刚刚回到家,妈妈就叫他到卧室里来。当时妈妈正在穿内衣,因此比尔瞥见了她的阴毛。他刚想仔细看看,妈妈就对他大嚷,说他这么看她太"肮脏"了。在那些情况下,小比尔在性方面感到很兴奋,但随后又遭遇了拒绝。他的梦反映出比尔完全接受了妈妈对他的评价——"坏",并且用一种自我阉割的方式惩罚自己(掐断香烟或试图清除香烟)。比尔开始意识到,在成年性欲方面,他正在再造这种模式——因自己的"坏"而遭到拒绝(只是将对象转成了妻子)。随后他的性欲便减弱了,这种感觉就像他试图将点燃的香烟嚼碎一样痛苦。

第二天上午,乔安妮也向我们讲了她的梦:"我和比尔在所住房子的地下室里,那时我还是个少女,在那儿我第一次尝试和男孩做爱。在梦里,我看见了一只蝎子(我是天蝎座的),因为我怕它,我想把它递给比尔。但是比尔没接蝎子,而是忙着抓他胸口上的一只黑寡妇毒蜘蛛。"

乔安妮把蝎子看作她一直不曾拥有的炽热的性欲。她将自己身上所拥有的但不被自己所承认的性冲动归诸于比尔。但是她的梦清晰地显示出,拥有蝎子的是她而不是他。随后,乔安妮更彻底地承认了自己惧怕性的力量,并将之转化为对配偶的畏惧。乔安妮仔细思考自己与梦中的地下室之间的联系。她记得那是个危险的地方,在那里萌发的性欲让她感到困惑和恐惧。她记起年少时对性的看法:她认为女孩子不应该性感,因为男孩子都是危险的,正像她爸爸说的那样,"男人只想从女人身上得到一样东西"。乔安妮跟爸爸一直很亲近,她崇拜爸爸,而爸爸时常从她身上找到感情藉慰。出于对爸爸的忠诚,乔安妮对男孩子总是退避三舍。乔安妮意识到,在她的婚姻中她始终像少女那样认为来自于男孩子的性主动是危险的,丈夫也不例外。

乔安妮的梦也反映出,她开始意识到比尔在治疗过程中流露出的对女性性欲的恐惧心理。在梦中,比尔的恐惧心理表现为雌性蜘蛛,雌性蜘蛛与雄性进行交配后,便将其杀死。通过了解比尔的内心感受,乔安娜对比尔的态度有所软化。她意识到青春期的想法阻碍了她,使她无法真正了解她所爱的人。

接下来我问比尔和乔安妮:"你们每个人是否都愿意为婚姻中的性满足负责?"至此比尔明白了,在他受到乔安妮即使温柔的拒绝后,他之所以无法保持性欲,其原因在于他自己内心深处对性欲的矛盾心理,这源于妈妈身体对他的诱惑和拒绝。他开始明白了,解决方法就是面对自己内心中童年时未曾满足的愿望,而不是要乔安妮有所改变。乔安妮也知道,她对比尔的男性冲动的恐惧和不愿承认自己身上的性欲,都属于历史遗留问题,也只能通过心理治疗来解决。随着乔安妮心中产生更强烈的责任感,她不再将自己的性焦虑转移到比尔身上。

比尔和乔安妮做出了两个承诺:愿意解决他们之间的问题,并且愿意对各自负责,在自己内部寻找影响他们性问题的起因。这为夫妻密集型治疗的成功奠定了基础。

履行这两个承诺并不容易,因为夫妻之间经常会相互指责。和大多数夫妻一样,这对夫妻各自的困难恰巧与对方的相吻合。当比尔预料到会受到性拒绝时,乔安妮的恐惧性的反应使他再次体会被拒绝的感受。当乔安妮预感到会受到性攻击,觉得被动接受性行为不安全时,比尔主动出击式的性表达和难以让乔安妮感到安全的性爱方式,都会使乔安妮感到更加恐惧。

我们举行了一个仪式,在仪式上我们要求两个人彼此象征性地停止相互的指责和依赖。他们向对方承诺,各自对各自的性欲治疗负责,并原谅对方。在仪式上,他们再次表达出彼此间的爱意,两个人不再把对方当作不和谐的性生活的罪魁祸首,而是自己的朋友和合作伙伴。直到这时,治疗才真正开始。

比尔和乔安妮都意识到,现在被他们封存起来的性欲是他们童年恐惧心理的表现。过去的事情一直影响到现在。他们用孩子的视角来看自己的父母,并将与各自异性父母之间未解决的问题转移到伴侣身上。

比尔和乔安妮都发现童年时的主要问题造成了他们对性的错误理解。

比尔和妈妈十分亲近,但是妈妈在性方面对他总是采取欲擒故纵、躲躲闪闪的态度,这使他感到困惑和恐惧。比尔想起一件发生在他七岁那年的典型事件,那件事就发生在妈妈对他的一次性诱惑之后。

比尔回忆道:"我像通常那样在厨房里疯跑,在我跑进跑出的时候,好像撞到了厨房的玻璃门。妈妈当时在厨房里做饭,她想让我安静点儿,但是我仍保持着孩子的那种高度兴奋。但是,当我跑到妈妈站着的水池边,她冲我大喊并把什么东西举到了我头顶,可能是把刀。我当时猛地一躲,将自己的头猛地伸向白色的搪瓷水池下面。由于动作过度,我磕掉了两颗刚长出来的门牙。"在这次外伤事件中,比尔为取悦妈妈,潜意识地"牺牲"了他的牙齿,而他的妈妈也因儿子的男孩儿活力感到不安。同样,比尔与乔安妮在一起时"牺牲"了自己的性欲,而乔安妮也和他妈妈一样,对比尔的爱的冲动感到不安。

比尔与内心童性进行交谈,一再向他保证现在表达自己的情感是安全的。他也通过祷告求助于高级自我,使自己能再次激发活力,向自己的配偶敞开心扉,并且将乔安妮与对妈妈的偏见分离开来,将她看成可爱的、能够支持他的伴侣。

乔安妮的内心治疗工作使她重新体验了青春期时发生的一个典型事件。那时,乔安妮总是和父亲很亲密,并且为自己能够成为他的精神支柱而感到骄傲。当她15岁的时候,爸爸患了癌症,在治疗的过程中,爸爸服用大量的止痛药,并对药物产生了依赖。他的表现影响了他的工作,因此老板建议他提前退休。爸爸知道他必须采取措施。于是,在一个夏日的周末,当乔安妮的妈妈和其他姐妹去海边度假时,乔安妮留在家中照看爸爸,爸爸对她说他要终止药物治疗,希望她能够帮助他彻底停药。

乔安妮当时被吓呆了。她回想起当时的情景:在厨房的餐桌旁,爸爸告诉乔安妮他的决定。乔安妮当时浑身颤抖,哭个不停,不知道作为孩子如何来满足父亲提出的成人要求。尽管她爸爸没有明确地表示要与乔安妮发生性行为,但她还是感到他的需要带有侵犯性,并且感到青春期的性欲与对于父亲提出强烈需求所产生的感受融为一体。乔安妮意识到,在与比尔的关系中,她再造了对父亲强烈需求所产生的恐惧。现在,她有机会体验问题的起因。她记得爸爸当时病着,整个周末都郁郁寡欢,最后向乔安妮寻求慰藉。她对爸爸向她提出的不恰当的安慰请求感到恐惧与愤怒,这种请求超出了她在当时年龄所能接受的。乔安妮青春期的心理既不能承受爸爸的冲动,又不能对此做出自己真实的反应,所以她将这件事从记忆里分离出去。现在,在与比尔的关系上她再造了这些感受。

最终,乔安妮能够将青春期的恐惧心理释放出来,让这种心理在她的身体中慢慢消失,使内心拥有更大的空间,用来接纳来自于男人的情感和欲望。她不会再被困在恐惧的循环中。

当比尔和乔安妮看到对方为实现令人激动的和安全的性表达、为消除童年时的恐惧心理所做出的努力时,他们彼此之间的爱和尊重得以深化。他们不再为双方父母的偏见所困扰,随之两人之间明显地产生了彼此理解。

我们举办了一场最终承诺仪式,以此来结束这次集中治疗。在仪式上,比尔和乔安妮都对完美的性生活充满信心,并承诺当对方受到以前恐惧心理的影响时,另一方会更加温柔。乔安妮表达了她的决心:"在我的高级自我的帮助下,我要接纳我的丈夫。"比尔也说:"我祈祷自己能够向我的妻子表达性爱而不怕遭到拒绝。"

经过集中治疗,他们的性生活变得更加和谐,每一方都更加温柔和体贴。当一方受到以前的恐惧心理的困扰时,他们会交流彼此的感受,携手面对问题。

观察我们如何再造过去

精神进化的过程就是逐渐扩展并整合经历、体悟人之为人的真谛的过程。作为成年人,大多数时间我们对自己的认识都是片面的。我们的心灵是狭隘的;我们的活力受到限制和挤压,或散漫涣散。我们的人生经历受到束缚。为了扩展有限的经历,我们首先一定要了解自己是如何束缚了自己。为了使自己从内心中的牢房中挣脱出来,我们首先需要对牢房有清楚的认识,并知道它是如何建起来的。

刚出生的婴儿是一个开放系统,自由流畅、毫无戒备地与外部世界交互。尽管刚出生时,婴儿的灵魂中已经带有特定的内在倾向和趋向,但内心中的分离自我还没有形成。在我们成长的过程中,包括出生、婴儿和童年不同时期,我们的经历似乎在这样教育我们:我们自身以及生活的某些方面是不安全的、错误的和痛苦的。在这些消极教育的影响下,为了避免遭受痛苦,我们中断了流淌在体内的生命之流。

在灵魂的层面上,我们有一个直面并解决某些特定问题的人生规划,我们与这个规划融为一体。从这方面讲,我们将自己的父母和儿时的经历当作展示内心中困苦领域的必备条件,这样困苦就会摆在童年时期的显著位置,有利于我们今后面对它们并将其转变。

小时候,我们本能地躲避生活中固有的二元性中的消极一面。我们逃避童年时的痛苦与失望,并认为自身的某些方面以及(或者)某些情感是不能被接受的。因此我们否认自己的某些经历,以至于制约我们对自己和自身能力的认识。这样心灵中与生俱来的"弱点"或扭曲在儿时的生活中就体现出来了。

通过夫妻强化治疗,比尔和乔安妮发现,他们为了逃避童年时未愈的创伤,出于恐惧不约而同地束缚了自己作为成年人的性生活。

作为孩子,当我们在生活中遭遇了某种失望,我们便基于特殊的经历和与特殊的父母的特殊接触得出关于生活的某种普遍结论,其目的是试图避免今后的痛苦。例如,比尔根据妈妈对他的所作所为认定,他饱满的性欲势必遭到女性的拒绝,这个结论得到了天主教修女的强化。同样,童年时与爸爸的那次经历使得乔安妮认定,来自男子的性欲超出了她的承受范围,使她无法抵御。他们两个都潜意识地认定性生活是危险的,避免性生活或将其低调处理才是安全的。

建立在童年和青春期不愉快经历基础上的以上结论进入他们的潜意识,他们透过这些结论评价性生活以及他们经历的环境。每当比尔积极的性欲没有得到女性的完美配合,他就强化了自己遭受挫折的心理预期。久而久之,比尔尝试越来越少,挫折感越来越多,这样他的错误结论愈发牢固。同样,乔安妮总害怕被侵犯,所以当她感到男人不能完美地示爱,在前戏中不能使她感到安慰,她马上就会感到恐惧。久而久之,她的恐惧感变得一触即发,这就更坚定了她的错误结论：男性的性欲不是好事。他们的消极预期导致了消极体验，反过来，消极体验强化了他们的消极预期。

我们对于生活的预期以及我们如何被对待的有限观念总是被我们无意识地强加给外部世界，这些观念在很大程度上基于我们自己建造的结论，而这些结论基于儿时的经历和父母对待我们的方式。我们的心理预期经常弥漫于我们的体验中，因为我们为自己创建的内在自我太强大了。对于那些不符合我们先入之见的事情，我们倾向于忽略不计；相反，我们聚焦于那些符合先入之见的事情。进而，为了支持我们的预期，我们所采取了保护性的反应和行为，而这通常导致我们的预期得到印证。这样，我们狭隘的理解陷入一个自我强化的恶性循环。我们预期生活中出现某种特定的消极反应，并根据这种预期行事。一旦预期的反应出现，原有的错误结论就会进一步强化。

我们的自我限制来源于我们自己，它通常是对童年的痛苦经历和对父母及家人的片面认识的回应，因此，重新认识自我的过程必须包括反省我们的童年。通过感受我们童年时的痛苦，强化了我们作为成年人的能力，使我们拥抱生活中的相反一面——包括父母的好坏两面，我们作为儿童的好坏两面，以及作为开放的、不设防的童年自我所体验的快乐与痛苦。我们发现自己拥有了非常强大的能力，那些对于脆弱的童年自我似乎不堪忍受的感受和体验，现在我们已经有能力去接受。我们学会回到过去，重新体会那些未曾完全了悟的、被我们否定和本能地逃避的经历。在这个过程中，我们重新认识对于生活的有限的、消极的信念和观点，学会用开朗、积极、开放的态度取代这些想法。这样，我们的心中就会开始产生一个充满积极经历的良性循环，并且进一步强化乐观主义的、开放的人生态度。

一旦我们突破了自身的局限，我们的开放态度就会影响身边的每个人，并产生涟漪反应。无论什么时候，只要我们中的任何一个人拓展了他的自我疆界，在内心中加深了敞开生活的安全感，那么全人类都会敞开生活。物种进化的过程由此延伸。

意象的界定

在心路治疗中，我们将束缚我们的关于生活的错误信念称作"意象"。这种错误信念束缚了体内的动力,导致受压抑的情绪和对外界戒备的态度,这样就会进一步加深错误的信念。因此,意象决定并限制了我们的现实生活。意象成为一组障碍或一副黑色的眼镜,抑制并妨碍我们去观察和体验生活,阻止我们直接地、完全地拥抱生活。

我们之所以使用"意象"这个词,是因为对于生活错误的认识就像遮盖在纯粹生活体验上的东西,它就像一副"图片",我们透过它观察着生活。此外,这种附加的图片也出现在精神层面上。从精神优先的角度看,思想和情感属于可以看到的事物。一种意象是思想与情感的集中表达,成为我们心灵中的一个严重病灶和体内能量中的一个阻塞点,阻止我们清晰地感受现实世界。

> 我们的精神把整个思想过程看做一种精神模式,即一种意象。思想、情感和态度在不与一种意象相联系时和谐地流淌,与神圣的力量和涌动保持一致,它们本能地与当下需要相协调,并且根据当下需要的变化自我调整。所有这些的思想和情感都是流淌的、动态的、放松的,并且富于韧性。但是从错误的信念(即意象)中所产生出的思想—情感模式是静止的、拥塞的。它们不会根据不同情况进行调整。因此,它们制造混乱与不和谐。我想这就造成了短路。这就是我们观察生活的方式。你在生活中遇到许多明显难以理解的事实,感到痛苦、焦虑和困惑,你就是透过这些感受观察和体会生活的。(PL 38)

意象的起源

意象产生于两种信念:某些情感是不安全的;必须对它们加以戒备。"你仍然坚守这种错误的观点——不愉快的情绪是有害的。"(PL 98《任性的白日梦》)我们童年时遭遇特定的失望和痛苦,并依据单独的经历作出对生活的普遍归纳。例如,比尔发现,在他脆弱的童年时期,他旺盛的性欲被妈妈激起同时遭到她的严厉斥责。作为孩子,比尔那时还没有形成强大的自我来化解母亲的拒绝所带来的惊吓与痛苦,相反,他压抑自己的真实反应,将拒绝归罪于他自己。

孩子没有什么参照物来对比他的经历;他只知道家里发生的事实。因此他自然地认为别人的生活方式和他一样。比尔认为他的性欲不仅不被妈妈接受,而且对别人来说也是一样。在他试图理解生活经历的过程中,他认定所有的女人都会拒绝他的性欲。然后这个孩子得出进一步的结论:他应该以某种方式避免痛苦。就这样,比尔潜意识地认定,如果他克制自己的性感觉,他就不会遭受被女人拒绝的痛苦。

童年时不成熟的"思维"依然支配着我们作为成年人的心灵,并且控制着我们的行为,这一点初看起来是令人震惊的。但是不难发现,我们当前的困难都起源于童年时期潜意识的逻辑。一旦童年时期的想法被揭示,我们就有机会消除这种模式。而在此之前,我们不断地无意识地重复一个残酷的模式——在我们现实生活中再现童年经历。

一位自行车手,生于俄亥俄州,并在那里长大。他做过一个骑车旅行的梦。在梦中他骑车穿过他所居住的弗吉尼亚州村落,但是没有到达他的目的地。最后,当他拿出地图确认方位时,他才发现自己一直在用俄亥俄州的地图,而不是弗吉尼亚州的地图。梦想者意识到他一直跟随着童年时确立的生活指向,而没有采用适用于成年的指向。

心灵层面上的意象起源

许多意象起源于婴儿和童年时期,这是一个始终脆弱的成长时期。然而,通常在一个人的心灵定型之前,意象已经先出现了。由于这些先前存在的意象,婴儿和童年时期的人生经历通常都会强化或衍生更深的误解(即心灵缺陷),而这又引发某种童年的消极经历。针对过去生活的治疗有时会揭示这些深层意象的起因。但是,由于精神担负着把扭曲的理解具体化并展现出来的任务,通过深入探索当下生活中的问题也可以揭示我们的意象。

我们每个人对童年消极经历的反应有很大差异,这取决于我们的心灵倾向。有些童年经历的确威胁着孩子心灵、情感和身体方面的健康。但是有些童年经历本身并不构成真正的威胁,只是由于儿童身上预先存在的心灵缺陷,它们才被当作威胁。一个事件可能被当作比实际情况严重得多的破坏,例如父母离婚。

尽管我们大部分的治疗工作不得不集中于将出现在生活中的意象揭示出

来,从深层心灵起源的角度研究意象也会帮助我们理解这些意象如何操控我们的情绪。并且,如果我们从别人的生活中汲取特殊的材料,它也会为我们当前的努力提供深度与活力。我们在自己的生活中没有揭示的意象在别人身上也能找到,这是很自然的。

意象的种类

儿童的思维是绝对化、普遍化的。当孩子遭遇无助的痛苦经历时,她会试图理解这次经历,以此重新控制自己的生活。她会在自己特殊经历的基础上对生活作出概括,并且在今后的生活中依此行事,认定她的概括是正确的。她以这种方法防备预料的痛苦再次发生。

作为一个拥有更强大的自我的成年人,她有能力正视自己对于生活的潜意识假定,更深入地探究那些错误的概括。她可以在错误概括背后找到真实的、具体的个人经历。随后,借助于更强大的自我,她可以感受并整合错误概括背后的、未曾体会的童年痛苦。

意象可以是简单的概括。如果自己的父亲很冷酷,我们就断定:"所有的男人都冷酷"。如果家庭成员为钱吵闹,我们就认定:"钱就会制造麻烦。"

每当我们作出概括时,我们都处于童年意象的影响之下,而不是根据当下情况做出正确回应,尤其是对于那些我们至亲至爱的人,例如"男人总是……","男人从不……","你总是……","你从不……"。对生活的一概而论包括几个常用词,例如"总是"、"从不"、"都"以及"根本没有",这些词的出现立刻揭示出我们不是针对当下特定的实际情况,而是锁定在防御的心灵状态下。我们依据过去的结论审视现在,这些结论是基于过去的挫折经历做出的,我们却用它们来防备当下情景的痛苦。

另一种错误的结论采取这种句式:"既然(男人、女人、当局等等)如此这般,所以我就应该这么做"。我们在为防御性的情绪反应寻找借口,而依据是久远的过去形成的结论。

例如,在童年时,比尔就认定女人们会拒绝他的性欲。根据这个结论,比尔采取了两种防御策略。1."既然女人们会拒绝我,那么我与女人做爱的唯一办法就是在她有机会说不以前做完一切"。当这个解决方案不能奏效时,比尔又转向策略2:"既然遭遇拒绝的痛苦无法忍受,那么我最好从此掐断性欲的念头"。

我们的意象还有一种形式:错误的因果联系。"如果……(某种刺激发生),那么……(我们预期某种结果)。""如果我那么做,妈妈就会惩罚我。因此将自己的这个方面表现出来是危险的。"最后孩子身上的某个方面被视为不被接受的,并且被孩子抛弃。只有成年人才能回顾过去,纠正童年时的错误因果联系,认识到妈妈惩罚我某种方式的自我表达并不意味着我的这个方面是不可接受的。

孩子生活在一个二元对立的世界里,世界上的事和人,态度和感受都是要么好要么坏,要么行要么不行。意象总是被"非此即彼"的二元对立理念所强化。例如,妈妈以某种方式惩罚我们,而我们觉得不公平,我们就会想:"我是好的,妈妈是坏的",或者"我是坏的,妈妈是对的。"后者更有可能。我们只有在成年以后才能纠正这些想法,拓展到"亦此亦彼"的境界。成熟的自我可以重新教育内心的童性。"妈妈和你都对。妈妈对你的所作所为做出反应,这是对的;但是她反应过度了,这是错的。妈妈犯错是因为她自己也有没解决的问题。"

意象产生过程中的"思维"是非理性的,但有它自身的情绪逻辑。尽管成年人的理智告诉我们那些错误的结论并不合理,我们还是需要进入自我内心中的童性,去理解那些错误的信念如何巩固下来并成为我们对他人做出情绪反应的依据。

我们经常会为内心的童性感到羞耻。我们不再能忆起幼稚想法产生的过程,那些引起我们错误结论的经历或意象我们早已忘到九霄云外了。但那种羞耻的感觉一直困扰着我们。我们必须"意识到负罪感就是你对此刻自我状态的否定,显示出你不愿接受现在的你。"(PL 40)所有成长都从接受当下的真实自我开始,包括自己非理性的、自我禁锢的情感和行为以及在它们背后的意象,这些意象导致我们对生活做出方向错误的或自我封闭的反应。

更多意象治疗的例子

一个小男孩儿在雪地里开心地玩着,他玩的时间太长以至于得了肺炎。

孩子的理智可能正确地得出结论:"如果我在寒冷的天气里待的时间太长,我就会有生病的危险。"从这种经历中得出这样的结论是合理的。

然而,他的结论可能过头:"如果我暴露在寒冷中,我就会生病。寒冷的天气真可怕,还是在屋子里玩安全得多。"另一种可能:如果这次经历与先前已有的恐惧某物的心灵缺陷相联系,在他的心灵中将产生更深的影响:"我的身体靠不住,它让我生病了。"或者"室外环境靠不住,它使我生病了。"这样的结论会导致对身体或外界环境的回避。这次经历的影响有多深,取决于父母的影响以及精神上的倾向。

比阿特丽丝是一位有魅力的年轻妇女,她拥有让人羡慕的职业、好朋友和许多爱好。经历第一次失败的婚姻之后,她却无法找到"合适"的男人作她的伴侣。起初,她把这归结于年龄适合的男子偏少,可最后她开始正视失败的内在因素。在每日回顾中,她观察自己与男人们交往时的反应,发现了一个固定的模式:她害怕被她心仪的男人拒绝,而又鄙视那些仰慕她的男人。

比阿特丽丝和我开始寻找这种模式背后的意象,她的潜意识假定呈现出:"任何有价值的男人都会拒绝我;只有那些不值得爱的男人才会爱上我。"甚至"如果我想避免被拒绝,我一定不能流露出我需要男人;我必须装酷,装冷淡。这样我才可以吸引人。"

比阿特丽丝发现这些源于童年无意识思维的意象是如何制造恶性循环的。当她靠近她所喜欢的男人时,她预期会遭到拒绝,并且变得焦虑、多疑和恐惧。而为了掩盖自己的不安和渴望,她假扮傲慢、冷漠和自大。这些行为自然地导致男人真的拒绝她,这就明显地确证了她以前的观点:所有有价值的男人都会拒绝她。

比阿特丽丝回想起,作为独生女,她几乎没有与异性亲密接触的经历。她的爸爸十分严厉,拥有权威,经常批评她而很少给她表扬与鼓励。从小到大她都认为,如果不服从和取悦爸爸,就会失去他的爱。尽管比阿特丽丝潜意识地怨恨,她仍然爱他、崇拜他,爸爸给她安全感,她渴望能够得到他的赞扬。这样的生活环境在她的心理打上了深深的烙印,并且形成了一种意象:所有像她爸爸那样有魅力、强壮的男人都不会喜欢她。她同时也潜意识地产生了另一种想法:只有拒绝她的男人才值得爱。

她的妈妈非常慈爱、包容,但她却无法在爸爸的严厉之下保护比阿特丽丝。事实上,妈妈也在爸爸的威慑下变得柔弱、顺从。

因此,比阿特丽丝潜意识地将所有有可能的伴侣看作要么像她爸爸那样坚强、可爱但拒人千里之外;或像她妈妈那样温柔、软弱并且过分容易得到。这就是比阿特丽丝不满意她见过的所有男人的原因。

强迫重现儿时的痛苦

比阿特丽丝的困难以及前文介绍的比尔和乔安妮的故事,都揭示了童年时的意象的另一方面:它影响我们的亲密关系。我们无意识地被异性吸引,并将他们选为自己的伴侣,是因为他们在某种程度上使我们想起了自己的父母,我们仍然渴望从父母那里得到在童年时曾失去的爱——尽管这种影响十分微妙。然后,我们在意愿的强迫下努力让他们为我们付出,弥补我们小时候曾经失去的东西。这就像是我们在遭受一次失败以后希望下一轮扳回来。

> 你一直渴望的来自父母的完美的爱,以及那些你曾经遭受的痛苦与怨恨,只要你没有意识到这些东西,在今后的日子里你一定会试图获得补偿。你试图再造儿时的情境,目的是纠正它。这种无意识的强迫非常强大,但是通常深深地隐藏,不被意识觉察。
>
> 整个过程完全是破坏性的。首先是你遭受失败的幻像,接着是你成功的幻像,然后它展示的是你童年时缺乏爱所带来的痛苦,并将你潜意识中的悲痛再现出来。事实上,真正的悲剧在于,由于你不断再造当时的情境并试图控制它,你阻断了未来的幸福。(PL 73)

因此,比阿特丽丝不断地去吸引那些使她回想起爸爸的男人(强大而有权威),并且试图"强迫"他们变得可爱可亲。然而在她试着吸引这些男人的时候,她无意识地模仿起爸爸的冷漠与不易亲近。当然,她的冷漠是不会带来她所渴望的温暖与爱的。

一旦比阿特丽丝理解了自己童年时关于男人的意象,一旦她意识到自己为了获得一个不同的结果而努力再造儿时的情景,她的努力的虚幻性质就变得显而易见,这样她就可以做出不同的选择。

在这一章开始的时候,我们曾以比尔为例。尽管比尔预期会遭到拒绝,他还是选择了一个惧怕他的强烈性欲的女人(就和他妈妈一样),并努力获得她的接纳。乔安妮选择了一个让她感到性威胁的男人,并且试图强迫他变得温柔体贴。当彼此将童年的经历展示出来,面对真实的对方,他们就可以走向真正的结合。

在再造儿时痛苦的消极强制之下,还有一个更高的目的。我们迟早都会面对自我的模式,并对其负责。当比尔和乔安妮将他们之间性生活的困难归结到自我一方,并在各自的童年经历中寻找根源,他们就会感到自己被关在监狱中,而监狱的钥匙在对方手中。我们为了回应过去的痛苦再造当前的生活,我们迟早会回归自我,发现问题的根源。

如何发现意象

经常对生活中发生的不和谐经历进行每日回顾最终会引导我们发现这些事件的共同特征。在每种失败模式背后,都会产生一种会影响我们的意象,而我们似乎陷入模式之中而无力改变。每当我们看来是在招惹某种令我们讨厌、不安的人和事时,就有一种意象在支配我们的行为。

这些模式的共同特征总能帮助我们发现我们的某些错误观念,而这些错误观念通常是我们无意识地采纳的。这些观念需要精炼成清晰、简明的表述方式,尽管他们看上去毫无道理。这类表述通常以如下概括开头:"所有的男人都是……","爱是……"以及"工作是……"。另一些有关因果关系的错误结论是这样开头的:"如果……,那么一些可怕的事就会发生……"。我们头脑中的意象一直说服我们:某些情况会要我们的命,其实这些情况不过是伤痛,甚至仅仅是不愉快。当我们感受到危机时，我们就会陷入防御状态，这种状态坚定了我们的错误判断，认为我们的生活充满危险。我们必须学会用准确的词汇来描述这些误解——什么使我们相信自己处于危险中？用清晰的词汇来描述信息，不仅能揭示意象的不合理性，还可以削弱它对我们的影响。

当我们遭遇一场特别不愉快的经历或恋爱时，我们会感到一种怪异而苦涩的满足："我早就料到了"，"我早就知道男人／女人残暴成性"，"孩子总让人心烦"或"无法相信任何人"等等。我们经常能通过这种情况理解意象是如何奏效的。我们的失望证实了消极的观念，而在这种证实中还有一种不合理的舒适感。

每当我们探查内心中消极的偏见时，我们同样有机会了解意象是如何扭曲现实生活的。我们是否为预料中的失望设立了不切实际的标准？我们是否相信我们的目标无法达成因而不应追求？我们是否认为自己不配享有财富因而拒绝创造财富？

我们经常将自己与失望和失败联系起来，反而很少与幸福和成功联系在一起。这种不配享有成功的意象引发消极的经历，而消极的经历又强化了我们的期望，将我们引入自我挫败的恶性循环中。

当我们对某种个人处境感到特别无望的时候，我们就知道内心中根深蒂固的意象在影响我们。在某些家庭里，这样的意象会代代相传，因而，在某一个人的个人生活中清除这种意象是相当困难的。每个家庭都会在全部家族成员中贯彻一些特定的幻像，例如："我们家的所有男人都会事业失败"，或"所有女人都软弱"。如果我们发现我们无法在个人生活中改变模式，或许我们需要超越个人意象，去寻找家族在我们身上留下的根深蒂固的意象。除了家族的错误信念外，整个文化和整个历史时期的错误的生活观念同样影响着我们。如果将这些错误结论提升到意识中，就会大大降低它们对我们的影响。

羞愧感揭示一种意象

除感到无助外，意象的另一个主要表现是普遍的羞愧感。羞愧感是感到自己不值得或不配。当我们吃惊地发现父母和我们的生活并不是完美的，这种特别的羞愧感开始在我们所有人幼小的心灵中滋生出来。父母们是处于孩子与混乱或死亡之间的唯一屏障,因此孩子极其需要相信自己的父母是完美的。当孩子发现她没有获得充分的爱甚或受到不良对待时,她就会归结为自己的错误,因为她对其他的家庭情况并不熟悉,没办法将她的问题与其进行比较。因此,她就会错误地认为自己应该受到惩罚或遭受抛弃,并深深地羞愧。尽管当孩子长大后,她会意识到父母和其他的成年人并不完美,他们也会有麻烦,但那种羞愧感已经在她的心中生根,而且自尊心已经遭到了破坏。

现在我们知道羞愧感产生于儿童受到虐待的过程中。孩子们通常无法理解那些照料并保护自己的人做出粗暴行为的真正原因,因此他们就会认定,一切危害他们的事都是由自己的错误所造成的。为了避免再次遭受痛苦,孩子在内心中就会建立起心理防御,并且慢慢滋生出隐秘的羞愧感,他们发现将事实公布于众是件十分困难的事。

因此,整个过程都是悄悄进行的。其中包括:发现家庭中存在的问题,认为某人制造出麻烦,得出"不能相信别人"的结论,建立心理防御以避免遭受伤害和羞辱。就像一株永远被放置在黑暗中的植物一样,人格中的很大部分不能得到发展。要想发现埋藏在潜意识中的意象,意识的光芒必须要穿透儿童心中的恐惧、怨恨与羞愧。我们必须乐于面对儿时遭受的不良对待,包括父母所犯的错误,同时我们也没必要抹杀美好的一面。

作为成年人,我们时常受到羞愧或失望情绪的影响,这些情绪既来自于当前的状态,也来自于隐藏在内心中的儿时的伤害。当前的感受与童年时的感受如出一辙。如果我们充分体验当前的痛苦,它就会使我们回想起早期的成长经历。我们可以试着问自己:如果当时我们发现了一种顽固的消极模式或内心中深深的羞愧感,我们应该做出什么样的反应。每当我们发现在父母、领导或生活本身所存在的瑕疵,我们就会再次体验儿时最初的惊诧感觉。每当我们感到羞愧,或因为别人的错误来责备自己,我们的这种反应一定受到了童年意象的影响。

将最初的失望提升到意识中,我们才会真正地面对父母身上的瑕疵,并且清醒地经历不可避免的痛苦、愤怒和怨恨,它们是人类生活的一部分。除非我们实现这种自觉,否则,在成年人的生活中我们依然试图迫使别人成为我们"完美的父母"——接着我们还会一次又一次地感到失望。事实上,从来没有人是完美的,也没有人能给我们完美的爱,事实就是这样。这并不是我们的错,我们也不能强迫别人做得更完美。每个人都是不完美的,因此每个人都应该得到原谅。

核心意象

我们在各个领域(例如恋爱关系、友情、工作、游戏、性欲和创造力)深入挖掘错误观念以后,最终我们发现这些意象中存在某些共同特征。我们的治疗工作也需要围绕这些因素展开,我们可以从确认核心意象背后的错误信念下手。核心意象决定我们的根本性格或基本的二元主义的人格分裂。我们将继续沿着精神发展的螺旋轨迹,更深入地揭示同样的误解。

核心意象通常是关于生活本性和"在生活中的我们是谁"这些问题的某种核心的错误结论,例如,"生活是不安全的,我从来没有安全感",或者"生活就是战斗,我不得不枕戈待旦,准备随时作战,不然我就会被消灭"或者"生活总不尽如人意,因此我也不用费力去实现梦想"等等。

核心意象是我们从生活的整体性中分裂出来的基本方式。生活的本质是能量与意识相互联系的流动,但如果我们否认了生活中的某些经历,我们就从生命之流的整体性中分离出来。我们分离出来的方式,生活中我们认为是危险的或不可接受的事物,决定了我们的核心意象。

核心意象是我们的精神对人生所设计的生活规划的核心。有时我们可以通过观察我们的精神如何选择父母和生活环境来体会这一点。提出下面的问题十分有效:我们对父母和生活环境的选择怎样体现出我们关于生活最深层的误解?

在本章前面所提到的比阿特丽丝的故事,反映出她的核心意象:柔弱、渴求心理和女性气质是不可接受的。心理上对懦弱母亲的选择使她鄙视女性气质,而选择冷漠的父亲又坚定了她作为女人的自我否定。通过对父亲冷漠的效仿,她为自己的柔弱建起了防御体系。

前文介绍的比尔所拥有的核心意象是:性欲与侵略性(这是他作为男性的

本质特征），是可耻的、不可接受的。他母亲不认可儿子的性欲，也没有教导儿子如何适当地表达自己的性欲，这就证实了他的核心意象。比尔通过压抑自己真实的男性能量来避免遭受拒绝。乔安妮的核心意象认为：被动接受是危险的，会对她造成伤害；她在心中形成了一种补偿性的控制欲望。

我们的核心意象包括我们对生活和自我的主要误解，也包括支持这种误解的衍生的情感与戒备心理。核心意象是我们性格结构的关键，或者说是个人防御的首要模式。它是我们错误态度与二元分裂的内核。一旦我们揭示了自己的核心意象，我们就不再那么认真地坚守内心的防御，也不再那么顽固地坚持自己对现实的看法。

这样，我们就拥有了打开内心监狱之门的钥匙，这个监狱禁锢着我们的意识。从这个角度说，在任何时候，无论我们能否突破自身的禁锢，我们对待消极信念和焦虑都不能太认真。只有这样，生活才会变得更加光明愉悦。

> 当你发现了自己的核心意象，你就会彻底了解自己：原来是这样的……情况可能是这样：我们已经接近了对核心意象的认识，但当事人极不情愿、满怀抵触，以至于他或她无法认识核心意象。此时你必须做的就是继续从各个方面和各个角度坚持工作，接着你会突然顿悟。接下来，你不需要任何确认，因为你清楚地知道：就是这么回事。突然间你的整个生命变得可以理解了。你将了解你的生命和失败，了解你自己和你身边的人。谜语被解开了。因此外界的确认是没必要的。因为一旦你了解了自己的核心意象，每件事都会尘埃落定。甚至在你能解决它之前，仅仅对它的了解都能使你获得解放。（PL 41）

如何化解意象及衍生的恶性循环

1）敞开你的心扉，把所有的不和谐与消极经历当做你对生活的误解的结果。生活不是永恒不变的，你可以改变现实。

化解意象的第一步就需要我们承认：自己的消极生活经历可能建立在我们对现实误解的基础上。换句话说，改变意象的第一步就是承认它是一个意象，而不是现实。我们仍然受到如下幻像的影响：我们被抛到永恒不变的外部环境中，这个环境不是我们选择的，也不是我们创造的，所以我们完全无力去改变它。事实上，我们的生活环境恰恰就是我们内部精神环境的真实反映，既包括积极的又包括消极的，因此，我们需要对自己的生活经历负全责。这样我们就能挑战并改变那些制造消极生活经历的关于生活的错误结论。我们可以进一步敞开心扉，消除自我压抑的心理局限。

> 沿着错误渠道发展的思想和思想过程会影响意愿、情感和外貌的各个层面。它们制造恶性循环。这些恶性循环将你困住，使你感到孤立无助。但是这种恶性循环一旦破裂，你就会从陷阱中解放出来。（PL 193）

当马西尔与一名男子开始正式的交往时，她发现为了取悦对方，自己变得越来越疯狂。刚开始她认为自己注意对方的需求是一种自然的浪漫冲动。然而，当她逐渐地发现自己的伴侣没有同样注意她的需求时，她对自己期待的被爱的方式感到怨恨和苦恼。当她注意到这种消极时，她意识到自己必须重新考虑自己对恋爱的理解。她下决心去了解自己如何造就了自己的不幸。

2）在你的消极经历中寻找共同特征

通过每天回顾练习，我们有机会来检查自己的消极模式——在我们所经历的各种不和谐的事件中寻找重复的部分，并在这些反复发生的事件中，找出我们频繁经历的消极情绪反应的共同特征。当我们识别出这些反应模式，我们就可以推论导致这些模式产生的、隐藏在潜意识中的消极信念。例如，如果我们早有一个意象认为女性权威不可信赖，我们就会对女性权威采取怀疑与抵制的行为，这样就会导致一种我们称为背叛的反应。意象在情感中制造了恶性循环，我们的消极信念在这种恶性循环中得到了证实。

马西尔意识到，她每次为了取悦伴侣所做的努力都导致消极结果。为了取悦伴侣她疲于奔命。其实她不是关心对方，而是疯狂地想得到他的赞许。这种不真实的行为使她不可能得到她期盼的爱情。

3）用清晰、简明的词汇表述意象

我们需要找到那个概括来"解释"奠定我们消极经历的前提。将信念用文字写出来是十分重要的。当我们发现恰当的词,"啊哈"的感觉油然而生,因为感到词语的使用恰到好处。意象也许表现在某种概括中,例如:"女性权威是……"意象也会为我们的心理防御提供理由,例如"既然女权是……那么我就应该如此这般行事。"每一道防御都从隐藏的消极信念中得到支持。或者意象表现为关于因果关系的信念,例如:"如果我这么做(不设防),就会产生一些(不良)后果。"对于每一种消极和(或)失败的模式,将模式背后的意象以错误概括和错误的因果关系信念的形式写出来。

马西尔写出了她的意象:"从来没有男人爱真实的我";"既然我本人不可爱,那么我不得不加倍努力,使男人爱我,那就是要不断地取悦他";"如果我真实自然地表现自己,我就会遭到拒绝"。

4) 寻找意象的共同特征

为了辨认核心意象,即我们关于生活的根本性的消极信念,你要看看意象中哪些错误观念是反复出现的。这种根本性的意象通常表现为这种形式:"生活(或爱)是不安全的,因为……"然后,我们对生活的主要防御就会得到证实,"既然生活是这样的,那么我必须这样做(采取防御)"。

马西尔开始观察她与新任男友交往的模式,实际上这也是她与其他她心仪的人交往的模式是一样的,马西尔也同样希望从别人那里得到爱。她感受到自己内心深处的信念:"爱是不可信任的。我必须全力以赴去争取得到爱。即使全力以赴,尽管我也很可能得不到爱。但我至少可以努力尝试,控制我自己。只要我不去冒真实而自然地表现自己的风险,我就不会被失望伤害得太重。既然我料到爱会使我失望,那我就不会去冒险追求我真正想要的。"

5) 了解儿时的痛苦如何与成年的痛苦重合

我们需要探寻童年时期或者过去生活中痛苦的起因,并且感受和消除最初的痛苦。

你如何再次感受久远的痛苦?

选一个目前的问题。将问题从你重叠的反应层次中分离出来。最先、最容易分离出来的层面是合理化层次,即"证明"当你以错误的态度应付面对的实际问题时,错误不在你而在于他人或环境。下一个层面可能包括气愤、怨恨、焦虑和挫折感。在这些反应的背后,你会发现没得到爱所带来的痛苦。当你在当前困境中感到缺乏爱的痛苦时,这个层面将唤起童年痛苦的记忆。

　　在体验当前痛苦的时候,我们回想过去,同时重新评价与父母在一起时的状态——他们给了你什么?你对他们的真实感受是怎样的?你就会感受到你在许多方面缺乏的某些东西,而以前你从来没有仔细想过——你根本不想注意它。你会发现,当你还是孩子的时候,它一定伤害了你,但在意识层面上你又忘记了这次伤害。然而,它根本不可能被忘记。**在当前问题中你所遭受的伤害与以前所经历过的伤害是完全一样的……**只要你把这两种伤害同步比较并且意识到他们是完全相同的,那么下一步就变得容易多了。接下来,通过观察不同问题中反复出现的模式,你就会辨别出你的父母和曾给(或正在给)你痛苦的人之间的相似之处。当你感受到他们之间的共性,并同时体会着当前和过去的痛苦,你就会慢慢地懂得:你是如何在一个错误观念的基础上再造儿时的痛苦。这个错误观念是:最初你在某个童年环境下失去的爱,现在你必须以扭曲的方式选择当下环境以图"赢"回来。(PL 73)

　　在治疗的过程中,马西尔感到愤怒的同时,也感受到了焦虑和挫折。她如何才能让男朋友爱她?相反,她的协助者则鼓励她去体会当下环境所产生的孤独与绝望的深渊。当她走进"深渊"时,协助者问她:此刻的痛苦是否使她回想起儿时经历的痛苦。

　　马西尔马上清楚地意识到,当她过去疯狂地取悦父母时,自己也有相同的感受。她能够同时体会到成年与儿时的痛苦,并且认定这两种痛苦是相同的。这种情况好像一直是她越努力,父母对她提出的要求就越多,她的成就得到的认可就越少。因此,她总是觉得得不到爱、不受关注。马西尔曾经强烈地感觉到:她为赢得父母的爱而付出的努力"失败"了。现在,作为成年人,她能够理解为什么她挑选了一位同样对她取悦于他的努力不做任何回应的男朋友。她能够意识到,为什么即使她的努力遭到拒绝她也视为理所当然,因为童年的情形就是如此。然而,正是男友的不回应,使得马西尔为了"赢得"他的爱,"着迷"似的越发努力去满足他。

马西尔使自己体验到当前的"失败",也体验到它是如何唤醒儿时与父母有关的失败体验。她能够逐渐地接受自己缺乏来自父母的爱和肯定这一事实,同样,她也能够停止在当前生活环境中进行"纠正"的努力。她不再坚持完全按照她所希望的方式得到认可的要求,同样,她也能够开始客观地看待她的男友。实际上,她的男友已做好爱她的准备,但由于马西尔过分专注于"赢得"他的爱,反而使她无法接受他的爱。必须向马西尔的基本假定(她可以"成功地"使某人爱上她)提出挑战,只有这样,她才能够真正得到放松并且得到男友真诚的爱。

6)对意象以及所产生的恶性循环负责

在对意象进行治疗的任何一个阶段中,我们对自我生活积极负责的态度会立刻减轻潜意识中意象的作用。即使我们尚未确切地了解导致失调或痛苦的内在原因,接受自我责任也可以减轻内心中尚未清醒意识到的迷惑。这使我们从遭受不公正待遇的感觉中解脱出来,而这种感觉正是导致所有意象的原因之一。作为儿童,我们确实很无助,因此我们根据经验中得出的结论,采取那些希望可以避免今后痛苦的行为。通过这种方式,我们用尽全力去赢得一种不切实际的控制力,来控制周围的环境。事实上,意象的制造从来没有使我们免受生活之苦。作为成年人,只有我们自己认为自己是生活的牺牲品时,我们才会被生活所伤害。当我们把自己当作成年人,对自己负责,我们就不需要将童年时的无助感受不断重现。

7)乐于消除意象

贯穿面对与放弃意象的全过程,我们需要高级自我的帮助。通过祈祷和冥想,我们寻求消除保留在潜意识状态上的意象。我们祈求生活在真实中,与爱同在,而不是被困在对生活虚伪的、不断增强的消极信念中。在治疗过程中的某些阶段,我们开始感到我们所熟悉的现实生活正在改变,我们进入了一个虚空的状态。

8)进入虚空、无知的状态

放弃意象过程中的关键一步就是进入虚空、无知的状态。由于意象试图控制生活，特别是生活中痛苦的方面，因此当我们消除意象时，我们会暂时进入一种困惑与无知的状态，这种状态曾经催生儿时导致心理防御的痛苦。心路治疗把这一过程称作坠入"假象的深渊"，感觉上就是这样。当我们放弃了意象的支持和与它相关的内心防御，我们担心自己会坠入一种陌生现实的深渊。这种坠落感，即与已知的狭隘的现实相脱离，可能会使人暂时感到沮丧或困惑。但是，当坠落结束之后，我们通常会到达一片更为健康的环境，站在了一种比自己编造的、固化为意象的现实更为真实的现实中。

当哈瑞特（她的故事见第一章）仅仅六岁的时候，她就遭受了失去父亲的痛苦，她把生活当做崎岖不平的道路，充满坎坷，没有一段路是平坦的。在与其他人，特别是与十分亲近的人交往的时候，她经常表现得很拘谨，她相信每个角落里都潜伏着危险，这使她害怕。父亲去世时，妈妈开始无力提供适当的照顾，哈瑞特知道她在那时形成了核心意象：生活是不安全的。

哈瑞特花费了大量的时间，怀旧般地寻找父亲的替代者，这个人可以将她重新带回最初的安全生活。但是由于她害怕被男人抛弃，哈瑞特无法与男人建立恋爱关系。相反，对于那些可望而不可即的男人，她却与其建立了一种虚幻的关系。

哈瑞特打算放弃这种模式，准备用来自内心的真正的安全感来代替那种虚幻关系所带来的虚假的安全感。但是哈瑞特知道，她必须再次面对由家庭悲剧所带来的、令人恐惧的痛苦。在一次深入的冥想中，她想象自己回到了六岁以前的舒适而纯真的生活中。她幻想自己站在路边往下看，见到所有东西都在向下坠落，跌入虚空之中。在幻想的最后，哈瑞特跳入这个深渊。意外的是，她发现自己在向下飘，就像被天使的手臂托住一样，虽然痛苦的浪潮撕扯着她的身体。她大声地喊出自己的恐惧，随后感觉自己又浮了起来，慢慢地向下飘，在怀旧的田园诗般的童年幻想中，她到达了一条崭新的、更加坚实和真实的道路。

接下来的许多天里，哈瑞特都感到空虚。她的生活中不再有虚假的安全感和关于生活中存在潜在危险的消极想法。生活是全新的，没有方向感，但同时令人振奋，充满希望。她需要花费一些时间来学习如何在新的道路上行进。

在放弃意象的过程中，我们所感受到的空虚与暂时性的消沉，就是由于对错误信念的屈服所产生的"深渊",这种错误的信念使我们的生活似乎可以理解。一种意象造就一个虚幻的信念—经历统一体,它似乎会使我们的生活具有连贯性,使我们熟悉我们的经历,因此它会带给我们一种安全感。但是,它是一个封闭的系统,一种为人所熟知的恶性循环,我们被困在其中。我们沉迷于那种消极的模式,就像受到虐待的孩子,即使和善的夫人要把我们带到更加舒适的环境中,我们还紧紧依偎在施暴的母亲身旁。精神成长要求我们放弃我们所熟知的理念体系,而要为更大的未知真理提供空间。

放弃意象总是一个脆弱的阶段,需要由温和的自我认同来配合。感受虚空是必经的过程。通过接纳每一个新时刻,一种全新的、更深刻的统一会慢慢地形成。它不是强加给你的,但它一定会到来,你可以信赖它。

9) 用真实的概念取代意象

我们全面地揭露并放弃错误的信念之后,就进入了意象治疗的最后一个环节。这时候,我们将真实的概念贯彻于心灵中,以此激活生活的真相。一旦发现诸如"感情是危险的"之类的错误观念,我们可以确定真相——"我的所有情感是安全的"。我们把封闭意象的假象替换成开放的宜人世界的真相。只有完成了对误解的辨认和清理以后,正确的判断才能深入我们的心灵。

放弃意象的步骤并不总是按照这个次序发生,也不一定如此清晰。步骤之间也许互相重叠;甚至在旧的现实被完全抛弃以前,真相可能已经开始取代意象,等等。然而在转化狭隘的童年现实理解的过程中,每一个步骤都是必须的、不可避免的。

良性循环

就像意象制造了自我强化的、消极体验的封闭循环一样,真实开放的态度制造了一个不断扩展的、积极体验与信念的循环。

> 人类将所有智慧和真理保存在内心深处。但这些智慧与真理被错误的结论或意象所掩盖。通过在情感和理智两方面唤醒这些智慧和真理,你最终必将实现敞开内心的智慧之音的目标,智慧之音将依据最高意识(大爱)和个人规划引导你。(PL 50)

所有的生命都以循环的方式运动着：昼夜相互更替；月亮盈亏相继；四季轮回无际；所用生命的形式都是出生、成长、死亡，然后再形成新一轮的生命模式。

精神成长的历程也是以循环的方式推进的，构成一个持续深化的螺旋：我们消除意象，获得新的生活方式，接着我们再深入一步，发现当前所遵循的方式中也存在的错误，再次清除障碍。面对一个具体问题，随着研究的深入，我们发现我们始终围绕着一个老问题，只不过它在一个更深刻或更精微的层次上显示在我们生活中。直到最后，我们将灵魂中处于主要位置的意象清除出去。

我们逐渐地学会了在生活中不带有预想。在每次真正的转变时刻，我们都得实现自我完善。当我们学会面对生活，当我们学会对得到的东西心存感激，当我们学会以信赖的心境接受真相和爱，生活会慷慨地回报我们许多惊喜。我们知道给予和得到是统一的。这样我们就与生命的循环融为一体。

第五章练习

1. 坚持每天回顾发生在生活的某一领域的不和谐事件，例如与异性之间的关系，与同性之间的关系或者自己的工作。找出这一领域的问题中的共同特征，并且从中推论出你的意象，例如：

a. 找出并写出主导这一领域问题的错误观念，表达方式为：

"男人是_____"（根据你的直觉想法完成句子，尽可能地多写）

或者"女人是_____"

或者"工作是_____"

然后还要写出你对自己做出的错误结论。例如："既然男人是_____，那么跟他们交往时，我需要（或做）_____。"

接下来，还要写出你为自己制造的错误的因果联系。例如："如果我这么做，那么_____"，"如果我不那么做（或采取相反的行为），那么_____"。

b. 揭示出由一种意象和它所导致的结论所引发的恶性循环。探寻你是如何为意象制造表面的"合理性"并"证明"你狭隘的观念是正确的。

2. 通过寻找练习1中所揭露的意象中的共同特征，找出特殊意象所围绕的核心意象。如果你在完成句子时涉及多个主题，这个步骤就变得容易多了。通常核心意象可以通过完成下面的句子体现出来：

"因为_____，所以生活是危险的，不可信赖。因此我需要通过_____来保护自己。"

或者"因为_____，所以我不可爱。因此我预期得到_____的对待"。

3. 第128页引用了心路治疗的一段话："选一个目前的问题。将问题从你重叠的反应层次中分离出来……在这些反应的背后，你会发现没得到爱所带来的痛苦。当你在当前困境中感到缺乏爱的痛苦时，这个层面将唤起童年痛苦的记忆。"

"……在当前问题中你所遭受的伤害与以前所经历过的伤害是完全一样的……只要你把这两种伤害同步比较并且意识到他们是完全相同的，那么下一步就变得容易多了……你就会慢慢地懂得：你是如何在一个错误观念的基础上再造儿时的痛苦。这个错误观念是：最初你在某个童年环境下失去的爱，现在你必须以扭曲的方式选择当下环境以图'赢'回来。"

结合生活中的问题来做这项练习。发现目前的问题中的哪些方面重现了童年时的痛苦。为感受童年时原始的失去爱的痛苦制造可能性。在咨询师的帮助下，再次进入受伤儿童的情感中，释放痛苦。清楚地观察你如何制造关于现实的意象，并以此来抵御失去爱的损失和痛苦。

4. 从心灵角度进行观察，探寻你的核心意象。主要着眼于你的父母、童年状况和儿时遭受的主要伤害，如同你选择这些来表现你基本的心灵扭曲。

a. 你的父母如何造成你在男性和女性方面的基本的心理扭曲？

b. 在你开始生活时，你的父母如何造成你的分裂？是否其中一位提供了关于生活的一个"结论"，告诉你如何面对或抵御生活，而另一位做出了不同的、但也是错误的概括？

c. 在你童年的环境中，哪些因素看来证实了你的核心意象和对生活消极的基本观点？

d. 是否有些特别的事件或伤害看来强化了你对生活的消极概括？你能否记起你对生活做出错误结论的确切时间或场合？

5. a. 回顾你在练习1中发现的意象。写出对这个特定领域的真相的肯定，并以此来代替以前的误解。冥想这种肯定，并邀请你的高级自我与想把你带回过去错误信念的内心呼唤进行互动。

  b. 写出与你在练习2和3中发现的核心意象相矛盾的肯定断言。这种肯定可以是"生活是安全的"和"真实的我是可爱的。"冥想这些肯定断言，并把以这种新方式体验现实的可能性注入你的心灵。

第六章

了 解 面 具 自 我

> 尽管真实的自我表面看来比理想化的自我渺小得多,但当你鼓起勇气决心成为真实的自我,你就会发现前者要比后者伟大得多。
>
> ——PL 83《理想化的自我意象》

康妮的面具:放弃理想化的自我意象

当康妮遇到精神危机时,她参加了心路治疗的周末初级课程。她是一名虔诚的圣工会教徒,教堂理事会和委员会成员,曾写过一本关于女性如何用基督教教义指导生活的书。康妮还是一名尽心尽力的妻子和四个孩子的母亲,她总是为别人奉献着,因为她觉得作为一位信奉基督教的妻子、母亲、教会领导,她有义务做好这些事。但现在她感到筋疲力尽、空虚而且心力交瘁。当她的精力不断崩溃时,她在很多角色上变得力不从心。在无望的沮丧中她感到越来越绝望,为了恢复精神动力,她最近开始参加一些宗教静修和研讨会。

康妮身材高大肥硕,神情坚毅,仿佛整个世界的重担都压在她肩上。尽管她身体强壮、意志坚定,她渐渐地显露出内心极度空虚。她带着基督徒的贤妻良母的面具,而这副面具正不断泯灭她内心的火花,她对自己的期望和别人对她的要求使她不堪重负。每次说起别人对她提出的要求,她总是越说越生气,

| 第六章　了解面具自我 |

这些都清楚地表现出她巨大的心理负担来自于被压抑的愤怒。

康妮需要极大的勇气进行自我表达，但她最终还是将一些愤怒情绪发泄出来。她在房间里气冲冲地走来走去，边跺脚边大喊，把地板震得咚咚响。她埋怨自己的父母、教会，冲自己的丈夫和上苍发火。当她的怒火暂时平静下来，她反思自己："天啊！我肩负着所有人对我的期望，一直以来我为了得到所有人的认可而竭力表现得尽善尽美。我的优秀使我窒息。"

对完美和奉献的期待构成了康妮的重负，为了帮助她卸下这些重负，我们让她坐在地板上，然后在她的肩上叠放枕头，这些枕头代表她所接受的或她加给自己的要求。她兴高采烈地使出最大力气把它们抛得远远的。

卸掉了那些象征性的负担之后，她稍事平静，然后站了起来。"你知道，我很生气自己在这么长时间里承担了那些职责。我现在简直都想杀人。或许我应该杀死自己，因为我实在太蠢了。"我鼓励她将自己想杀人的愤怒情绪发泄出来，将自己愤怒的情绪表现出来。她再次一边跺脚一边大喊，通过无意义的喊声释放极度愤怒的能量。

当她发泄自己的愤怒时，康妮停了一下，"天啊！我是一个破坏者。我现在真切地感到我会把周围的人都杀死。这太可怕了。我一定很恐怖。"大家都向她保证，她的行为并不可怕。实际上，在安全可靠的环境中将这些感情发泄来，要比她近来的抑郁和消沉健康得多，而抑郁和消沉一直在对她本人和家人造成破坏。身体上的精疲力尽和精神上的崩溃已经对她长期以来所做的一切发出了充满敌意和犯罪倾向的信号。与在安全状态下主动地发泄愤怒相比，她无意识的被动消极反应反而对所有人（包括她自己）具有更大的破坏性。我们向她保证，她的生命力正在获得解放，尽管这个过程容易激起她的怒火。当康妮丢掉了她那张"优秀"的面具，并且不再否认自己内心的愤怒，她找到了一个真实能量的新源泉。只有通过释放所有真实的感受，康妮才能够回归真实自我，拥有永不干涸的内在动力。

"哦，原来我的疲惫掩盖了我的愤怒。这种可怕的感觉一直在我身上。那么，它不会把我变成可怕的人吗？"

我向她解释道："不，它只是让你变得更真实，你那个完美的、虔诚的基督徒面具迟早会被打破。它是由不真实的期望所构成的，你为了继续保持那个面具所付出的代价正在耗尽你的能量。我们在你身上发现了真正的力量,而不是在那个受折磨的基督教圣徒身上。"

这次交流以后,康妮恢复了对愤怒的强烈表达。她高大的身体不停地摆动,同时开始享受能量在体内的搏动。她发出的能量非常强烈。我建议大家都站起来,与康妮一起去体会。接着,康妮引导大家共同感受一种强有力的、纯粹进取性的能量。随着康妮不停地领着大家摇摆身体、跺脚,她之前所表现出来的那种沉重的负担消失了,取而代之的是全新的、愉悦的活力。

接着,我鼓励康妮将她那进取性的能量通过舞蹈的方式表现出来,用舞蹈赞美来自上苍的、此刻充沛地涌动于她和每个人体内的原初能量和创造力。不久,整间屋子都随着康妮那富有生命力的原始舞蹈不停颤动。我们都感受到了通过释放我们害怕的愤怒所产生的纯粹能量。舞蹈感染了在场的每个人,我们感谢康妮的领舞。

当大家渐渐从舞蹈中平静下来,康妮认真地审视自己身上新发现的能量,她意识到心中的愤怒并不可怕,不是"反基督教"的,相反,可以作为通向自我力量和能量的通道被接纳。康妮感受到一种迹象:自己具备领导和治愈别人的潜力。此后她结束了治疗,并承诺运用自己的能量照顾好自己,让自己的力量跟随自己的真实情感,坚信这些能量和力量会引导她真诚地、而非心怀怨怼地服务上苍。

理解面具自我

面具自我处于人格的外层,是我们表面上认同的自我,是我们展示给世人的面孔。面具是我们认为自己应该成为的或者希望成为的自我,其基础是理想化的心理意象。康妮努力坚持一种"善良、慈爱的女基督徒"的理想化意象,这是一种强加的身份,使她在极大的程度上压抑自己。这种假面具时刻把我们与真实的自我阻断。

童年时期,我们都曾遭受过心理伤害,我们没有得到完美的理解和关爱。因此,我们制造面具,用来掩饰过去的脆弱和受伤的童性。通过在他人和我们脆弱的内心之间设置不真实的自我,我们试图防止自己与他人靠近,以避免再

第六章　了解面具自我

次遭受类似于童年时的痛苦。这就是我们尽力控制生活的方式。

为了应付痛苦和被拒绝而制造的面具是我们取悦、躲避或控制他人的手段。当我们戴着面具，我们就会只关注如何应付别人，因而迷失方向。面具自我剥夺了真实自然的自我的活力（无论是积极的还是消极的）。当我们戴着面具，我们把自己的痛苦归罪于别人，而不是对自己的感情负责。这样，面具就使我们陷入自我欺骗和误解之中，认为别人应该为我们的幸福与不幸负责。

面具之下是低级自我——我们内在的消极性和破坏性的根源。我们内在的消极性是我们的不幸的真正原因。我们自己不愿承认自我的消极性，因此低级自我通常完全或部分地处于无意识状态。童年时，我们接受的教育要求我们对低级自我感到羞愧，我们担心诚实地面对消极心理会导致父母对我们的否定。所以我们用面具把它们掩盖起来，以维持我们可爱的形象。

在某些方面，面具就像基督时期的法利赛人——这些人自欺欺人地装扮成善良、强大、可敬的人。基督之所以更强烈地吸引有罪的凡人，在于他洞察了真实的他们。基督既没有被否定也没有认可他们的消极性，他更能体恤他们的缺点和痛苦，因此使他更容易靠近他们的心。基督知道，为了使创造性的潜能得以实现，必须首先认清低级自我和有罪的凡人。我们内心的高级自我和基督意识也必须学会在扔掉虚伪的面具之后接纳内心中的"罪人"。

高级自我存在于我们的内心，在那里一切的生命能量如溪流般自由地流淌。高级自我是我们真实的本性，是神性在个人身上的体现。然而，就人类而言，遮蔽高级自我的各个层次（面具和低级自我的层次）都是真实的，必须首先看透。

> 当人们出现情感问题时，总会利用种种办法制造面具自我。他们没有意识到自己生活在谎言中。他们已经建造了一个与真我无关的不真实的层次，因此，他们就不再是真实的自己。真实地面对自己，并不意味着应该向低级自我妥协，而是要意识到它的存在……在低级自我的下面是高级自我，是人最终要到达的、最后的、完整的真实自我。为了达到这一点，你必须首先要面对低级自我（它是你临时的现状），而不是去掩盖它，因为那样就会使你和真实完整的自我或高级自我之间的距离更大。为了面对低级自我，你要不惜一切代价撕下掩盖自我的假面具。（PL 14）

下面的图形将三种自我的最主要方面表现出来。每个自我的三个主要方面在本章及以后的章节中详细说明。

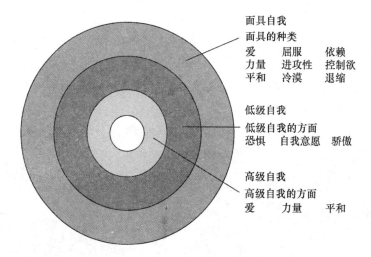

实际上,面具、低级自我、高级自我这三个层次,并不像上图所示的那样在人的内心里排列得整整齐齐。如果我们把圆的外周看做是性格的外部边界,那么在与外界交汇的地方,三个自我看起来更像下图:

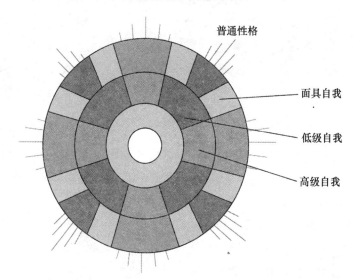

该图描述了这样的现实,即在每种个性之中都有高级自我强盛的区域,而在另外一些区域低级自我未被覆盖,纯粹的消极性可以显露于表层。还有一些

区域,低级自我和高级自我都戴上面具。面具和低级自我可能比上图所示的程度大或小,这取决于心灵的纯净程度。

我们可能会问:经过提升的人格是什么样子的？我想应该如下图所示:

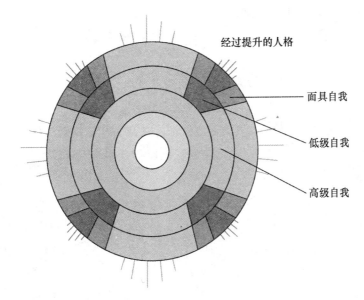

在经过提升的人格的图示中,大部分面具已经清除,大部分的低级自我已经消除,面具和低级自我中遗留下来的部分被更清楚地意识到(因而强度更低)。然而,只要人格还存在,即只要我们还作为人类,自我的这三个方面就会在某种程度上表现出来。我们学会把自我认同转移到高级自我的中心,学会去认识真正的自己,学会把这种能量开放出来服务于他人。并且我们也要会,无论遗留下来的面具和低级自我何时出现,我们都不要否认它们。我们要学会温和地将所有仍需治疗的各个方面引入意识之中。

面具与转变历程

面具是人格转变历程中必须被看透、被接受和被消除的第一层人格。事实上我们必须首先掌握面具,但这并不意味着我们可以容易地或一劳永逸地把它解决掉。面具还会继续存在,直到我们准备将低级自我暴露出来并为其负责,并且同时认同了高级自我。只有这样,我们才不再需要面具的防护。在此期间，我们的任务仅仅是不带负罪感、不加自我贬低地识别我们的面具自我，对于我们全部其他的人类弱点也应如此。

转变历程要求我们在意识的每一个不同的发展阶段不断地、一个接一个的看透三个自我（面具、低级自我和高级自我）。在本书第四章的表格中，我们将三个自我如何贯穿于意识的不同水平（童性、成年自我、心灵及意识的统一体）做了描述和概要介绍。

通常，整个转变过程从成人性格的研究开始——学会抛弃自我的面具，使自己变得更为真实，增强积极自我，理解和消除消极自我——此后我们再进而研究内心的童性，并深入到心灵或普遍意识。在我们探索隐蔽更深的受伤童性和灵魂之前，我们需要与客观的、同情的积极自我合而为一，以此获得坚实的观察基点。

然而，内心中的心灵道路有它自己适应的频率，并根据不同的层次和自我转变其工作频率。在某些场合，为了获得权利、尊严和勇气以拓展认识自我的过程，我们可能需要联系高级自我的精神层次，或倾听我们的精神向导。在其他场合，我们会深入探究低级自我童性的扭曲心理。而且我们会再次遇到面具的另一方面，这一方面同样需要探究。这是一个持续不断的过程，一个不断深入、螺旋式前进的自我认识过程。

什么是面具？

面具通常产生于我们的一种错乱的且无法避免的企图：我们期望实现"完美"，成就理想的自我意象。我们努力迫使自己成为理想中的完美形象，这使我们焦虑不安，远离自我认同的平和心态。完美主义是快乐的主要障碍，它妨碍我们以放松的心情接纳此时此地的不完美。

> 你越能接纳不完美，你所能给予和得到的快乐就越多。你快乐和幸福的程度取决于接纳不完美的能力，这不仅仅在智力方面，同样包括情感上的经历。……重要的一步是让自己了解：对于那些在你生活中的你不接纳的不完美，你持怨恨态度。只有在你完全意识到自己的怨恨以后，你才能开始接纳不完美。而只有接纳不完美，你才能过上快乐的生活，才能充分

享受人际关系中的乐趣,而这所有的一切注定是不完美的。(PL 97)

我们不得不用很长的时间来接受真实的自我和他人。第一步是要清楚地认识我们对自我接纳的抵抗力:我们每个人在某种程度上都感觉现在的自己还不够完美。因此,我们创造了一个虚伪的自我。但是,我们为了创造和保持这个理想化的自我意象投入了大量精力,就像建造一个机器人一样,而不像过着人类应有的生活。面具自我如踩高跷般在真实自我之上摇摇晃晃,为了保持这种虚伪的位置,我们在精神上付出了巨大的代价。

这就是为什么在遇到危机时,面具自我总是我们身上最先崩溃的部分。危机时常伴随着一种迷失自我的感觉;事实上,危机时常是帮助我们摆脱这种不稳定状态的自然的方式,在这种状态中,我们总想尽力扮成别人。危机刺激了那些陷入理想化自我模式中呆滞的能量,并强迫我们成为更真实、更深刻、更流动、更脆弱的人类本身。当我们学会更真实地面对时时刻刻显露出来的自我,我们就不会被击垮,因为我们除了接受真实的自我以外别无选择。

学会在生活中随时接受自我,是瓦解面具的好办法,但这并不意味着我们不应该拥有提升自我的理想和愿望。然而,理想与理想化自我意象是迥然不同的。

> 提升自我的真正愿望的基本前提就是要接受当前的人格。其次,当你发现没有提升自我的合理目标时,你不会感到绝望、焦虑和内疚。相反,这会使你更坚强。你不必夸大问题中"坏"的倾向,也不必以他人的错误、生活不公或命运多舛为借口来保护自己。在这方面,你会从客观的视角评价自己,而这个客观的视角会使自己获得解脱。你要对自己的错误态度负全责,并愿意承担其后果。通过对自己的过错负责,你就会十分清楚地表达"我不是理想化的自我"的含义。(PL 83)

我们经常通过问这样的问题来揭开面具:"我要为自己树立一个什么样的形象?为什么?"如果我们的动机是制造一个表面形象,而这一形象并非我们此刻的真实自我,我们就知道自己戴上了面具。

如果我们乐于对自己或别人下判断,如果我们隐瞒自己并且害怕被看穿,我们就知道面具已然存在了。如果我们经常因没达到为自己设定的标准而感到羞愧、焦虑或内疚,我们就可以确信面具正在发挥作用。只要我们生活在面具之下,我们就会感到生活的阴郁和无意义。

理想化自我意象的起源

面具的根源在于人性矛盾的二元性。每个人的生活都同时包含痛苦与快乐、失望与满足、不幸与幸福。孩提时,无论我们是在现实还是在想象中经历失望、拒绝和误解时,我们都是那么脆弱。人类本能地到处寻找躲避痛苦和免受伤害的办法。

对儿童而言,最痛苦的经历莫过于被父母否定或忽略。就父母的角色而言,这些经历可以是他们对孩子的粗暴拒绝;或者是持久不变的冷漠或忽视的态度。这些经历也可以是一次暂时的惩罚和疏远,也可以是实际上对儿童很少(或根本没有)影响的事件,例如父母离婚。但孩子总是因家长的拒绝、惩罚或疏远而责备自己。他认为父母疏远他是因为自己"坏"。因此,孩子就会不顾一切地否认和压制所有那些可能导致失去父母的爱与关心的内在方面。

在孩子的头脑中还有进一步的误解:父母的认可对他们的生存至关重要。因此他逐渐地产生这样的想法:所有看来引起父母拒绝和反对的方面都要予以否认,这样做比较安全。于是,孩子扮演一个角色,他希望这样得到期待的赞扬,至少不会受到伤害。就这样,理想化的自我意象成为解决想象中的"坏"的表面方法。

人无完人,家长们也是如此。所以总会出现令孩子感到遭到拒绝的情况。然而,对于孩子感到不快乐、缺乏安全感和自尊的程度,不可能进行客观的测量。孩子的素因(即遗传倾向)起重要作用。在同样的家长环境下,某一种性格的人可能如鱼得水,而另一种气质的人可能遭受损伤。

偶尔我们还会真切地回想起某些时刻我们觉得环境中的某些东西难以忍受、痛苦不堪。从那时起,我们决心否认自我的真实感受。这个决定在生活过程中得到多次更新和放大,巩固了面具的建构。

伊丽莎白还记得自己决定关闭心灵、戴上面具的那一刻,她准备扮演一个强有力的、有决定权的人。

第六章　了解面具自我

当她还是孩子的时候,她就对富有浪漫情趣的父亲产生了爱慕之情,但总觉得自己受到那位冷漠、干练、尽职尽责的母亲的冷遇。此外,母亲阻挠伊丽莎白与父亲之间建立亲密关系。父亲没有为他们的关系积极努力,反而屈服于母亲的控制,这使伊丽莎白感到了一种埋藏在心底的愤恨。整个童年时期她都在承受这种痛苦。

少年时的伊丽莎白与邻家男孩安德鲁相爱。当他们悠闲、浪漫地散步时,他们无所不谈,彼此敞开心扉。他们年轻、单纯,坠入爱河。男孩一家搬到了一个遥远城市的郊区,一年来,伊丽莎白和安德鲁通过信件互诉衷肠,尽管不能相见,但他们一直保持着对彼此的爱。

一年以后,伊丽莎白为了上大学,搬到了离安德鲁家不远的城市。由于经常想家和感到迷惘,伊丽莎白急切地渴望得到安德鲁的关心。于是有一天她决定去看他,给他一个"惊喜"。但结果糟透了。安德鲁的妈妈开了门,极不友好地说道:"这儿不欢迎你,我们也不想见到你,你突然造访是什么意思!"安德鲁在她身后一言不发,显然是被他妈妈控制着,根本无法保护伊丽莎白。伊丽莎白转身就走了,她哭着度过了一个不眠之夜,不仅是因为安德鲁的拒绝和冷漠使她感到痛苦,更主要的是她强烈地回想起妈妈的控制导致她和父亲之间的疏离。

伊丽莎白再次经历早年遭受的拒绝,剧烈的痛苦前所未有。那一夜她发誓,决不允许这类事情再发生,"决不!"她决定以后决不会再向那样的男人示弱,也决不会像以往那样需要任何人。

两个星期后,安德鲁来看望她,但那时伊丽莎白的面具已经开始生效。她不再爱安德鲁。她已经在和别人约会,而且那个人是她未来的结婚对象。伊丽莎白开始了一种处心积虑的生活,在任何情况下,她都要拥有权力、控制他人。她为自己打造了一副沉着冷静的虚假外表:一个精于世故、气质高雅、精明强干、独立自信的女人。无论在婚姻中还是在后来的恋爱中,她都不再真诚地完全敞开心扉,因为她不想冒险。在构建了女王般高傲的面具之后,伊丽莎白忘记了面具的缘起,她以为这就是她的本来面目。

直到多年以后她才认识到,她所创造的理想化意象和自己的母亲是多么的相像——冷淡而且机关算尽,控制欲强而且否定生活的感受。她花费了更长的时间才意识到自己付出代价是多么沉重：她放弃了纯朴的热情和爱，而带着冰冷面具虚伪地生活令她更加痛苦。

意象与面具之间的联系

意象是对生活做出的错误结论或概括。理想化的自我意象（或面具）是一种不真实的外表，或者是根据主观意念而勾勒出的完美形象。产生意象和面具的初衷，都是试图避免过去的某种具体而真实的伤害在将来重演。因此，过去经历在头脑中产生的结论和概括造就了一种关于现实的错误的普遍图景，压抑了当前的真切感受，当前的真实而具体的人和环境被错误的图景取代。当我们陷入这种意象时，我们就脱离了现实生活，而生活在过去的意象之中。

面具是我们制造的防御体系，是对核心意象（即关于生活的首要消极结论）的回应。伊丽莎白的核心意象是，如果自己向别人表现出她的需要、爱和容易受伤，就会招致难以忍受的痛苦。这直接导致了她的面具（强力、冷漠的理想化自我意象）的产生，我们可以将其描述为"我必须装作强大、冷漠和独立，这样人们就不会知道我需要他们"。这种意象代表着儿童试图去理解父母的不完整的爱。面具是一个错误的解决方案，目的是防止父母的错误导致的更多的伤害和拒绝。人们试图利用面具变得坚强，从而避免受伤。

就像在伊丽莎白的个案中一样，面具经常无意识地仿效父母中最不友善的那位，而这位父母的爱是儿童最想得到的。由于儿童最想与父母中施爱最少的那位亲近，因此她将那位父母的品行与自己的意愿联系起来。

任何面具创建背后的基本意象都是一种错误的信念："我现在的样子是令人无法接受的、不受欢迎的、不可爱的。"由于自然的自我被认为是不可接受的，面具便被制造出来，希望利用面具赢得渴望的接纳与爱，或者至少能帮助我们避免遭受拒绝与痛苦。尽管理想化的自我意象中包含人类性格中真实、积极的方面，但它掩饰真实自我的企图以及认为我们的本性不可爱的想法都是错误的。我们需要反复地挑战自我否定的信念。我们还要在现实中敢冒风险，面对真实的自我，而不是根据过去的概括来指导当前的行动。

在伊丽莎白的个案中，她认为自己需要那个女人的支持是不可接受的，所以她创造了一个理想化的自我意象，用以否认自己的真切需求。其结果表现为一种情感上的极度饥渴，这不仅对她，对我们每个人都一样。因为她的真实感情和需求从未得到认可，因此也就永远得不到满足。由于真实的自我没有被接受和表达出来，所以它永远无法吸引别人的爱和尊重。

防御

人类和动物一样，拥有一套天然的防卫系统，它能在我们面对紧急危险时发挥重要的保护作用。当生命遇到威胁时，我们体内会产生一种激素，这种激素能够增强我们的感知能力，并且将我们的注意力集中到危险源上。思维集中于思考如何逃脱当前的困境——这就是所谓的"作战或逃跑"反应，而我们的情感集中于恐惧或愤怒，这是辅助的防御手段。由于我们所有的精力都放到了身体的安全上，而没有顾及精神上的联系，我们的精神也受到了限制。身体面临突如其来的危险时，所有这些反应都是正当的，并帮助我们应对当前真实的威胁。

与野生动物不同的是，人类有扩展并滥用这种天然防卫能力的趋势。我们不仅试图与身体的疼痛和不可避免的死亡作斗争，而且对感情方面的痛苦和内心自我受到的打击做出反应，就像身体受到打击时一样。我们本应把这种全力以赴的自然防御反应局限于身体遭受真实威胁的情况下，可是一旦自尊受到威胁，我们就会唤起防卫功能。轻微的批评性言论、朋友不冷不热的态度、甚至一条相反的意见都可能激发起我们的防御心理，让我们做好战斗或逃跑的准备。我们的心灵关闭了，我们的情感收缩了，我们体内产生大量的激素，这些都侵害着我们的身体，因为我们根本不需要做出任何剧烈的身体反应。

然而，哪儿有什么真正的威胁？真实的精神自我是永恒的，因此它永远不会受到威胁。无论言语和意见有多么刻薄，它们都不会多对身体的健康产生危害。因此，我们察觉出的威胁是针对自我的，我们对自我的依赖就像对身体的依赖一样。最容易受到威胁的是自我的面具——它是一种基于理想化的脆弱的自我意象。有些事物威胁着要揭穿我们的真相，迫使我们再次暴露于已被埋藏的痛苦中，推翻我们摇摇欲坠的、狭隘的、理想化的自我意象。

如果你错误地相信自己要提防任何伤害、挫折、批评和拒绝，你几乎总是保持防御状态，这时你就限制了自己的感情、爱和创造的潜力，感受生活和与他人交往的能力，以及关爱自己、理解自己、感受和表达自我的能力。总之，你的精神生活被严重地破坏了……

每当你处于防御状态时，你的主要目的就不可能是真实的。就真正的危险而言，真正的危险是当前的实际情况；但是就虚假的危险而言，实际情况不是这样的。……此时发生了一个微妙的变化，你真正关心的不是发现自己面临的种种实际因素，而是证明别人是错的、不公正的，你才是正确的。因此，在你的防御体系中，你逃离了真相，逃离了自我，逃离了生活……所有这一切源自于一种完全错误的完美主义观念——你认为自己不完美使你的价值和别人对你的认可处于危险之中。

如果人们能够在内心中寻找并消除这堵防御之墙，那么他们就会避免很多苦难。戴着必须的防御面具使人长期处于力不从心的恐惧之中。这种力不从心的感觉或恐惧心理本身对你的伤害远胜于别人对你说了或做了某些伤害你的事情、质疑你对事物的看法、或者没有满足你的愿望等等所带来的伤害……

无论你遇到什么事，都要洒脱地面对它。平静地看待它，你的首要目标是发现并正视实际情况，而非回避它。（PL 101）

二次防卫反应

当我们对自己的感受感到害怕或羞愧时，我们会想尽办法去否认或掩盖那些感受，这时便产生了防卫心理。但是，每当否认一种感受、建立一种防卫心理之后，又会引发进一步的否认感受和建立防卫心理，这就是二次防卫反应。最初，我们在童年时经历过恐惧和愤怒。随后，当我们认为这些感受不可接受时，我们便开始拒绝它们。我们开始对自己的恐惧感到恐惧，对自己的愤怒感到愤怒。

被否认的感受也包含这种否认感自身，因此这种感受不断膨胀。被否认的恐惧心理制造对恐惧的惧怕，进而产生对去感受恐惧的恐惧，如此循

第六章 了解面具自我

环往复。被否认的愤怒造成对愤怒的愤怒。而后,当对愤怒的愤怒被否认时,你会因不能接受这种愤怒而更加愤怒,并无休止地继续下去。当你只是面对挫折的时候,挫折本身是可以被忍受的。但是,当你在觉得"不该"受到挫折时候受到了挫折,并且由于否认挫折而遭受更深的挫折时,痛苦无止无休地蔓延。只要了解了这一过程,这种感受就是不可避免的,无论你多么厌恶这种感受。如果由于否认痛苦的感受而产生进一步的痛苦,这种第二重痛苦定会让人觉得更加沉痛、折磨和难以承受。

如果你接受并**感受**到了痛苦,消除痛苦的过程便会自动启动。你们中的很多人在治疗中曾多次经历这一事实。因此,当你感受到对恐惧的恐惧并让自己陷入其中时,恐惧将会很快让位于另一种被否认的感受。无论这种感受是什么,对它恐惧及随之而来的否认比最初的感受更加难以承受。你在反抗和防御你的感受的过程中建造了一个完整的额外体系,这个体系脱离了你的真实自我,**它是你自己炮制出来的体验,与它要防御的感受相比,这种体验更加痛苦。**(PL 190)

我们采取防卫反应的一个重要原因是:很多人仍然无意识地将自己看作孩子,而把周围的人看作成人,把他们当作像父母的化身,认为他们的否定是毁灭性的,而他们的保护对生存必不可少。

在成长过程中,我们必须面对、感受和消除童年时期受到的伤害。我们逐渐意识到我们已经长大了,**妈咪和爹地已不在我们身边**。作为成人,我们已经有能力坚强地接受生活的伤痛而不必担心被击垮。没有人能像伤害童年的我们那样伤害现在的我们,也没有人能像呵护童年的我们那样呵护现在的我们。

随着态度的成熟,我们放松了对完美主义的依恋。我们学会承受他人的对抗或批评,把它们当作有用的反馈并加以客观的评估;或者把它们当作无根据的中伤,它们不能使我们受伤。如果别人忽视了我们,这当然令我们不快,但我们不会因此伤自尊。如果我们确实伤了自尊,就说明我们还部分地停留在童年时期,因而再次经受童年的痛苦。我们一定要对自己有耐心,要记住,在感情和精神两方面真正成熟并不是轻而易举的。

面具与童年创伤的再造

除非我们在成年以后重新体验并消除那些造成面具的童年伤害,否则,那些伤害会封存于我们的个性之中,并且继续再现于当前的现实生活中。如果我们预料到别人对真实的我们持有否定或拒绝的态度,这种情形就和我们在恋爱中设计的情境类似。我们去吸引那些反对或拒绝我们的人,因而使自己最严重的恐惧心理进一步恶化。

由于面具的虚伪行为自然地让人感到不安,别人通常都会避开我们的面具。然而,我们的面具遭到拒绝并不会推动我们接受真实的自我,相反,通常会驱使我们制造一个更完美的面具,我们幻想通过一个完美的面具可以一劳永逸地避免被拒绝的痛苦。因此我们朝着更加完美的目标,努力创造了更多的虚假和紧张情绪。不仅在我们与他人的交际中,而且在我们心灵内部,一种恶性的循环开始运转。我们体内的那种"成为优胜者"的呼声命令我们变得更完美。这是一种家长式的呼声,一种专横的、教化的超级自我,这种自我不断地斥责和惩罚那处于困境的内心童性。在每次无法避免的失败之后,我们不断地给自己加码,这样内心中自我疏远的程度逐渐地加深。

伊丽莎白40岁起开始研究自己和自己所带的那张有力量、有能力的面具,她意识到了内心中的防御阻碍了自己向外界敞开心扉。而且,她也能感受到防御性的面具导致了他人对她的拒绝或表面上的拒绝。多年来,她的丈夫麦克斯,一直努力想要穿透妻子冰冷的外表,但终于还是放弃了。她真切地感到了与丈夫之间的疏远,因为在女王般的面具下,她知道自己仍然是空虚的、缺乏安全感的、容易受伤的。

她想挽回丈夫往日的爱,但她也知道要实现这一愿望,她就必须全身心地去爱丈夫。她了解这种恶性循环:由于她对丈夫冷若冰霜,他会收回他的热情与关爱;而在遭受丈夫的拒绝以后,她更坚定了自己的内心防御体系。

因此,这个理想化的自我(即面具)实际上创造了比最初所要提防的大得多的失败感和失落感,使自尊心更加严重地受损,使自己遭受更加痛苦的拒绝。

第六章　了解面具自我

四种面具

虚伪的面具通常建立在对爱、力量以及平和这三种神圣原则之一的曲解上。在均衡的状态下，这些原则和谐地共同运作。但是当我们处于失衡状态时，我们以非此即彼的模式理解这些原则，或者无视某原则，我们就会觉得这些原则是相互冲突的。在不知不觉中，我们选择模仿其中的一种神圣的品质，以试图装扮完美——或完美的爱，或完全的力量，或彻底的平和。

然而，由于我们试图创建一种牢不可破的、无懈可击的完美作为防御体系，来对抗脆弱的、不完美生活，这些品质便失去了本来的意义。爱变成了依赖与服从，力量变成了控制与侵犯，平和变成了退缩。在扭曲的状态下，这些品质确实相互矛盾。

1）爱的面具

爱的面具是为了从别人那里获得爱而一直扮演可爱的样子。性格因此变得顺从、依赖性强、息事宁人，希望从他人那里得到承诺，希望受别人控制，希望收买别人的爱和认同，并且因此放弃自我。这种面具自我背后的错误想法是：人们必须不惜一切代价得到爱，因而故意使性格显得比实际上的更脆弱、无助和顺从。此时，我们错误地认为安全感与自尊需要建立在获得并保持别人的爱与认同的基础上。

> 对儿童来说，他们对保护性的爱的需求具有一定的合理性，但对成年人来说就没有必要了。如果一个成年人不培养自我责任感和独立的能力，那么他对爱的需求和依赖性的确会使他陷入无助状态。他利用自己的全部心智塑造一个理想的形象，目的是强迫别人顺应他的需求。因为他顺应别人，所以别人必须顺应他。他的无助便是他的武器。（PL 84）

这种遵从于他人的真实的或想象的要求的面具自我，是为了得到他人的赞许、同情、帮助和爱。他可以把顺从当作自己的武器，以此让别人感到内疚，从而迫使别人保护和照顾自己。或者，他可以利用其美德的面具获得对别人的优越感并轻视别人。当然，所有这一切都是满足自我价值的不正当手段。

戴着爱的面具的人可能认为这个世界充满仁慈的保护者（伟大的爸爸或妈妈），他需要从这些保护者那里寻求保护。另外他也可能是一个失望的理想主义者，把自己看成是幸存于这个冷漠世界中的少数好人中的一位。爱的面具总是表现出"好"或"可爱"的一面。它还常常伴随着强烈的道德上的优越感，感觉自己比别人善良。他的性格软弱而空虚，或者他是一个好人，但世上的恶棍总占他的便宜。

这种无意识的自我削弱对性格的影响表现为深深的愤恨与痛苦。由于别人没有实现他的期望，他怪罪别人，这种隐藏在心中的对别人的愤恨会导致双重的隐藏。为了保持理想化自我意象的"真实性"，他必须压抑自己的愤怒与痛苦，同时掩藏最初的不完美（和力量）。爱的面具承载了双重的内疚感。他为自己实际的缺点感到内疚，同时又在这种内疚感上附加另一种内疚：因假装比实际的自我更加可爱和善良而内疚。这种内在环境无法产生真正的爱。只有在一种开放、自然、没有内疚感的氛围里，真爱才会产生。为了获得拥抱真爱的能力，人们必须承认其消极情感，包括愤恨和痛苦，并学会为自己的需求和局限性负责。

本章所介绍的康妮的故事中，康妮竭尽全力地想成为完美的母亲和基督徒。为了成为理想的自我意象，她压抑了自己的愤恨，平息了无声的痛苦。为了博得别人的爱和尊敬，康妮经常放弃自己的需求。她一直努力使自己成为自我想象中别人所期望的样子。当然这么做根本行不通，最终她不得不释放出长久以来积聚的怨气，同时也学会了直接去要自己想得到的东西。

2）力量的面具

力量的面具企图通过表现出极端的独立、进取、有能力和专横来控制生活和他人。力量的面具错误地将生活归结为为了支配他人而进行的斗争，并企图逃避童年时期的脆弱经历。其安全感与自尊建立于在所有场合获胜以及对人类的需求与弱点免疫。力量的面具理想化了力量的驱动，而抛弃了爱与交流。

对温暖、舒适、友爱、关心及交流的真实需求的否定，导致了一种疯狂的驱动，使自己无法轻松地接受生活和自我的本来面目。力量的面具否认错误或弱点，却痴迷于获胜的动力与竞争力。他对人类本性持一种悲观的、愤世嫉俗的立场,而对人类本性的这种理解又证明了他对自私和支配的理想化是正确的。同时,他也十分推崇自制力,但他也会把自己的消极情绪当作"处事方式"流露出来。他经常受到一种隐秘的耻辱感和失败感的折磨,这恰恰是因为他不可能在所有方面都超越所有人,也不可能总是赢家和支配者。于是他就更加努力地争取胜利,并且把自己的失败归咎于他人。

本章前面介绍了伊丽莎白的故事。伊丽莎白通过研究自己的力量的面具开始意识到,自己为了保持坚强的外表付出了多么惨重的代价。她阻断了与自己内心沟通的道路,而且疏远了他人。完全对自己诚实意味着学会与人分享所有感受,特别是脆弱的感受。当她感到受伤或感到需要帮助时,她学会与丈夫麦克斯一起分担,虽然这对她来说有些难。

最初她想把自己所有的感受以剧烈、极端的方式表现出来,这样麦克斯就不得不做出回应。但随后她意识到这种过分剧烈的表现方式仍然是想控制他人、迫使他人听从自己的命令,而并非诚恳、坦率地表达自己的感受。她必须接受这样的事实:没有人能保证自己的需求一定会得到满足。因此她开始接受那些生活中不可避免的失望,而她过去的策略是利用力量的面具抵御这些失望。

当伊丽莎白探究自己的意象时,她能够更充分地感受到过去的伤痛、自己对拒绝的恐惧和自己的真实需求。她认识到自己背弃了对父亲的爱和对母亲的需要、否认了自己的柔弱和女性气质。她意识到应该对丈夫更多地显露自己脆弱的一面,作为反馈丈夫也会将他脆弱的一面更多地表现出来,从而两人之间的爱可以建立良性循环。当然所有这一切改变不会在一夜间发生,也会伴随着痛苦和努力。但是成长的方向坚定不移,成长的动力绵绵不绝,朝向真实迈进,脱离对理想化自我意象和它背后的错误信仰的依赖。

3) 平和的面具

平和的面具试图通过始终装扮平和与超脱来逃避生活中的困难和脆弱。实际上,戴面具者所追求的是扭曲的平和,是对生活的退缩、冷漠和逃避,是对生活不敢主张,是愤世嫉俗的超脱、虚情假意的超脱。

选择这种自欺欺人的解决方法的原因通常是儿童用"爱"的面具和"力量"的面具都无法解决问题。既然不能通过顺从获得想要的爱,也不能通过进取得到渴求的自我肯定,他就整个地逃避了所有内在和外在的问题。然而,在逃避的背后,他依然痛苦、没有安全感,觉得自己无法得到自我肯定和爱。但是对自我肯定和爱的需要被有效地抑制了,因为他想躲到一个安全的港湾逃避内心的风暴。

我们错误地相信,如果我们能够坚决地否认问题,问题便会消失——这就是平和的面具的依据。我们相信,只要对所有困难视而不见,保持"酷"姿态,不受生活左右,就可以获得安全感和自尊。戴着平和面具的人把冷漠和超脱理想化,可能还鄙夷那些谋求"世俗的好处"的努力。如此大幅度的否定导致了麻木与隐秘的绝望,这种影响经常被愤世嫉俗的人生观和盲目的宗教精神掩盖。生命力和能量之流受到阻碍和削弱。它经常妨碍我们投入地工作和恋爱。

在第一章所讲述的故事中,哈丽特在六岁时失去父亲,从那时起她便冻结了自我认同。她开始从生活中退缩出来并戴上了平和的面具,假装自己对任何事都不动心。任何情感(无论是好的还是坏的)临近时,她内心中的哨兵都会迫使她退到防御工事后面,躲避儿时曾经遭受的感情创伤。

哈丽特已经成长为一个文静的好学生,但却无法与人沟通。她长期的退缩心理使她生活在灰暗的现实里,在那里不存在任何强烈的情感。那里没有黑暗,但也没有阳光。她知道要想重新生活就必须摘掉平和的面具,并且开始谈论和承受自己的情感。

平和的面具所包含的情感的自我背叛几乎是彻底的。真实自我的情感几乎完全不被认同,以至于只能接受极低程度的对生活的融入和与他人的沟通。带平和的面具的人经常逃避到理智或内在的精神世界中。有些人可能真实地感受过内心平和的心灵经历,达到了更高级自我和真正的内在平和的境界。然而,当高级自我被用于保护或防范那些还未完全成熟的自我的其他方面时(包括焦虑或竞争、骄傲或分离、脆弱或困惑),这时平和便被当作面具。每当我们在特定的时候装出比真实的自我更加镇静或超脱,并且使用平和来掩饰和否认我们的情感反应,我们就戴上了平和的面具。

爱的面具和力量的面具通常为了实现某种目的或创造某种意象而大肆渲染情感。平和的面具却与它们不同,其中包含着未被曲解的情感,但是这些情感是隐藏的,需要很大的勇气来揭露它们。转换平和的面具是一个循序渐进的、挑战真实自我的过程,是一个摘掉面具、走进生活的过程。

4)混合面具

有时爱的面具、力量的面具和平和的面具会综合在同一个人身上,由于每种面具所追求的目标和理想相互矛盾,在这个人内心中引起巨大的混乱。尽管爱心面具装作以爱为全部,否认力量与独立,力量的面具却表示不需要爱,并且装作以力量为全部。平和的面具摆出"超脱一切"的样子,既不为爱而斗争也不为获胜而努力,并且鄙视这二者。爱的面具和力量的面具相互矛盾,但它们同样地错误、僵化、不现实、不可行。这些面具的任何组合方式都不可能接近现实。

很多人的确拥有矛盾的个性观念。他们的生活可能划分为不同的部分,例如力量的面具主管事业部分,爱的面具经营着生活中的亲密关系,或者相反。一个在男人面前装扮得俯首帖耳、小鸟依人的女人,在面对其他女性时可能会变得争风吃醋、寸步不让。或者一个对女人极为顺从的男人也可能在面对男性时专横霸道。这样的组合面具总是使性格的假面具变得更加混乱。

> 即使一个人有可能永不失败,或热爱所有人,或完全独立于他人,但如果他的理想化自我意象同时要求他既爱每个人又被每个人所爱、既征服别人又不被别人伤害,这些要求也不可能实现。这样的理想化自我意象可能既要求他要保持无私以获得爱,又要求他保持自私以获得权力,同时又要求他对所有人类感情保持彻底的冷漠以获得内心的平和。在这样的灵魂中,你能否勾画出其中的冲突?这样的灵魂是多么的可悲!无论他做什么都是错误的,都导致内疚感、耻辱感和无能感,并进而导致挫折感和自卑感。(PL 84)

采用不同的面具作为防御屏障

尽管每个人都拥有一个基本的伪装面具(即典型防御屏障),但当我们受到威胁时,可能会选择三种面具中的任何一种作为防御屏障。即使一个戴着顺从(爱)的面具的人,在无路可退时也会为了冲出困境、避免"失败"而采用进攻性的专横意志（力量的面具）进行防御。如果威胁太大，我们就会采取撤退的防御方式（平和的面具），彻底回避所有问题。

另一种可能是，尽管我们的基本面具是力量的面具或平和的面具，我们可能发现一些隐藏的弱点，它导致屈服和自我背叛（爱的面具）。

> 每个人都具有恐惧和懦弱的心态。由于我们对人格的这个角落经常会产生强烈的羞耻感，因此这方面性格一直处于秘密状态，清醒的意识也经常发现不了。……在灵魂中的某一区域，人们经常会为了逃避谴责、责难和拒绝而被迫出卖和背叛自己……几乎没有任何东西可以像这个内在的、恐惧的、虚弱的区域一样，带给人们如此多的痛苦和羞耻感，它会使人们感到无能为力，感到被自己出卖。……人格的这个区域仍然停留在儿童状态。（PL 157）

丽莎是一位中年妇女，她是一个素食主义者，总是表现得很能干。她参加了在七橡树举办的个人集中治疗。在治疗过程中，她开始探寻自己在生活中面对亲人死亡和损失时的反应，并将这些反映表现出来。面对家庭中的种种不幸，她一直是"坚强的"，在其他家庭成员沉浸在悲痛中时，她负责照顾他们。她的理想化自我意象是一肩担当别人无法承受的痛苦和重负。她是六口之家的女主人，在很大程度上掌管这个家。她总是觉得自己比任何人都了解他们需要什么，因此她总是对别人指指点点、发号施令。

在集中治疗期间，丽莎的食物被送到她的房间。在食物调查问卷中她已经提出过不吃肉类，而在一次午餐的时候，她惊讶地发现送来的食物中有一样像是鸡肉沙拉。她仔细观察这份沙拉，挑出一片类似鸡肉的东西，甚至小口尝了尝，看看它是不是用豆类制品加工的。当她正考虑是否应该把沙拉拿到厨房问个究竟，她意识到自己不应该找麻烦，不应该向负责治疗她的机构发难。她担心如果向中心提出自己的问题，那么她就会失去工作人员对她的爱和认可。她努力地使自己相信沙拉中没有鸡肉，而是一种豆制品，她没有抗议，吃完了沙拉。

在接下来的环节中，当我们发现确实是由于我们的疏忽，将鸡肉沙拉送给丽莎时，我们决定研究丽莎采取顺从反应的原因。丽莎发现在自己内心中深深埋藏着一种顺从心理，那是一种为确保安全而顺从的心理需要。她还发现，尽管在自己家中她很轻松地保持领导姿态，但一旦超出了家庭的安全范围，她总是特别顺从。她不仅吃了鸡肉，她还告诫自己不要相信自己的感觉。丽莎将这次经历称作"豆腐教训"。通过这次经历，她开始勇敢地面对内心中的弱点：不相信自己的真实感觉并屈服于想象中的权威。

我们觉得必须得到某些权威的认可，为了取悦或至少不惹恼他们，为了获得他们的接纳，我们每个人多么频繁地放弃了自己的正确感觉，甚至包括那些十分明显的感觉！这种懦弱、胆怯的心理导致了我们的屈服——爱的面具。

> 至少在某种程度上，每个人都具有这样的胆怯心理。在这个隐秘处，你不仅感到无助和需要依靠，而且会感到深深地羞愧。当你为了取悦在某个特定时期扮演权威的某个人而采用某些方法时，这种方法令你羞愧。（PL 157）

通过揭露内心中的羞愧感，我们就可以对其进行治疗。通过进一步检讨我们为了应付和取悦权威而采用的方法，我们就可以净化自我。治疗面具的过程主要是清除我们自身的伪装，揭露深藏在内心中的胆怯、懦弱或愤怒的心理，这些心理支撑着内心中的防御体系。

面具自我的转变

我们错误地认为，人类生活中的缺陷、失望和拒绝是可以避免的，由于面具建立在这个原则性错误的基础上，因此它注定要失败，并导致比最初要防御的苦难更严重的后果。只要我们意识到这些缺陷、失望和拒绝是不可避免的，并且愿意去体会人类的痛苦、缺点和挣扎，我们对面具的依赖就会减轻。

转变面具自我的过程包括痛苦地经历理想化自我意象的死亡，我们必须承认这个虚假的自我事实上早已死亡。如果我们想做真正的自我，我们必须放弃那种毫无生命力的自我。消除面具的过程同样也要求我们再次体会那些导致面具产生的童年伤害。

玛西和新男友交往时，对男友关怀备至，相信这么做会赢得男友的爱。只有当她意识到自己的付出并没有得到回报时，她才开始认真审视自己所做的一切。

玛西意识到这样的事实：她一直戴着"好女孩"的甜美、可爱的面具。当她还是个小女孩儿的时候，为了得到父母的爱，她就制造出这样的面具。但是，玛西越是努力的取悦他们，父母对她的关注就越少，反而对她的期望就越多。因此她总觉得受到挫折，感受不到爱。只有当她再次体会到由于童年缺乏爱所导致的痛苦时，她在现实的生活中才会认识到当时所制造的面具从来没有成功地弥补过童年时失去的爱。现在，玛西已经成熟，她可以体会儿时的痛苦，并打消了希望有人来弥补过去所失去的爱的想法。

玛西同样意识到自己为了固守面具所付出的代价。她意识到：当她费尽心机取悦新男友的时候，自己并没有好好照顾自己。她没有将自己的需求说出来，反而希望男友会感应到她的需要和想法。这种心理肯定会使她感到失望。

玛西开始探究自己的爱的面具，她感觉面具就像是太妃糖——一种黏糊糊的、甜甜的东西，粘住她和她接触的任何人。她感到面具很早以前就在她生命中产生了，在自己扮演那个妈妈理想中的女儿时，这种面具就已经产生了。从那时起，她学会永远不说"不"，永远保持兴高采烈，尽可能地去应对那些会使别人感到忧虑的问题，不允许自己感到胆怯、愤怒或无能为力。她被要求保持镇定、平静，服务他人。她的妈妈甚至曾对她说："你是为我而存在的。你必须要和我在一起。"当玛西意识到自己的爱的面具中充满了虚伪的情感，她开始感到厌恶。

在心路治疗的一次聚会中，玛西设想自己摘下面具并把它套在一个枕头上，然后对面具说话。她对它说："我想摆脱你，你让我感到窒息。"然而，她立刻感觉到那块"太妃糖"又开始死死地粘住她。

接着她又扮成了面具："你怎么可以对我说出这么无情的话？我是你最好的朋友，我确保你的安全。只要你乖乖的，没有人会像童年时那样伤害你。你最好听我的，继续进行这场扮可爱的游戏。"

随后，玛西用另一个枕头代表自己的高级自我，她向高级自我求救，询问在这样的情况下她该怎么做？当她坐在代表高级自我的枕头上，她突然听到高级自我对她说："吃掉它，那个黏糊糊的东西就是药。如果你吃了它、接受它并将它吸收，它就会溶解成最初的本性——纯粹的糖。接着，在这基础上，你可以塑造全新的自我。"这种表达和交流的方式帮助玛西更加全面地接受面具，并与之融合。她发现面具的根本组成部分与高级自我的组成部分完全相同。她实际上就是一个有爱心、关怀他人的人，一旦她消除了导致面具产生的、担心自己不可爱的恐惧，她就恢复了真正的可爱。

面具是对高级自我的扭曲

面具通常是对性格中真正的高级自我品质的扭曲表达。为了避免存在于真正高级自我中的强烈的脆弱感，我们运用自己真实的能力（包括爱心、力量或平和）制造出一个复制品。出于对自身脆弱的惧怕，我们依靠低级自我和面具来"保护"我们。

为了使我们不再感到脆弱并被别人接受，我们制造出一个高级自我的复制品。但在制造的过程中，低级自我扭曲了高级自我的真正品质。低级自我中的恐惧心理将爱的真正品质扭曲成顺从和依赖（爱的面具）。低级自我中渺小自我的专横将真正的力量扭曲成侵犯和控制欲（力量的面具）。低级自我中的骄傲心理（希望能超越人类的平凡）将平和扭曲成冷漠和退缩（平和的面具）。

最初，正是我们担心自己不会被别人所接受的心理导致了虚伪的面具。我们认识到，由于面具是虚假的、令人讨厌的，实际上面具恰恰导致了我们最害怕的、别人对我们的拒绝，从而重现童年时所受到的伤害。当我们被困在这种恶性循环中，别人的拒绝会使我们再次对自己为了制造更加完美的面具所做出的努力表示怀疑，从而导致更多的拒绝，等等。解决面具的主要方法就是学会接受和爱我们真实的自己，接着，我们会最终摆脱担心被别人拒绝和得不到爱的恐惧心理。然后，高级自我的真正品质才能恢复其原有的模式。当我们展现真正的高级自我，我们发现人们会被我们所吸引，这样就会产生强化真实自我的良性循环。

1）当康妮放弃了作为一个顺从的"完美的基督徒"的面具，并承认自己的愤怒和力量，她又恢复了她那种关爱和照顾他人的美好而慷慨的品质。她需要做的只是不再为制造基督教圣徒的面具注入能量。以前的康妮戴着面具，试图通过照顾其他人来表现出自己比别人"好"和优越，并且强迫别人关注她。

2）在伊丽莎白力量的面具的背后，她实际上也是很有能力和力量的。只要不是出于专横地控制别人的目的，她真正的品质（包括精于世故、高品位和才能）都可以得到培养。她慢慢地学会了将自己的才能与对别人苛刻区分开，将高品位与对别人弱点的挑剔区分开。接下来，她真正的艺术鉴赏力和处理业务的才能可以充分发挥作用，同时并不妨碍她敞开心扉与别人建立亲密关系。

3）在平和的面具的背后，当哈丽特处理严重的感情问题时，她超然物外的能力支持着她。面临强烈的情感波动时，哈丽特退到心墙的顶端，从而客观、宽容地观察自己的情感。她逐渐地学会了扩展封闭自我的心墙，从而所有那些以前被她否认的情感可以进入她的内心。她超然物外的能力也变成了精神力量的一部分，而不再阻碍自己成为完整的人。

当我们看穿面具，我们就可以同时面对高级自我和低级自我。当我们不再逃避，直面我们的缺点和优点，我们的恶和善，我们就能更加真实地认识自我。真诚的自我接纳为真正的自尊奠定基础，而真正的自尊也将会替代建立在完美自我意象基础上的虚假自尊。

> 一旦你鼓起勇气去做真正的自己，即使你的勇气看起来比理想状态差很远，你会发现你的勇气已经足够了。随后，你在内心中就会感到一种十分惬意的平静。这样，你就会拥有安全感；你就会成为一个完整的人；你就会去除我们无法遵从的发号施令者手中的铁鞭。接着，你就会了解平和与安全感的真正含义。你将不再运用错误的方式追寻他们。（PL 83）

第六章练习

1. 找出你对自己提出的五个完美要求，将他们写出来。你是如何产生这些要求的？这些要求是否也体现了你父母对你提出的要求？

2. 以生活中的一件事或一次不愉快的经历为例，可以就是你在做每日回顾时所想到的事。写出你内心中"高级人物"（家长式的、完美的、苛刻的超级自我）与"低级人物"（孩童式的、受压制的、有缺陷的人类自我）之间的对话。让他们彼此之间开展对话,并力求使双方都能耐心地听取对方的意见,寻求对彼此起源和本性的更为全面的理解。作为对话的结论,写出通过制造两方面的对话,你对自己有了哪些了解?你对自己提出的完美要求源自何处?这些要求有什么功能?

3. 经过五天的每日回顾练习,找出与他人交往时你所带的面具或完美自我表现的例子。同样,记下当你的理想自我被别人看穿或揭露时所做出的反应。并且记下你在每个场合的脆弱感。

4. 选出你的最主要面具(爱、力量还是平和)。通过讨论生活中的例子来支持你的想法。

5. 思考你最主要的面具如何成为解决童年时痛苦问题的虚假方法。将你的核心意象(对生活的根本误解)与面具联系在一起。

6. 审视生活中你为了取悦权威人物而背叛自己或放弃自己的正确观点的时刻(参阅"采用不同的面具作为防御屏障"一节中的讨论)。思考你都采取了哪些方法来取悦被你视为权威人物的人。不仅反省你的懦弱,还要反省你为取悦他人而采取的方法,在反省过程中允许自己感到羞愧。以最大的宽容接受自己的懦弱和羞愧。

第七章

面 对 低 级 自 我

> 恶的表现形式与纯粹的意识和能量并没有本质上的区别,它只是改变了它的特征。
>
> ——PL 197《扭曲的能量和意识:恶》

阿尔伯特的鬼魂:面对低级自我

阿尔伯特喜爱女人。或者说他总是会和某个人相爱,有时也会同时爱上几个人。他目前46岁,但仍然认为自己是风度翩翩的浪漫主义者。从童年时跟可爱的表妹所做的性游戏,到最近的新宠(一位接受精神治疗的魅力十足的女患者),女人在阿尔伯特的生活中占有举足轻重的地位。

但他的初恋却是他的母亲,阿尔伯特称她为安娜。安娜16岁的时候就生下了阿尔伯特,但她从来没有尽母亲的义务。童年时阿尔伯特由祖母照看,而安娜更像一个依赖别人的神经质的大姐姐。阿尔伯特的父亲比安娜的年龄大很多,而且是个酒鬼,根本指望不上。所以每当安娜遇到问题经常向儿子倾诉,她经常拥抱和亲吻儿子。回想起过去,阿尔伯特怀疑自己跟母亲也有过某些性接触;他还记得童年时安娜带给他的强烈的性幻想。

但是阿尔伯特并非由于迷恋女人而接受心路治疗的。最近他总是被一种

第七章 面对低级自我

奇怪的感觉"困扰着",特别是在晚上,他总觉得黑暗和危险的鬼魂向他逼近。阿尔伯特感到害怕和不安,并且曾一度产生过自杀的念头。他也曾认为这些困扰仅仅是些虚幻的影像,但他仍然不敢触及内心中黑暗的根源。阿尔伯特生长在南部乡村,那里盛行基督教原教旨主义的迷信思想,现在阿尔伯特觉得自己倾向于接受母亲年轻时的那套鬼神思想。他能真切地感受到围绕在他身边的鬼怪,他意识到自己应该通过某种精神观念来驱除鬼怪。

在开始与我共同进行心路治疗的个人集中治疗后不久,有一天晚上,阿尔伯特从梦中惊醒,感到一种特别强烈的焦灼。他马上回想起很久以前母亲留给他的性印象。在他的想象中自己十分小,而安娜却十分巨大。她丰满的乳房和撩人的身姿带给他一种强烈而又矛盾的感受:羞愧而又渴求,恐惧而又兴奋、恶心而又迷恋。他在被子里缩成一团,觉得自己十分幼小和脆弱,直到后来平静下来,他又沉沉睡去。

在接下来的治疗过程中,阿尔伯特又记起了与母亲之间更多的性接触,时间可以追溯到他刚开始学会走路的时候。他记得安娜给他洗澡时,总是触及他的性器官,安娜在床上如何依偎着他、如何让他吮吸她的乳房。他仍可以再次感受到她剧烈的呼吸与兴奋。

阿尔伯特完全沉浸于这种乱伦的情境中,他对安娜大叫:"妈妈,你在干什么?……你在哪儿?妈妈,我害怕,你快回来吧。"他声嘶力竭地呼喊出记忆中的痛苦,吓得浑身发抖。当他慢慢平静下来,又感到很羞愧——如此强烈的羞愧感使他不愿再想下去。在他感到羞愧的同时,他也体会到了与母亲发生性联系所产生的兴奋和这种亲密关系所带来的特别感受。

那天晚上,阿尔伯特感受到黑暗鬼魂的存在。我和他一起祈祷,建议他直接与那些鬼魂对话。

阿尔伯特问到:"你们是谁?你们想从我这里得到什么?"

一开始阿尔伯特觉得这些鬼魂是他的祖母,她身着黑袍,召唤他和她一起去死。"现在就去死吧,"她说,"这样你就不会再遇到任何麻烦了。"

"我不想去死",阿尔伯特回答道,"我愿意面对任何糟糕的事。"突然间,祖母的鬼魂消失了。

但是又有一个鬼魂出现了,而且比第一个还要可怕和咄咄逼人。我让阿尔伯特说出鬼魂是谁,他回答道:"那是我父亲。"阿尔伯特的父亲很久以前就自杀了。父亲的鬼魂给阿尔伯特带来一条十分可怕的信息,以至于阿尔伯特被吓得很久说不出话来。接着,他开始大声祈祷,祈求基督的帮助。最终,祈祷和我的安慰使他镇定下来,去了解"父亲"的信息:"你是坏蛋,应该被杀死。"

一开始阿尔伯特没有勇气去反驳:"是的,我知道。"他含糊地回答,浑身又开始瑟瑟发抖。"我对她做了不该做的事,那些事糟透了。"

我用一种极为温柔的声音打断他,就像对小孩子说话一样:"记住,阿尔伯特,是你的母亲引起了这些事情,这是她的错。你只是个小男孩,你只想按照母亲的要求去做,想让她高兴。"

阿尔伯特坐在沙发上,缩成一团,小声地回答:"可你不了解,你不了解。"

"我不了解什么?阿尔伯特。"

阿尔伯特用蚊蝇般的声音喃喃地回答:"我喜欢那种感觉。我习惯那些游戏和兴奋的感觉。我喜欢与众不同。"他的声音变得更低了:"我爸爸……"

"怎样?"我以鼓励的口气问道:"你爸爸怎样?你觉得他怎样?"

"对妈妈来说我是最棒的,我比爸爸好。我不愿意他们在一起,我希望他离开,希望他去死!"

阿尔伯特开始咳嗽、哭泣,并且用手捂着肚子。由于感到焦虑不安,他在沙发上翻滚,剧烈地喘息,哭得上气不接下气。最后他平静下来,轻声地说:"现在我知道了,我用我的坏杀死了他。"

"噢,我明白了,"我轻声说道,"你认为你与妈妈做的那些坏事、你们之间的那些游戏杀死了你爸爸,而且使你取代了他的位置。那些事让你觉得自己坏极了、该死,是吗?"

从阿尔伯特紧张地点头动作中,我了解到这正是令他内心中的童性惊恐的信念:"现在我们能够理解为什么小阿尔伯特觉得自己非常坏,并且想一死了之。"我解释说,"现在我们知道为什么你祖母和父亲的鬼魂总是缠着你。他们是来向你展示你的坏。既然你已经听到了你最害怕的关于自己的事情,现在让我们看看他们还会说些什么。"

阿尔伯特坐了起来,握着我的手,请那些鬼魂再次与他对话。现在那些鬼魂显得不再那么阴暗了。他甚至觉得祖母的形象变得慈祥、温暖、充满母爱。

她与基督宽容的形象融为一体,明亮而又令人舒适,我催促阿尔伯特与新出现的基督式的形象对话。

"我觉得自己坏透了,不是小男孩的那种坏,是真的很坏。我的确想取代父亲,跟母亲产生特别的关系。我并不仅仅是她的牺牲品。从小时候,我就参与了她的变态行为。我想知道我的行为是否可以被宽恕?怎样被宽恕?"

我坐在阿尔伯特身旁,和他一起感受内心深处的平静。房间里似乎充满了耶稣的光芒,那是一种温暖的、使人深深感到舒适的光芒。当我们感受到博大而无私的爱时,我感到自己心中充满了肯定与信念。阿尔伯特也大声说出此时此刻的想法:

"任何事情都可以被宽恕,并且已经得到了宽恕。即使在你的灵魂最深处,也不存在任何令人无法接受的黑暗事情。将这些事情引入意识之中就是拯救的方法,一切都是美好的,一切都会美好。"

面对低级自我

并不是每个人的低级自我都像阿尔伯特那样以鬼魂的形式剧烈地表现出来,但是大多数人在生活中的某个时期都曾被潜意识中的魔鬼所困扰。我们每个人心中都有一块隐秘的地方,那里埋藏着羞于见人的幼稚想法——认为自己"坏"。另外我们都有作为成年人的真实的负罪感,因为我们没有做该做的事或做了不该做的事。我们都有这样的体验:我们的所作所为、所思所感令我们觉得自己不是好人,甚至是坏人。我们通常把自己与内心中恶的根源区分开,通常要么试图否认它们,要么试图为自己的消极心理辩解。

然而,我们迟早会意识到我们自己本身就是黑暗的根源,那些黑暗来自我们自身,使我们的生活黯然无光。恶以低级自我的形式存在于每个人的身上。一旦我们承认了自己的低级自我,这将是神圣的时刻,因为它标志着精神治疗的转折点。以前我们把心中的恶归罪于他人,而现在我们只是谦虚地将黑暗当作我们自己的一部分。"是的,"我们承认,"你属于我,我把你看作自己的一部分"。自豪感随之产生,心扉随即敞开。当我们有意识地接纳内心中的恶,这种行为会治愈我们最深刻的不幸——心灵与终极精神(大爱)的分离。

和阿尔伯特一样，我们发现我们很难做到既承认自己的低级自我又认为自己依然可爱，我们很难相信自己既是坏的，又是好的。依然和阿尔伯特一样，我们选择无意识地依照低级自我行事，以此抵御不完美的童年带给我们的痛苦、成年生活中不可逃避的苦难和与终极精神分离的存在主义的绝望。我们也同样希望能摆脱自己的极度脆弱，去主宰生活和控制他人，去逃避童年时的无助感。然而，尽管我们可能没有受到阿尔伯特所遭受的虐待，但我们心中都保留着一种被迫害的感觉，并用它来为我们的消极心理辩解。我们拒绝公正地看待自己的恶，拒绝实事求是地承认。

什么是低级自我？

低级自我是消极心理的创生中心，我们对自我和他人的消极态度和消极感觉由低级自我生成。低级自我产生的根源在于自我中心的生活观使我们与生命整体分离。我们将低级自我用作防御，来抵抗痛苦、麻木的感受和自己与自我和他人的分离。如此麻木的行为所导致的结果就是我们的消极心理。

当我们把别人当作"敌人"的时候，我们就会恶劣地对待他们，强迫他们成为我们私下编织的故事中的一部分，完全不顾终极精神（大爱）所赋予他们的完整性。事实上，所有其他生命和我们交织在一起共同构成了世界的完整结构，我们是整体中不可分离的一部分，而低级自我产生于一种错误的观点，这一观点认为：我们的身体和心灵可以从这个世界整体中分离出来。低级自我的本质就是破坏生活的整体性的消极意图，而这种意图又使分裂不断扩大。

低级自我表现在意识的不同层面中。在自我层面，我们具有某些长期的人性弱点（例如争强好胜、捕风捉影或者挑剔苛刻）。内心童性层面上，低级自我表现为童年时的创伤留下的错误观点和防御的消极心理。当我们进一步探寻心理，我们会发现消极的精神目标（例如复仇、痛苦、失望），这些目标体现在某些根深蒂固的消极生活观念中。我们带着低级自我的各个方面来到人世间，目的是净化自己。在更深的层面上，低级自我表现为我们对控制与分离的共同追求。总之，无论低级自我在我们内心中以何种形式出现，它都会阻碍爱与真的神圣能量在我们的体内自由而集中地流淌。

| 第七章 面对低级自我 |

在某种程度上,这个世界上的每个人都生活在二元对立的状态中,我们拒绝完全屈服于终极精神。我们拒绝将自己与我们内在的神性完全融合,我们内在的神性就是身体里流淌的神圣能量,这是我们真正的本性。然而,如果我们选择与抵制和分离达成一致,那么就会引发内心中恶的能力。

什么是恶?

在对终极精神(大爱)的祈祷中,我们乞求终极精神"将我们从恶中解救出来"。这通常意味着我们应该远离恶,躲避它的所有表现形式。但不幸的是,这么做所导致的后果是我们无法**感受到**存在于我们自身和世界中由我们所制造的恶。我们否认自我内心中的恶,就会导致我们将其埋藏在内心深处。在心灵深处潜意识的巢穴中,恶就会像癌细胞一样肆意生长。只有我们面对面地直视恶,全身心地去感受它,我们才能够将这种能量转化为其最初的本质。只有通过努力使自己具有更强的自我意识,我们才能摆脱扎根在我们潜意识中的恶。现在我们应该开始面对低级自我的整个进化过程。通过整体性意识,我们将重新认识到,我们是生命整体性的一部分,我们的真实能量是统一的生命能量的个别表现形式。

我们通常极端地、有时有意识地用"恶"表示消极事物。尽管我们的道德判断可以恰当地区分不同程度的恶,但是在极端的大恶(例如希特勒的大规模种族屠杀)与司空见惯的小恶(例如我们每个人无意识地选择了走向消极与恐惧而背离爱与真)之间没有严格的界线。希特勒的疯狂与邪恶同样来自于消极的力量,每个人都具有这种力量。

当我们压抑对恶的感知时,我们的内心仍旧四分五裂。我们的导师解释说:

> 如果你否认自己的恶,那么你与自我就没有统一起来。如果否认恶,就一同否认了那些包含在恶中的充满活力的原始创造性能量。我们为了实现自身的统一,必须利用这种能量。只有必须首先认识这些能量的扭曲形式,而后才能转化它们。如果你不能接受它被扭曲的表现形式,你又将如何将其转化为积极的能量?这样,你依然处于与自我分离的状态,而且

在无意识状态下,这种心灵上的分裂表现在你和别人的关联和无关联之中。无论你身上具有哪些独特的、恶的、令人无法接受的特征,也无论这些特征多么让人讨厌、多么具有破坏性,这些特征所包含的能量是充满活力的。(PL 185)

低级自我是生命力中的黑暗一面,要么表现为希特勒式的极端行为,要么表现为个性未成熟者的无关紧要的随意行为。然而,低级自我同样是一种关键的、有效的、具有创造力的能量。如果我们压抑对自我的这一部分的感知,我们就压抑了我们的创造力和活力。在性欲与进攻功能方面,每个人身上都存在着扭曲。我们越是害怕这些扭曲,我们就越加压抑这些能量,使它们无法鲜明地表达出来。每个人的消极生活体验来源于自己潜意识中的低级自我的冲动。我们越是否定低级自我的消极创造力,我们在生活中就越发感到脆弱,我们也就越发倾向于把自己的不幸归罪于别人或命运。

低级自我有能力制造出我们在生活中所遭遇的所有痛苦与消极。它就是一种强大的、具有创造性的动力。如果我们直视并承认我们身上存在的低级自我全部的破坏力,我们就会运用这一创造力,朝着更加积极的方向来塑造我们的生活。

否认低级自我

人类对低级自我的否认至少像否认死亡一样强烈,有时甚至更强。人们宁愿选择自杀,也不愿去面对一些公之于众后会破坏声誉和自尊的隐私。我们经常觉得,自己之所以值得活下去是因为我们"好",至少在别人眼里"好"。承认自己坏就等同于自我毁灭。

> 承认并接受自己具有破坏性的、恶的方面看起来要付出巨大的代价。**至少看起来**是这样的。但事实并非如此。相反,否认消极方面的代价才是巨大的。……只有恰当地面对恶,自我接受、自尊自爱、新的能量以及更深的爱和愉悦才能得到保证。(PL 184)

随着精神治疗的深入开展,我们培养了一种真诚的品位,并且了解到无论短期内会有多痛苦,对于我们来说真实地面对自己永远好于自我吹捧与否定。培养容忍消极心理最重要的工具是培养客观、同情的观察者自我,他是高级自我的一个方面。如果我们不加否定地按照自己的真实面目认识自己,我们就把自己的身份从被识别者上转化为识别者。我们就成为观察者,而不再是被观察的对象;我们就成为意识,而不再是意识的内容。自我认知的逐渐转变过程使我们降低了对低级自我的依赖和羞愧感,并且为我们在高级自我中奠定基础。

尽管我们逐步与高级自我取得一致,但对低级自我的研究工作仍要继续。事实上,我们越是强烈地感受到高级自我,低级自我的净化工作就变得更加重要。

> 有许多精神治疗的确能够培养出真正的高级自我,但它们却没能涉及到意识中的未开化的方面。许多人强烈地渴望在自己的体内实现自己的神性和被忘记的天性,这是他们需要在整体计划中完成的一项任务。这一任务就是净化未开化的"宇宙物质"。(PL 193)

低级自我的三个方面:骄傲、任性和恐惧

骄傲、任性和恐惧是低级自我的核心问题。这三种态度是否认的不同形式,因此,它们对灵魂的威胁要比恶的明显形式还要大。骄傲的态度认为我们比别人强,因此我们有权利保持自己的重要性和特殊性。恐惧的态度认为我们必须要保护自己,那么我们为了自我防御所采取的一切手段都是正当的。任性的态度认为在我们需要某件东西的时候,就应该得到它,从而证明自我中心是合理的。

有骄傲、任性和恐惧的地方,一定有矛盾。自我构建变得紧张而僵化。任性说:"我、我、我",这个"我"是小我,它仅仅关注外露的、有意识的自我个性,而完全忽视、不理睬并且拒绝更广袤的普遍意识,我们是这种普遍意识的一个表现形式。除非我们与这种超越小我的普遍意识完全统一起来,否则我们就不得不停留在小我中。我们错误地认为,倘若自我不是生活的唯一主宰,自我就淹灭了。一旦摆脱了这种错误观点,自我就不会受到过

分的关注。因此，如果你仅仅认同自我，你就不会与普遍意识和身体的感受达成一致，这二者是彼此相连的。如果你仅仅认同自我，你就在自我的结构中制造出一种紧张关系，这等于声称："唯有我的世界是重要的。对我来说这就是一切，因此我不能放弃自我，否则我就不存在了。"（PL 177）

骄傲

骄傲的态度认为："我比别人强"或者"我坚信我是那个理想化的意象，而不是现实中有缺点的我。"骄傲心理拔高我们，并且时常诱惑我们，使我们陷入这样一种恐惧：我们应当比真实的我们"强"，否则我们的生命就是无法忍受的、一钱不值的。骄傲是分裂的小我的主要特征，这种小我认为：要想生存，就必须拔高自己，使自己与众不同。

在关于人类骄傲本性的生动阐述中，导师指出："如果一个人认为别人的羞耻感比自己的要少，那他依然骄傲。"（PL 30）我们关于个人、种族、民族或性别的自我重要性经常为我们提供了冷酷而高傲地对待别人的借口。治疗骄傲的药方就是诚实地面对自我和谦虚地自我接纳，真正自尊由此而生。

> 骄傲认为："我比你强。"这就意味着分裂，意味着一人在上，意味着每件事都与爱的精神相悖。同样，骄傲还会表现为："我比别人都差，我毫无价值、一无是处。但是我必须把这个事实藏起来，因此我要装得比实际的自己强。"当然，这些想法没有清楚地呈现出来，但也不是完全处于潜意识之中。与健康的自尊相反，这种扭曲的骄傲总是将自己与别人进行比较，通过比较衡量自己，但是真正的价值永远无法通过比较得出，因此自我总是处于幻像之中。它毫无希望地、无止无休地追求虚幻的目标，这种追求不仅使个性变得疲惫不堪，而且受到更多的打击。自我与他人之间的分裂变得更加严重，爱变得更加罕见，因此快乐更加遥远。无论你确实觉得自己比别人强，还是为了掩藏自己毫无价值的感受而掩饰自己，结果是一样的。爱不会从这里产生。（PL 177）

骄傲是那些戴着平和面具者的低级自我的主要缺点。骄傲把高级自我的真正的平和转变成面具,使人装作"高于一切"的样子,要么躲入思维之中,要么躲入精神之中。这张面具否认了人类的脆弱和彼此间的相互联系,并且隐藏了通过显得"更好"来疏远他人的消极目的。制造这张面具的目的通常是保护内心中曾因过分敏感而受伤的童性。童性脱离生活,退缩到优越感的面具之中,这种优越感是心理或精神方面的。为了抛弃这张面具,人们必须愿意面对并放弃其骄傲,平实地面对自己,正视人性脆弱的事实。

任性

任性的态度认为"当我想得到某种东西的时候,我一定要得到"。任性不同于自由意志,后者只体现了可以做出选择、指导和激发动力的能力。当自由意志被用于小我和狭隘的自我意识并以控制别人和生命为目的时,就产生了任性的态度。由于我们拥有自由意识,所以我们时刻都可以选择:是与狭隘的任性结盟,还是与终极精神(大爱)的意志结盟。

当我们感到急躁、苛求、不妥协和紧张的时候,通过观察当时的自我,我们就会辨别出任性的心理。任性可以是有意识的,也可以不是。对于大多数人来说,我们不再像孩子、原始人或罪犯一样公然地表现任性。但当我们固执己见时,任性仍然发挥着作用,即使我们有理由固执己见。

任性是那些戴力量面具者身上低级自我的主要缺点。任性将高级自我的真正的勇气和力量转变成面具。这张面具使人装得比真实的自我强大、控制力更强并且更有竞争力。权力的面具否认内心童性的懦弱、渴求和恐惧,特别害怕自己会不如别人、受人控制或被人羞辱。力量的面具经常将控制他人的消极意图隐藏起来,有时它会用"弱肉强食"的世界观来辩护它的这种消极意图。它不敢向外界公开自己的需求,也不愿大方地与别人交往。为了消除这张面具,人们必须乐于承认他们把消极的任性当作了一种防御。

任性的消极意图是:当人们需要某种东西的时候,就一定要得到,而且不顾及别人的感受。当我们迷失在低级自我中,我们忘记了无论是骄傲(比别人"强")还是任性(坚持走自己的路)都不会带来真正的幸福。由于低级自我与他人分离,我们的内心就无法感受到爱,因此我们就不会感受到真正的快乐。

恐惧

恐惧是低级自我的另外一种态度。由于我们最初没有将恐惧归类为消极心理，所以不容易理解为恐惧也是低级自我的一部分。但是作为一种持久的生活态度，恐惧表现出的是"我不相信"。如果你不相信终极精神（大爱）或生命，你就会把很多消极心理当做正当的，其中包括试图控制别人、对自己不负责任和不敢面对生活的挑战。怯懦、受压迫感和拖延都会因此被视为正当的。

恐惧作为低级自我的主要特征，不同于短暂的害怕。当我们感到害怕（包括恐怖或惊恐的感受），我们仅仅感受到这种感觉，随后它就像波浪一样逝去。这些感受属于人类的情感范畴，本身并不具有消极性。然而，恐惧作为长期的、消极的、不信任的生活态度，的确是低级自我的一种特征。

恐惧的态度认为"我不相信"。这是一种强烈的敌视生活的情绪。同时它与骄傲和任性相连，认为"如果我不是特殊的（比别人强）或者我不能按我的方式做事（满足小我的意志），那么糟糕的事情就会发生"。恐惧产生于骄傲和任性的态度，同时又加剧了骄傲和任性。恐惧将我们困在小我意志的狭窄的范围之中。

> 恐惧者不会信任任何人。因此恐惧中的自我不会将自己释放出来。由于个性被禁锢于自我之中，受到任性、骄傲和恐惧的捆绑，被困在自己制造的消极态度中，陷入否认消极心理的自相矛盾的境地中，因而快乐变得遥不可及。因此恐惧并不了解自己痛苦的本质。自我不承认要对自己所遭受的苦难与缺失负责，反而责怪他人，这就引出了仇恨、痛苦、气愤和挑衅。由此而导致的混乱结局，对于心灵来说是一种折磨。（PL 177）

恐惧使我们迷失方向，因此恐惧的情绪经常使我们认为消极的想法和态度是合理的，而我们从来没有直接面对那些想法和行为。我们应该去体会恐惧的情绪，并且理解它为什么拒绝信任他人。

恐惧是那些戴着爱的面具的人具有的低级自我的主要缺点。恐惧将高级自我的真正的爱转化成爱的面具。这张面具使人装出一副比真实的自己更加关心他人、爱他人的模样。面具的基础在于惧怕遭到拒绝,惧怕完全依靠自己。这张面具通常装得很甜美、关心他人,并且否认个人生活中无法避免的愤怒、骄傲和任性。这张面具表面上看是关心别人,但面具下的真正意图是想控制别人、限制别人,同样总是渴望得到被人关照,不想长大。由于儿童的真正需要没能得到满足,因此产生了这张面具,以至于使儿童退缩到恐惧中,努力去取悦他人,并且越来越远离其天生强健的真正自我。

当我们推倒骄傲、任性和恐惧的防御,它们就丧失了破坏力。我们请客观、同情的观察者自我在不加自我辩解、自我开脱和自我评判的条件下重新认识它们。我们要学会对自己的消极行为负责,而不归罪于外部环境,无论外部环境多么强烈地刺激了我们。

早上爸爸打来电话。我突然感到很讨厌他,希望他死了,这样我就可以继承他的遗产了。

啊……这就是我的任性和贪婪。

昨天晚上丈夫喝得烂醉。他太粗俗了。我在精神方面比他强多了。

啊……这就是我的骄傲。

我女儿还想要一件晚礼服。我是不会买给她的。我在她这个年纪的时候没有像她那么多的男朋友,她根本不配拥有晚礼服。

啊……这就是我的竞争心理。

我希望丈夫能经常对我说他爱我。我感到孤独,这都是他的错。

啊……这就是我的苛求与任性,它伪装成自己受到欺骗。

我不放心女儿整晚待在外面,我最好给她立规矩。

啊……这就是我的恐惧和控制欲。

什么不是低级自我?

就愤怒本身而言,它不是低级自我的一个方面。它是人类的自然情感,是我们心灵的警钟,显示出在我们自身或周围的环境出现了某些问题。愤怒协助我们采取行动、做出反应和进行调整。如果没有愤怒,我们也许只会停滞在不健康的状态中。如果没有愤怒,在我们自己和他人遭受不公正对待时我们就会缺乏挺身而出的动力。

如果愤怒感受明显地由自我发出，它未必具有破坏性。**感受我们的愤怒总要比压制它更健康。**因为被压制的愤怒总会以一些间接的、必定更加消极的方式表现出来。只有当愤怒被用于伤害或者破坏时，它才会成为低级自我的一种表现方式。

珍妮特对自己作为母亲的角色要求很高：她要求自己理智、有爱心、公正，而且最重要的是，不能把自己的难题推到四个孩子的身上。她总是保持着这种理想的自我意象，但这种形象使她不堪重负，有时她会无缘无故地大发脾气，随后她又感到十分愧疚。

在一次心路治疗小组讨论中，珍妮特说出由于自己无法达到如此高的理想要求而感受到强烈的挫折。于是，我建议她去感受她对理想的自我意象导致的沉重负担产生的不满情绪。珍妮特同意接受心理表演治疗，随后我们所有人都用手指着她，清清楚楚地讲出她一直强加在自己身上的种种苛刻要求。当她对我们感到越来越气愤时，她也开始慢慢意识到自己也一直讨厌孩子们没完没了的要求。实际上，珍妮特对孩子们产生了强烈的愤怒——一种她以前从来没有承认过的感觉。我试着进行更深入地探查，看看是什么原因使她在应该给予孩子适当反应的那一刻，压制了她的愤怒。

"我害怕，"她小声说，"我害怕如果一旦我有意识地去感受愤怒，我可能会杀了他们。"这就是珍妮特试图通过压制自己的愤怒来躲避自己的低级自我的想法。我鼓励珍妮特在我们这个安全的小组环境中，将这种被束缚的想法释放出来，并且鼓励她继续发展这种想法。这时她清清楚楚地大声说："我想杀了他们。"然后她想象出杀死所有孩子的真实场面——孩子们被带到了一个平台上，那里放着一口滚烫的大油锅，然后她看着自己把他们一个个扔进油锅里，看着他们死去。

眼前的景象使珍妮特感到十分惊恐，但她同时也得到了解脱。她心底最大的秘密——在"完美母亲"面具下隐藏的杀手——终于爆发出来。她不必再肩负愚蠢的内疚感，因为那只是骄傲心理的一种扭曲的形式，她也不必为了表面上假装感觉很好而隐藏自己的内心感受。

那天晚上，珍妮特做了一个梦："我走进了一间房子，一个思想守旧、苛刻严厉的继母生前曾经统御这里,现在继母已经死了。我走上顶楼,发现了一个旧的大篮子。篮子里面关着一个小女孩,因为小女孩的'不良表现',继母将她塞进了篮子里,任她自生自灭。我将小女孩放了出来,她特别感激我,并马上跑到外面,跑呀、玩呀,这让我感到很高兴。"

珍妮特觉得这个"继母"代表了她的面具的理想化的要求,而那个"小女孩"就是自己拥有的能量,这包括她自然情感中的愤怒,这种情感被她深埋在内心中,几乎已经奄奄一息了。现在这个杀手的"秘密"终于被暴露出来了,她自由了,那个"坏女孩"可以自由地奔跑、嬉戏,她又找回了生活下去的能量。这次治疗让珍妮特以更少苛责、更多理智的态度接受自己心中的愤怒。

愤怒的感觉其实是有用的,因为它是某一刻真正的情感流露,正因为如此,它能够进一步地将我们带进内心深处。然而,我们需要有意识地去表达心中的愤怒,要注意以何种方式、在什么地方,以及向谁表达愤怒才最为合适。在安全的自我治疗条件下,无论是以个人咨询还是小组讨论的方式,我们都可以体会并表达出心中的全部愤怒。除此之外,当我们对某人感到愤怒时,我们还必须考虑是否应当以及如何表达出愤怒的情绪,这主要取决于我们与对方之间的信任程度以及我们的意愿。

如果双方之间没有亲密的关系,或者我们感觉对方无法理解我们的感受,我们或许会选择根本不表现出我们的愤怒,或者有节制地表达,以一种特殊的方式表示抗议,并且注意不造成对他人的责备或羞辱。在任何情况下,我们都应当深入探究愤怒的情绪本身,而且我们最好采用中立、客观的视角,最终决定我们是否应当对当时烦扰我们的状况采取某些适当的措施。

如果你想与对方建立真正亲密的关系,那么公开、直接地表达愤怒的情绪是至关重要的。在这种情况下,一句简单明了的"我生你的气了"就可以消除疑虑。这句话使我们对自己的愤怒负责,分担怒火,然后去探究愤怒的起源究竟是当前生活中他人的冒犯,还是内心中旧伤的复发,或者是两者的结合。

低级自我的愤怒

"我生气了"这句简单明了的表达要比其他更含蓄的表达方式(比如"我恨

你"、"你是那么……，看你对我都做了什么"或者"我早晚会报复的"）更健康。仇恨、责备、自以为是和报复心理对我们人际关系的伤害要远远大于简单的愤怒情绪的表达方式。

只有当愤怒的内涵变成了纯粹的伤害、惩罚或毁坏的愿望时，愤怒才会是低级自我的一种表现形式。暴烈地表达愤怒的心情或将愤怒转变成怨恨或报复，都是低级自我的表现。如果等到很多伤害或怨恨累积在一起才表达出愤怒，其结果几乎总是有害的、怨毒的。在安全的心理咨询或治疗的环境中，我们可以有效地体会这种愤怒情绪。这样，我们就可以有意识地深入探寻我们消极的情绪，寻找它们最初的起源。

然而，我们必须意识到完美地控制愤怒的表达是不现实的。即使是具有极高精神意识的人，有些时候也会迸发出郁积已久的或半意识状态下的愤怒。这种愤怒的爆发会提醒我们，爱的面具或平和的面具仍然被用来抵御我们内心中的消极心理。在这种情况下，我们的任务总是相同的：接纳并原谅自身的缺点，然后继续探寻缺点的起因。

揭示低级自我

对大多数人来说，低级自我是内心中一块危险、刺激并可怕的领地。它既让人讨厌又魅力无穷。暴力既令我们讨厌，又令我们着迷。报纸的发行量、暴力电影的票房、电视节目的收视率在很大程度上都取决于我们对那些表现出低级自我的人们的着迷程度，因为我们发现了隐藏在我们每个人内心中的邪恶潜质。我们本能地知道，低级自我拥有生机勃勃的生命力，因此我们不由自主地受到现实生活中犯罪与残忍的吸引，这些都是这种生命力的表现形式——跟小说故事和电影中的表现形式一样。这种娱乐形式对我们的吸引仍存在着一种积极的因素，那就是我们可以把自己对恶的特殊喜爱当作线索，这样我们就可以进入自己私人的"低级自我领地"。

我们需要审视自己的行为来获取更多的线索。有些人在感觉受到侵犯时会向陌生人做出言语回击，其他人通常只对亲人进行攻击。在一般情况下我们对待与自己最亲密的人比对待陌生人更残忍。我们感到受伤害或受威胁，我们反击或退缩。或者我们在行动上克制自己，在心里面却可能充满怨恨。或者我们会发现自己把别人想得很坏，想象别人对我们的恶意态度，其实这些问题来源于我们自己。

我们的想象扭曲了现实、支持了消极心理，而低级自我就是通过这些想象在我们的生活中发挥其作用。骄傲、任性和恐惧的防御使我们陷入狭隘的自我中心之中，并且进一步证明我们与他人断绝联系是合理的。

即使我们不能意识到低级自我是如何作用于我们的外界生活，我们梦中的生活也会展示出我们内心中的阴暗面。

一位出租车司机住在一座大城市里，他做了这样一个梦："我住在一座没有名字的大城市里的色情区。这里到处都是些让人讨厌的人：瘾君子、毒贩子、妓女和男妓。我感到这地方不安全，便打算离开这里。但是我走的每一条街都是死胡同。最后，当我把车停在路灯旁时，跳上来两个妓女。她们说会为我带路。我们继续在充满社会败类的、更加肮脏的街道中穿梭，她们开始讲自己的故事。即使是在梦中，我仍然可以意识到自己处在'低级自我领地'之中，而且直到我听完她们的故事，才有可能离开这里。"

这个梦不仅表现出做梦者内心中低级自我的范围，而且指出了离开那里的途径。为了离开内心中的消极状态，他不得不聆听关于每一个内在性格的故事。通过聆听这些故事，内心中受伤的性格被赋予了尊严和价值，他最终才能被领入新的心理范围。

除了关注我们的梦境，我们还可以通过检验自我的性行为和性幻想来了解低级自我的特征。几乎所有人都有一些与爱情无关的性幻想，其中包括侮辱和强迫自己或别人，或者被别人侮辱或强迫。如果我们彻底地检验这些幻想，它们就会展示出所有主要的扭曲思想。在本章开头介绍的阿尔伯特时常受到"不该喜欢"的女人们的吸引，包括现实的和幻想的。他以这种方式再造了最初的乱伦禁忌，对最初消极情景中的性能量的依恋还在驱使他。

> 通常情况下，人们的性行为多是与恐惧和痛苦相联系。……我们每个人都会发现，在某种程度上，我们只有在感到至少有一点点遭拒绝、恐惧、不确定、不安全或痛苦的感觉时，才能产生性反应。（PL 119）

在第九章里,我们将探寻快乐的生命力对消极情景的依恋,我们也将更深入地检验低级自我是如何通过扭曲的性欲表现自己的。

低级自我的创造力

对我们来说,只要我们不去探究"低级自我领地",它就会看上去强大而可怕。我们担心自己平时所认同的成年自我会迷失在扭曲心理的丛林中。我们同样也惧怕潜伏在未知领域中的消极的无意识。

然而,既然恶是人性与生俱来的部分,只要我们沿着真理的道路前进,我们就只能选择走进自我本性中黑暗、隐秘的领地。不然,我们只能待在生活的表面,活在否定的面具中。

我们要牢记:恶是宇宙中不可分割的力量。从通常的二元对立的视角看,恶表现为一种与善相对的、方向相反的力量。实际上,恶只是宇宙中同一种伟大的创造力的扭曲表现形式。面对恶并接纳恶,是引导其"能量之流"回归纯洁的发源地的唯一办法。

> 当恶被理解成一种本质上神圣的能量,只是由于特定的错误的想法、观点和缺陷而造成了暂时的扭曲,那么人们在本质上就不再拒绝恶了。(PL 184)

低级自我的转变主要是使丑陋的、凝固成块的灵魂实体恢复其流动的状态。就像通过运用某种物理过程使固体升华为气态能量,通过精神方面的探查、接纳、承认和原谅等练习,低级自我也会升华为神圣的能量。性残暴转变成性强健,恶意侵犯转变成积极维护,被动抵制转变为轻松接受,等等。通过每次转变,我们接纳更有益的能量,从而获得坦呈自我的无障碍活力。

整合自我黑暗面的过程使生命变得更加真实、有趣。在下面的梦中,一位曾经在心中与自杀想法作斗争的年轻小姐,把自我毁灭的心理阴影当作朋友:

她梦到:"我和妈妈坐在电影院里,等待电影开始。我们将要看的是一部普通的轻喜剧。在剧场前排附近,我看到一位面相很凶但很有魅力的黑人,我起身过去看他。妈妈申斥我说电影就要开始了,并且吓唬我说如果我离开她,就会倒霉。尽管我感到很害怕,但我还是去看那个男人。

"当我走近他时,那个黑人用蛊惑的眼神看着我,我担心自己会迷失在他的魅力之中。但当我靠近他,我感觉他没有那么可怕。最后我坐在他身边,并触摸他的手。我们彼此望着对方的眼睛,仿佛暂时融为了一体——我觉得比以往任何时候都感到坚强和镇定。接着我知道自己不会再回到妈妈那里,要上演的电影实际上是严肃、令人兴奋并且能改变人生的。"[1]

做梦者总结说:"妈妈就像我的理想化自我,她使我装作不具有阴暗的一面。我离开她去面对自己的黑暗本性,并且由此使我变得更坚强。现在我生命的电影更加真实。"

低级自我的起因

任何特定时期的低级自我都是由消极的童年经历(特别是与父母相关的经历)引发的。心灵试图抵制或逃避痛苦经历的企图导致了低级自我和面具的产生,痛苦的经历是二元对立的人类生活环境所固有的。当我们遭遇痛苦经历时,我们自然而然地感到痛苦、表达悲伤或表现愤怒。这些都是自然感受,而不是低级自我。

然而,我们的父母通常不会接受悲伤的表现或愤怒的表达方式。因此我们学会压抑我们自然的情感。随后我们试图找出更容易让人接受的表达方式,以避免今后的痛苦。因此我们制造出面具来消除自然的情感。最后,我们对自己真实的情感表现出麻木。我们还发誓为报复而伤害他人,并且经常把自己的不幸当作武器,我们在这样做时经常没意识到自己在做什么。

当孩子感到受到伤害和拒绝、无助地面对痛苦与匮乏时,他经常发觉麻木自己的情感是保护自己不再受到伤害的唯一办法。相当现实地讲,麻木情感通常是一种十分有效的保护办法。同时,当孩子在内心中感到矛盾

---

[1] 在白种女人的梦中,她的阴暗自我表现为一个黑人,这是深层的种族主义的文化象征的例子。我们甩掉低级自我,并把低级自我转嫁给"他人"(黑人、犹太人或其他人种),这样我们就为面具提供了压制别人的借口。把低级自我归因于我们自身,就像做梦者在梦中所做的一样,才是解决个人的和集体的种族主义的办法。

和情感冲突,而他又无法应付,他就会变得麻木。在一些情况下,对于孩子来说这也许是一种解决办法。但是,如果环境早已发生变化,而且当事人已不再是无助的儿童,可是麻木状态仍旧持续,此时麻木就变成了恶的开始。

对于自身痛苦和内心冲突的麻木和迟钝转变成对别人的麻木和迟钝。……它会使人们在目睹他人遭受痛苦时,良心不会感受到任何痛苦。世上的大部分恶都是由这种精神状态引发的。作为一种恶,被动的冷漠也许不像主动施暴那样活跃,但长远来看,它造成的损害是同等的。

……

下个阶段为某种主动施暴。这一阶段可以由许多因素导致,例如惧怕采取残忍行为的人,或者无法应付郁积的愤怒,或者强化作为保护机制的麻木的微妙过程。你会发现一个人也许偶尔几乎有意识地处在决定的边缘:"要么释放自己的情感,与别人一同分享,要么为了拒绝这种温暖感受的强流,我必须采取完全不同的方式。"接下来,这样的推理结束了,有意识的决定被忘记,只剩下了向残酷行为发展的推动力。……接着,随着麻木过程的发展,不仅自发的积极情感受到抑制,而且恐惧与内疚也被阻止。向他人施暴的主动行为同时杀死了自己的感觉能力。因此它成为保持麻木心理的更有力的工具。

在所有这些情况中,我们可以反复看到,对自然真实的自我情感的否认如何导致了所有的伤害、所有的破坏和所有的恶。(PL 134)

作为孩子,我们强烈地感到脆弱和无助。当我们感受到真实自我的自然而痛苦的情感时,我们学会将他们隔离,因为我们觉得自己无法忍受这些痛苦。因此,现在我们把释放长期压抑的童年痛苦作为治疗低级自我的重要内容。当我们能够感受自己的痛苦,我们就可以感受别人的痛苦。这样我们就不太可能在别人身上实施残忍的行为。

孩子天生的低级自我

除了由童年的创伤引起的恶,我们天生具有低级自我。破坏性的自我中心、残忍和占有欲被看做人类与生俱来的特性。普遍扭曲心理肇始于儿童开始从环境中分化出独立自我时。如果婴儿的真正需求得到满足,这个过程通常发生在两岁左右。

那时候,孩子第一次将自己与父母区分开,并且锻炼着她的个人能力。此刻低级自我就会以不同的形式出现:为始终成为关注的焦点而提出不合理的要求;所有的需求要马上被满足;试图时刻控制别人和自己的生存环境。

心路治疗导师把这称为"自我重要性的主要意象",它是人类低级自我的普遍表现形式。这种主要意象是指:我的自我价值完全依靠于自己的与众不同,以及从别人那里得到的赞扬和好处。尽管依赖性的自恋心理和强调自我重要性对于这一自我发展阶段的孩子来说是正常的,然而,如果这种需求没能通过爱心和幽默感得以满足,那么这种人性普遍的扭曲就会一直延续到成年时期。

> 在我们的世界中,我们可以听到你的心灵在为引起关注而尖叫……当我们接近你的时候,所有的心灵都大声叫喊,而你却听不见。不过你可以想象我们感受到的吵闹。(PL 57)

因为大多数心灵没有摆脱幼稚的自我中心状态,一个更加成熟的心灵在观察我们的世界时,会觉得我们的世界就像一个失控的学前班!

如果自我重要性在童年时得到了满足,这个发展阶段的性格就会演变为一种健康的自我认同,而且在自我认同的同时会意识到这种认同是有界限的。家长设定一些实际、合理的限制,这样孩子就会意识到整个世界并不只是为了满足她每一个突发奇想而存在。正是通过经历这样的挫折,孩子才能学会与她的环境脱离。每个孩子可能都会抵制父母设定的界限,而且表现出她的不满和挫败感。她会本能地以发怒、愤恨和报复心回应。理智的父母会坚定而轻松地应付这些回应,不会过分在意孩子的自我重要性心理。

然而,如果父母强烈压制孩子自然的低级自我反应,他们就会将这些未解决的问题隐藏起来,而且在以后的生活中还会将其表现出来。相反,如果父母以一种娇纵和不成熟的态度来满足孩子自发的消极心理、让孩子高兴,那么这个孩子永远不会懂得什么是适当的限度。

为了成为有主见、有力量的人,孩子需要接受自己的自私、鼓励自己的真正需求。但孩子同样需要一个清楚限制以规范其行为,而且需要父母不带偏见地分辨其消极行为。以这种方式,孩子就能学会对待低级自我的适当态度——接受、谅解,但不纵容把低级自我发泄出来的行为。她可以学会区分真正的需求和过分的要求。而且她也会开始学会在不带有纵容和辩护消极心理的情况下,辨认出消极心理的本来面目。

然而,在孩子身上也会再现父母们对待低级自我的歪曲态度。如果这些父母拒绝接受低级自我,那么孩子也会压制自己天性的私欲和敌意,并且否认自己应该对消极心理负责。反过来,如果父母放纵他们自己的消极心理或者没有妥善处理孩子的低级自我,那么这个孩子就可能不负责任地将消极情绪发泄出来。

无论采取压制还是放纵态度,孩子都会试图麻痹那种伴随着低级自我的自觉的、真正的愧疚感。她还会试图制造出一副面具,以满足父母对她有意识或潜意识的期盼,因为她相信这可以让她免受未来的伤害。就这样,面具产生了,对低级自我的认识变得模糊了。

如果低级自我受到压制,它就会隐藏起来,并且会在将来,特别是面临压力或危机的时刻爆发出来。如果将其发泄出来,这种长期积累的、无法感知的愧疚之痛会更加使人疏远自己,转化的可能性变得更小。长大成人后,人们已经忘记童年时代低级自我的根源。外界的事物使仇恨、自私与报复心变得合理化,因此人们就会降低对自己内在的低级自我负责的能力。这样恶就会长期保留下来。

恶的起源

从一个更深的层次来看,低级自我在个体心灵中的起源与恶在人性中的产生是同一个问题。

心路治疗的导师把人类看作宇宙万物中的一部分,其中某些部分选择与其他部分分离,宇宙万物在这个过程中被创造出来。终极精神对这种分离的自我识别导致了终极精神的其他部分演变为二元对立和恶。当前我们处在通往主动与终极精神(我们的真实本质)团聚的自我探索的旅途中。与自然界中的其他物质不同,我们生来就具有自由意志,这就使我们可以选择自我中心和脱离整体的信念。

低级自我使我们高傲地与他人保持分离,而高级自我精神却渴望谦卑地重新建立联系、重新团聚以及恢复与世界万物的整体联系。这种渴望将我们带上了一条漫长的旅途,直到每一片曾经散落的人类意识的碎片能够自愿地恢复统一的状态。

导师通常会运用西方基督教的神话故事和隐喻来描述整个分离和回归的过程。但是,她偶尔也会采用一种更加抽象的、东方神秘主义的思辨语言。对每一个人来说,宇宙论是最有用的模式,因为它会与每个人的经历产生共鸣。最终,对我们消极思想的狭隘本质的关注和我们的神圣本质的扩张,比任何信念结构都重要得多。

基督教的神话

基督教中最早关于与终极精神分离的故事是撒旦(地位仅次于基督的天使)选择了离开他的父亲(万能的制造者)的经过。他的反叛行为使他从天使变成了撒旦,由此变得孤立、骄傲和任性。尽管撒旦坚信从那时起他要建立自己的"王国",但它仍然无法摆脱终极精神的基本法则的约束。

因为终极精神制造了撒旦并赋予他自由意志,因此撒旦的恶不能等同于终极精神的力量,也无法与其抗衡。撒旦受到因果法则的限制,这就意味着它迟早会自食其果。这种痛苦最终会使撒旦觉悟,感受到与终极精神分离所带来的痛苦现状,以至于使他做出不同的选择。

撒旦是基督的反面。基督是终极精神的永恒光芒的化身,那么撒旦就是恶的黑暗的化身。我们人类所有的双重性格都起源于对撒旦与基督、黑暗与光明、恶与善的分裂。终极精神是统一的准则,万物之父。三类不同的"性格"共存于每个人的体内。在二元对立的状态中,我们既是基督(普遍的高级自我)又是撒旦(普遍的低级自我);积极冲动与消极冲动之间的斗争不断发生。但在这种对立状态中,我们依然是终极精神,统一的准则超越二元对立。

"原罪"的真实含义是指由于最初的选择将我们的意识与终极精神的意志

分离所导致的人性的内在缺陷。意识到原罪也就是意识到我们与整体相分裂的事实。但这并**不是**我们最基本的本性。我们最初的本性是终极精神;扭曲是随后产生的。亚当和夏娃决定违背神的法规而跟随撒旦并最终被赶出伊甸园的故事就是一种叙述方式,它以寓言的方式讲述了我们最初选择脱离统一意识的过程。

耶稣作为基督的人形化身,标志着人类灵魂与终极精神再次融合的进化过程中的转折点,并且体现了终极精神的意愿:尽管我们身上仍然具有低级自我和错误的、不完整的自我意识所导致的行为,但我们知道我们已经获得了神的宽恕。基督通过耶稣向我们指出了回归终极精神的道路,我们就能够选择有意识地参与自我拯救计划。并且在整个拯救过程中,我们每天都要进行心理斗争:是选择跟从基督,以实现与终极精神的意识相统一,还是跟从撒旦的自我中心的、与终极精神背离的道路。

非基督教的观点

这个最初的与终极精神合为一体、而后分裂并重新统一的故事也可以以非基督教的、非人格化的方式表述出来,这种表述更接近佛教的宗旨。

朋友们,让我们想象一种意识、一种存在状态,在此状态之中只存在着赐福和无限的(相当巨大的)力量,这种力量伴随人的意识、通过人的意识去制造,并由人的意识掌控。这种意识思考着它思考的对象,意欲着它意欲的对象。生命和光可以获得越来越广阔的扩展空间。唯有在人类自我的这种存在形式中,思想和意志才能明显地与行为和形式分离。

既然意识有无穷的可能性,意识也可以对自己进行探究,按自己的本来面目"认识自己",通过自我限制、分析自己的各种成分来进行探究。意识通过收缩而非扩张来感受自我。不是通过外展,而是通过内求;不是通过探寻更多的光,而是通过体验黑暗。

在探索意识的局限和破碎时,在探索黑暗和与整体的分离时,在这个过程中也许存在特殊的幻像和历险。此时意识就拥有了自己的力量。世间万物都具有自我延续的能量。意识拥有自己的动力。在某些场合,意识所创造的渠道和通路过于久远，它已找不到回归之路。意识迷失在自己的动力中，不知道如何回归自我。

意识知道在最深的层面上不存在真正的危险，无论人类经受的创伤多么沉痛，在终极意义上说那不过是幻像。一旦你找到了真正的自我，你就会完全明白。那仅仅是一出戏剧、一个幻像和一次实验，通过这个过程你可以并且最终会回归真实的存在。（PL 175）

这种关于分裂与回归的宏大理论并没有涉及恶，它只是将人类自我看作与整体分离的意识的一部分。这种理论主张，我们之所以选择了体验分裂（或恶），只是因为分裂（或恶）是一种存在着的可能性。最终所有的选项都会被选择，正是因此，世间万物的整体才可以有意识地探究。

人类的自我创造了与整体分裂的自我，并且逐渐迷恋于自我创造。随着我们与世界整体的分裂越来越严重，我们不可避免地遭受痛苦和孤独，直到最终我们重新做出相反的选择，与自我、他人和世间万物再次联系在一起。

东西方的宗教观点都可能被歪曲。东方宗教强调现实生活中的慈悲与统一，这种观点可能被扭曲为否认人性中的恶的一面。而基督教的基督与撒旦、善与恶之间的斗争也可能被歪曲为否认我们所强调的统一性和神性。

心路治疗的观点

心路治疗同时融汇了东西方宗教的观点，是两种宗教中传统的综合，它强调直接感受自我和终极精神。人的一生被看做净化心灵的课堂。在一生中，人类的心灵制造并感受自己的宿命（我们消极的、狭隘的自我认知的产物），同时还要学会与我们的神性本质再次达成一致。

恶产生于终极精神的仁慈的愿望。终极精神希望自己整体的各个方面能够各自具体化并且能够探究这些独立的方面。这些独立的碎片逐渐意识到自己有限的条件，其后果是我们可以完全自由地重新统一。

每个人必须接受当前发展状态中的恶的现实，其目的是为了学会应对它并且将其克服。我们首先要在自我内部面对并克服恶，这样才能对付外界的恶。……人类的意识会发现自己处于一种纯粹与扭曲、善与恶、基督与魔鬼共存的发展状态。每个人都肩负着同样的使命：在漫长的进化过程中，不断净化灵魂并战胜恶。(PL 197)

信奉何种关于恶的起源的解释（或宇宙论）并不重要。你信奉投胎转世，还是进化的拯救计划，或者其他什么，并不重要。重要的是要学会真实地、同情地深入观察自我、面对自我。通过这种方式，我们学会面对自己的恶，意识到恶是神性的扭曲形式，而不是终极精神。

在本章中介绍的故事"阿尔伯特的鬼魂"中，我讲述了阿尔伯特在七橡树的个人集中治疗中如何面对自己孩童时期害怕的"坏"，这种坏的根源在于他与自己幼稚的并且有些神经质的母亲之间所产生的乱伦关系。他曾经为此感到羞愧和内疚。当阿尔伯特有生以来最为彻底地正视与母亲之间的性关系时，他同时也获得了解脱。

接下来需要注意的是，成年男子为了报复童年时遭受的一些主要伤害而采取一些虐待女性的消极方式，但他们并不了解自己为什么要这么做。现在，阿尔伯特需要理解为什么他外遇不断，需要发现如何得到稳定的爱而不是那些他惯熟的性欲游戏。

阿尔伯特及时地发现，早期与母亲之间违禁关系所带来的兴奋感觉使他产生了对"违禁"性爱方式的迷恋。因此，每当他与某个女人之间的关系"正常"以后（例如结婚），他都会失去兴趣。

当阿尔伯特进一步全面地探究自己与母亲之间的乱伦关系时，他意识到除了羞愧感与隐藏的渴望，他也对她感到气愤。母亲的确没有好好待他，因此他有权利恨她。但是阿尔伯特仍然很难生安娜的气，即使在想象中也很难。相反，他通过对其他女人的敌意来发泄自己的愤怒。他经常爱上别人，但从不真心去爱，从不真心承诺。他利用自己的心理学知识获得"优势"，以此胁迫和控制女人。

现在阿尔伯特需要正视因对女人所采用消极行为而产生的、真正的、成年人的内疚感，承认自己恶的能量（他的残酷与胁迫），体会那些他所防御的恐惧与脆弱，并且在自己爱的能力中（而非报复的欲望中）寻找新的力量源泉。

第七章 面对低级自我

阿尔伯特向我们讲述了一个梦:"我待在小时候我家房子的前屋里,当时我感到害怕和孤独。我特别需要别人来照顾我、保护我。接着,我听见有人从开着的破旧的后门走进来。最初我认为进来的是个人,但其实不是。进来的是一个薄薄的黑影,就像以前卡通书上画的影子。这个影子此时就埋伏在房子的后屋里,远远地在那里跟我说话。他对我说他是来保护我的,他就是我一直想念的父亲。但我不相信。我觉得它可能就是魔鬼,一想到我已经把它放进来了,我就被吓醒了。"

当阿尔伯特开始研究这个梦的时候,他就感受到了早先一直困扰着他的阴影。我提议我们一起祈祷。我们一起召唤基督的出现,请求基督帮助阿尔伯特,让他能够感受到自己黑暗的内心,正视一直困扰着他的问题。在我们等待的时候,我能看见黑暗的能力再次盘旋在阿尔伯特的脸上。

我提议让他代表梦中的"黑影"说话。他这样说话:"我就是你内心中的阴影。我是从后门进来的,那扇门就是你惨淡的、童年时破碎的心灵。你请我来保护你,那么现在你就是我的。我会吓唬你,让你听话。我一定要复仇。我永远不会放弃。我要尽我所能占有并毁掉每一个女人。"

阿尔伯特说话期间,他的脸部表情也发生了变化。他一贯的微笑被一种淫荡的表情所取代,双肩紧张地耸着,下颌绷紧。黑暗的力量在利用他的嘴说话。

"现在感受你的身体,阿尔伯特,"我提出建议,"你能感受到内心中的魔鬼吗?"

阿尔伯特的肩膀和下颌都松弛下来,"我能够感觉到,"他回答说,"并且我还能抵制它。"

我继续鼓励他:"这是个极好的机会,阿尔伯特。你现在有机会去面对多年以来一直困扰你的魔鬼。你选择这种黑暗心理作为防御体系来抵御童年时的痛苦。但现在你可以重新做出选择。如果你抵制它,魔鬼就会再次潜伏到内心深处。但如果你接受它,你就可以改变它。"

阿尔伯特仍犹豫着:"我不知道这么做会有什么好处。现在我没有什么信仰。我不想这么做。我害怕。"

我靠向阿尔伯特,握着他的手:"感觉我的双手,感觉我的信仰,阿尔伯特。"我命令他:"记住基督会和我们在一起,帮助你面对你所惧怕的东西。去吧,阿尔伯特,去面对黑暗。那里存放的是你多年以来的仇恨,而不是爱。这是你能够十分清楚地认清它的关键一步。"

"我很难接受这个魔鬼就是我自己,很难接受这个魔鬼是我选择的。"阿尔伯特有些退缩,"但是我知道他是我一切痛苦的根源。我猜想防止他再来烦我的办法就是更好地了解它。我很难既接受它就是我,又相信自己没有坏透、还不是罪不可恕。"

"你的本质并不坏,阿尔伯特。"我提醒他,"记住每个人都是好与坏的混合体。还要记住,在基督那里你得到了原谅。你的恶只是暂时的状态,是你人性中的一部分,而且是你为了保护自己远离孤独的童年所带来的痛苦所采取的错误方法。当你直视这个魔鬼,你就可以转变它。你现在所做的是一件神圣、英勇的事。你可以做到的,阿尔伯特。"我鼓励他,"你能够直视你的阴影"。

就在我快说完的时候,阿尔伯特挣脱了我的手,他身体的姿态变得僵硬,他的肩膀和下颌又紧张起来。"我不会再受到伤害,"他的话充满挑衅,"从现在起我说了算。我会尽一切努力让那些母狗听我的。我拥有权力和荣耀。我不会跟任何人分享"。

"就是这样,阿尔伯特,"我平静地说:"这就是你的低级自我。"

阿尔伯特以一种轻蔑与不屑的态度看我。我却用慈爱与宽容的眼神回视他。我看到了他的眼睛深处,透过他的愤怒与恐惧看到了他隐藏的脆弱。阿尔伯特的眼神慢慢地变得柔和起来,他放松身体,流下了眼泪。

第七章练习

在所有的练习中,记住要启用同情、客观的观察者自我,他会以一种公正、同情和温柔的态度对待自我的每个方面。A部分练习会帮助你了解自己的低级自我部分。当你做完A部分后,继续做B部分,B部分练习会要求你了解自己是否可以感受低级自我背后的真正能量。你可以将B部分写出来,也可以通过静默的沉思将其完成。

1. A:写出几个涉及自己低级自我的特征或"低级自我领地"的某些方面的梦境。或者在你的白日梦中、电影中、现实生活中找出这些在某种程度上吸引你的恶的特征。将其中的一种或多种特征描绘出来，然后在你的正常自我与这些特征之间展开对话：你是谁？你是怎么做到的？你想要什么？你真正想要什么？

B：在选择一种低级自我特征时，看看你是否能够将消极心理从这些吸引你的特征和因素（例如力量、魅力和性感）的"纯粹"表达中分离出来。你需要将哪部分自我（这部分自我在低级自我特征中被扭曲）更加全面地以其本来面貌展示出来？以肯定的口气，阐明你对获得能量和告别扭曲的渴望。

2．A：在你的性幻想中搜寻施虐狂或受虐狂的成分。不加任何评价，只是承认激起你性欲的东西。写出一种性幻想，然后将这种幻想中的内容与当前生活中的某个问题联系起来，可以是性方面的问题，也可以是其他方面的。

B：在搜寻你的性幻想时，看看你是否能设想将自己的那种施虐或受虐的心理从性欲中分离出来，仅仅放弃消极的扭曲的性欲，同时保留性的核心能量。

3．A：在生活中选择一种你感到不和谐的关系。在你身上找出并承认那些导致这种不和谐的消极态度（包括评头论足、不怀好意、好胜、贪婪、恐惧）。接着，彻底放弃一切反对别人的理由和借口。你只需要清楚地写出你的消极心理，还有它是如何在这种关系中制造出消极因素。

B：了解不和谐关系中的消极因素后，在你们当前被扭曲的关系底层找出并坚定你要建立真正关系的决心。

4．A：探寻你的骄傲、任性和恐惧的心理。对每一个自我方面进行真实地阐述。然后在这三种低级自我特征中，认定哪一种特征在你身上占主导地位？将这种占主导地位的低级自我特征与你戴的最主要面具联系起来。

B：找到并承认处于主要低级自我防御背后的高级自我表达。例如，你的骄傲是否掩盖着你证明自己的真正价值和尊严的需要？看看你是否能够感受到自己具有将主要低级自我防御转化为它所遮蔽的高级自我品质的潜力。

第八章

与高级自我相遇

那些有意识地、自觉地追求激活真实自我（即高级自我）的人会找到内心真正的平静，也只有这些人可以找到内心真正的平静。

——PL 145《对生活召唤的回应》

与高级自我相遇

我们都有过感到特别充实、精神集中、思想敏锐、富有同情心或者与宇宙深刻联系的时刻，此刻我们接触到了更深层的宇宙本质。这样的时刻可以发生在多种状态下，例如融入大自然、做爱、创作音乐或者艺术作品、静坐冥想、做梦、从良好的睡眠中醒来、甚至坐在教堂或犹太教堂里。此刻我们瞥见了更高级的自我，更广阔的意识状态，与宇宙的精神能量连绵一致的本质，以及连通宇宙的窗口。我们听到内心中平静而细微的声音。我们感到终极精神在我们心中与我们同在。

在我的体验中，高级自我经常会以天使或原型的形象，通过内心神性的人格化形式呈现在我的意识中。高级自我可能会以我们梦中或幻想中的人物形象出现，它可能会以精神导师的口吻对我们说话，或表现为辅佐我们的动物、终极精神或女神，也可能表现为天使或耶稣的形象。有时它悄无声息、安静祥和，但内心深处容纳着所有的经验。这种顶级经历反映出我们个人神性、心灵本质和高级自我的存在。

什么是高级自我？

高级自我是宇宙精神在个体身上的体现，我们通过高级自我与贯穿世间万物的宇宙精神联系在一起。面对高级自我，感受到精神在我们的内心充溢流淌，这种精神就是生命的力量，就是终极精神。这种体会经常伴随着如释重负的感觉，我们感觉自己回归真实的身份，发现真实的自我。自我的这些部分长久地被遗忘，迷失在分离的自我、受伤的孩子以及复仇的魔鬼之中，现在这部分自我得到了暂时性的安慰，进入我们的视野，这都是因为我们了解到自己拥有更高的自我，在本质上是整体性的，与世界的恒久意识和宇宙中祥和的生命脉搏安全地联系在一起。在这种拓展的自我中，我们找到了自己的中心和根基。

高级自我存在于意识的多个层面里。它是一个连续的整体，开始于个性层面，扩展、延深并扩大到与内心中的终极精神统一的经验中。了解高级自我可以从承认我们性格中的某些积极方面开始，这些方面与真、爱、平和、美联系在一起。甚至当大部分性格被扭曲的时候，我们心中仍会有一些地方在某一时候沐浴在终极精神的光芒之中，使我们体会统一与和谐。我们或许会通过艺术方面的天赋、对孩子的爱、工作中的踏实态度或者对待树木的爱心等方面，表现出个人神性的"光芒"。尽管十分短暂，但那些唤醒我们心中美好品德的时刻将我们与自己更深的本质连在了一起。

当我们开始研究自我，我们醒悟过来，成为诚实、同情的观察者自我，这就是高级自我在积极的自我层面上最佳的表达方式。我们可以在躯体的层面上感受高级自我，高级自我是欢快的能量之流，与终极精神的光照下的生命的统一节奏一起振动。

在和别人亲密接触的那一刻，我们知道自己只不过是普遍的人类意识的一种单一的表达方式。在典礼和礼拜的仪式上，我们知道所有的人都是我们的兄弟姐妹。

在大自然中，我们经常会感到自己与其他动植物同在。这时，我们可能会体会到自己只不过是地球上普遍精神的一种表达方式。古时候崇拜的女神再一次召唤我们，要以一种神圣的方式将自己与地球联在一起。在冥想或开悟的时刻，我们知道自己的高级自我本质就是智慧、爱、平和和美丽的原型。

在一个更深的层面上，独立的高级自我的感觉融汇为统一的宇宙意识，各种独立的自我合而为一。

高级自我的体验

在各个层次上（尤其在神性意识的终极层次上）的高级自我体验永久地改变了我们对于现实和自我身份的理解。然而，这种觉醒的时刻并不一定会消除面具和低级自我。

> 有很多方法可以积极、有效地推动内心中神性潜质实现出来……然而，这并不一定意味着意识的不完整的层次由此被自动消除并融入神性的中心。这些练习通常的确可以把真实的高级自我显示出来，但它却没能触及意识中没有得到发展的方面。
>
> 我们需要很高的敏感性才能感知个人精神发展所需的有机节奏和变化：我们要知道什么时候应该注意高级自我，才会使其增强自身支撑力，为今后的指导创造可能性；什么时候要注意低级自我和它所带的隐藏的恶、不忠、欺骗以及伪装的憎恨和埋怨；什么时候要关注面具自我的特殊工具和它所使用的将低级自我隐藏起来的防御设施。（PL 193）

精神发展之路要求我们密切了解高级自我和低级自我，他们都存在于我们内心，并在我们的日常生活中体现出来。

高级自我与低级自我

高级自我与低级自我都是创造性的、主动的意识核心。高级自我和低级自我都要比面具更加真实和富于能量。面具不具有创造性，只具有反应能力。由于面具的主要功能是掩盖并否认我们灵魂深处的恐惧与渴望，因此它没有太多的活力；相反，它吸食着我们的能量。

我们所有的生活经历都是高级和低级自我能量的创造性展示，这两种能量创造了我们的生活，它们的方向是相反的。高级自我将我们引向神性的中心，而低级自我却引导我们与之远离，并且将我们引向一个错误的自我定位，与防御的、分离的自我和潜意识中的恶认同。

无论是与低级自我还是高级自我进行深层接触，都会使我们彻底改变。我们不能再否认内心中的恶或终极精神。低级自我与高级自我对我们的灵魂做出截然相反的判断。它们再现了每个人心中灵魂的最初分裂或冲突——对终极精神的渴望与对自我的坚持、对做正当事的渴求和对恶的迷恋、融入整体的意图与分离的愿望、对爱的渴求和恐惧，我们处于两类力量的对立之中。

当我们致力于转化低级自我时，被释放出来的能量增强了我们与高级自我之间的联系。

乔曾经十分努力地研究过他的低级自我。他发现自己有一种强烈的心理需求，即自己一定是正确的、高人一等的，因此经常与妻子发生冲突。一天夜里，就在乔上床睡觉以前，他决定应该彻底告别对与妻子之间的分歧的强烈热衷，实现在爱中联合的潜力。他做了下面的梦：

"我和妻子有一只狗，这条狗在矮树丛的底部疯狂地刨着土，它刨出了一只死人的手。我想，'那是我们以前埋葬的人'。我们走到近前，发现洞的上面只覆盖着薄薄的一层土，而且这层土好像还随着埋在下面的人的呼吸不停地动着。想到那个人可能是被活埋的，我吓坏了。但是，随后当我发现洞是空的，那位'仍有呼吸的人'看来是一种错觉。我和妻子都被吓呆了，感到很害怕，感觉自己正目睹了一次复活。"

"我环顾四周，发现我们在自己家农场的院子里。抬头看看天，我们看到一艘巨大的平底方舟在天空中遨游，鸟儿们在方舟的底部飞翔。我定睛再看，我看到了船的侧影，好像是一座大楼，一座浮在天空中的教堂，大梁还没有完成。人们在甲板上谈笑着来回走动，虽然船正在像宇宙飞船一样向下坠落，但是他们看起来感到安全和适意。看到这里，我感到十分快乐，我和妻子开怀大笑，一起分享这份美景。"

乔唤醒了轻松与快乐的情感，知道他的高级自我的确已经随着埋葬低级自我而复活,并且让他看到了一幅在"安全的方舟"上更快乐的、充满爱的生活场景。

由于高级自我比低级自我包含更大的现实,因此它的创造能力更持久。低级自我是有限的,是人类受束缚的二元对立意识的表达;相反,高级自我超越人类,朝向无限,超越所有人类的局限朝向无所不知的终极精神。高级自我融入无限之中,因此是自我中最广阔的部分。它就是我们最真实的自我。

对高级自我的否认与羞耻感

当我们超越自己所熟知的身份范围,我们感到容易受伤。由于这个原因,我们就像拒绝承认低级自我一样抵制高级自我。我们可能强烈地否认自己的同情与智慧,就像否认自己的黑暗与冷酷一样。为了躲避内心中的两极,我们所有人都制造了面具,并把面具当作我们的身份。但是内心精神发展过程仍要求我们穿透面具,释放整个现实中高级与低级的部分。

对高级自我的羞耻感来自童年时的这样一类经历:爱的、性的、自信的、自然的或慷慨的冲动遭到来自家长或其他权威的拒绝、辱骂或尖刻嘲讽。这类经历使得孩子对自己最优秀的品质感到卑劣或羞愧。如果我们决心发展自己身上最优秀的品质,我们必须认清自己心中的那个既否认高级冲动的自然表达、又否认低级冲动的自然表达的天真童性。我们必须乐于穿越恐惧与羞愧的临时障碍,去感受我们最优秀的部分和最脆弱的部分遭到父母权威的否定所引发的痛苦和愤怒。

我们开始懂得,我们已经将父母压迫的声音内化为我们自己的声音,导致了自我压抑。当我们认同父母的判断,我们就背弃了自己脆弱的爱和渴望,并且对那些表现出相似"弱点"的人品头论足。我们作为成年人的痛苦来自于内心的自我压抑,通过在内心中用爱的父母来取代苛刻的父母,我们可以消除这种压抑。

孩子通常都会认为父母中的一位比另一位更加爱和接受自己,同时感到付出的爱较少的那一位对自己的否定更多。孩子更加努力地去"赢得"后者的爱,与此同时,她会觉得自己理所应当得到前者"比较易得"的爱。最终,孩子会倾向叛离或轻视更爱自己的家长,反而极力从持拒绝态度的家长那里寻求爱。从这样的方式中产生了一种普遍的错误思想:爱与关怀的品质是脆弱的、不值得追求的,而冷漠与距离是有价值的、值得追求的。这样,孩子可能会对自己自发的爱的本性感到羞愧。

在我们理解高级自我羞耻感的起源以前,对爱的矛盾态度令我们不堪重负。由于在童年时我们的爱遭到明显的拒绝,因此在成年时爱也被看做是一条危险的道路。当我们天真的、自发的爱遭到拒绝,我们感到自己被出卖。当那位更爱我们的家长拒绝我们时,这种被出卖的感觉进一步恶化。因此,在我们没能得到爱的遗憾心情上,又增加了内疚感。我们对自己充满爱的天性的否定,进一步增强了对爱的无望的感受。这种自我背叛是最痛苦的。

> 这种背叛的内疚使你不堪重负。它是你最深的内疚。……而且是你的自卑情感的最深刻的根源。当这种背叛存在于你的灵魂之中,你无法相信自己。你的内心在说:"既然我知道自己是个叛徒,经常背叛内心中最美好的一面,我怎么能相信自己?如果我不能相信自己,我也不能相信任何其他人。"(PL 66)

罗纳德没有多少男性朋友,而且他发现自己很难表达对友谊的渴望。他很少在男人面前表现出脆弱,尽管他知道这是他获得渴望已久的友谊的唯一方法。

罗纳德由一位苛刻、冷酷的女人抚养长大,那个女人拒绝她丈夫的爱,并且教导儿子以同样的方式行事。当罗纳德的父亲举起小儿子拥抱他时,他的妈妈就会以蔑视的态度对待他们。每当罗纳德哭喊或表示要爸爸,妈妈都叫他胆小鬼。后来,当爸爸邀请罗纳德一起玩球时,他会对爸爸说"不"!这时,他的妈妈会夸奖他独立。慢慢地,爸爸放弃了与儿子之间的联系,罗纳德的身边只剩下了很少给予他温暖的妈妈。

直到长大成人,罗纳德才意识到自己由于选择模仿母亲那种虚假的力量(权力的面具)而拒绝了父亲的温暖。罗纳德为了向男人们敞开心扉必须加倍努力,因为他很早就已将内心关闭了。

高级自我和面具

面具隐藏并伪装高级自我和低级自我。当我们被塑造成对我们的爱与需求感到羞愧时,我们将爱与需求藏在力量的面具后面,并通过拒绝别人来表现出虚假的力量。或者我们制造一张平和的面具,在我们的冷漠和远离生活中表现出虚假的超脱。当我们被塑造成对自己的愤怒和权力感到羞愧时,我们可能将其藏在取悦别人的爱的面具后面。或者我们制造一张爱的面具来过分夸大我们的爱,其原因是我们羞于展示我们那种简单而真实的爱与被爱的需求。

在成年的人性中发掘性格的缺点,可以发现它们根植于童年的羞耻感。带着爱的面具的人会为他的个人能力和效率而感到羞愧,仿佛那些都"不太好"。戴着力量的面具的人更倾向于对自己的爱和需求感到羞愧,并且将它们看成性格中的弱点。戴着平和的面具的人通常对任何强烈的感觉和激情感到羞愧,因为那些因素会再次暴露童年时的脆弱。

但是,面具也以扭曲的形式或嘲讽手法向我们展示高级自我的真正的力量。爱的面具下面是与真爱情感的强有力的联系。力量的面具下面是追求实效与责任的真实愿望。平和的面具下面是从人性闹剧中超脱出来的根本能力。当恐惧与羞愧掩盖了我们内心的高级自我品质时,便产生了面具。

> 在任何情况下,你都必须摘掉面具,寻找你的真实自我。慢慢来,即使刚开始的时候这种过程只在很罕见的场合发生,而且总是小心翼翼的。一旦真正的你发现自己不必再感到恐惧,你就不会感到羞愧。恐惧大多是由羞于暴露而引起的。在这个过程中,你会清除由童年时的虚假印象所造成的虚幻世界。通过清除虚幻世界,使自己生活在现实中,将会给你带来意想不到的安慰。你将生活在自由中,你会发现自己不必再背叛自己或他人身上的最优秀的品质。(PL 66)

什么不是高级自我?

高级自我是内心神性的表现形式,在人格层面上表现为对爱与真的开放,在超验层面上表现为内在的导师、精神向导、基督或其他导师,在原初层面上表现为宇宙意识。高级自我的本性既是道德的,又是愉快的,然而,高级自我从不苛求道德至上主义或完美主义。那些都是面具(理想化自我的叠加意识)的特点,不属于天然的、与生俱来的高级自我。我们需要学会区分真正的高级自我和虚假的替代品。

玛撒请求自己的高级自我用梦来引导她,她得到了一个梦:"我开着一辆汽车,车的后座上坐着三个人。其中有一位快乐性感的男士,他正靠向身边美丽的女士。车上还有一位老妇人,她看上去对前两位不太友好。"玛撒能够认出前两位是她的精神向导,鼓励她更全面地享受生活和性。但玛撒辨认不出第三位。

接下来的心路治疗项目的主题是:是否应该在已经纷乱的生活中,再承担新的责任?就这个问题,玛撒的协助者让她坐在一个代表高级自我的枕头上,来感受高级自我带给她的指引。她马上就说出:"你当然应该这么做。这是件好事,你应该做。你不做这件事的唯一理由就是你太懒了,没有责任感。"

我打断她:"玛撒,这不是你的高级自我。高级自我从不要求服从。它总是给你选择,尊重你的自由意志。它会一直爱着你,不会像那种声音一样压制你。你把高级自我和哪个人搞混了?"

"我想那一定是我的祖母,"玛撒回答,"我的祖母将我送到教堂,经常为我读《圣经》,告诉我应该做什么,不该做什么。她总对我说教。"

直到后来,玛撒才意识到梦中车上的第三个人就是她的祖母。祖母代表玛撒被扭曲的高级自我:一位对别人品头论足、墨守成规、苛刻的老妇人。通过认识这种冒充高级自我的假象,玛撒进一步接近内心的真实自我。

有时高级自我会给我们一些与低级自我相反的指引,它会对低级自我的强烈渴望说"不",或者引导我们去承担一些困难、有挑战的任务。但是对于自我整体,高级自我总是充满了尊重和爱。高级自我总向我们提供正面的选择,并且帮助我们了解负面选择带来的后果。高级自我可能引导我们对自己采用最为严厉的自我约束,但它从不剥夺我们生活中的快乐。

我们必须学会把理想化自我的叠加意识与真正意识的声音区分开。放弃外表美丽的面具，同时坚定服务他人的真实愿望；消除所有完美主义的面具强加的"应该"和"必须"，同时在内心中寻找真理。

三种自我发射的信号

我们体内包含三种自我：面具自我、低级自我和高级自我，每一种自我发射出不同的信号。这些信号通过颜色、气味和振动的音色的形式体现。通常它们是不可见的，只有那些具有超感觉能力的人才能看到。但是我们本能地对这些发射信号做出应答，而且我们可以学会接收这些不同自我的信号。

> 对于所有人来说，试着从精神的角度来培养观察自己和他人的能力是非常重要的。一旦你唤起了自己的直觉，当你面对高级自我时，你会感受到它与面具自我之间巨大的差异。（PL 14）

高级自我的频率通常给人一种愉悦、平静和真实的感受。它们的出现使我们感到生命力迅速增长、精力充沛、获得新生。高级自我能量的品质包括放松的积极性、和谐的运动、相互信任友爱的态度、安逸和自信。无论光线明暗，高级自我发射信号的色彩总是纯净的。

相反，活跃的低级自我能量的发射信号是凹凸不平而锋利的，通常有撕裂感，令人痛苦。另外，如果低级自我以被动或依赖的形式表现出来，它的发射信号具有黏滞、否定生活和迟钝的属性。它们的色彩通常阴暗、凶险。但与总是令人不快的面具相比，低级自我的频率虽然令人痛苦，却通常会使人感到一种释放。

> 面具自我展示出一种非常丑陋的颜色，通常是令人作呕的甜蜜，它的气味也同样让人感到恶心、无法忍受。在精神世界里，我们宁肯倾向于低级自我，低级自我虽然同样令人不快，但至少是诚实的。（PL 14）

面具自我以一种比低级自我更间接、更难察觉的方式，使光变得暗淡。面具说的话通常半真半假，或者表面真实，听上去很好，但我们感觉有问题。培养这种敏感度至关重要，因为如果我们睁开双眼看穿了"糖衣炮弹"背后的真实能量,邪恶在政治和个人生活中是不会得逞的。文过饰非的言辞甚至以"基督"、"更高的善"或"上苍意志"的名义为种族主义、男性至上主义、虐待儿童甚至种族屠杀辩护。这是为了掩盖邪恶的动机而扭曲了真理和爱。为了辨认我们与他人心中的恶,我们必须揭开虚伪的面具。为了做到这一点,我们必须培养一种可靠的洞察力,在言辞背后识别出动机和发射信号。

由于儿童天生的敏感度还没有因过度发展的语言思维而变得迟钝,因此他们会直接对底层的频率做出反应。当一位亲戚用虚伪的或有敌意的甜言蜜语接近孩子时,孩子就会本能地跑开并感到害羞。

我们经常被面具的语言所迷惑。当别人"说一套、做一套"时,特别是关于更高理想的训诫旨在使我们感觉自己不好或不够格时,或宣扬某种目标、教派或个人凌驾于我们之上时,我们隐约感觉到这些人的声音来自面具自我。我们应当信赖在这种情况下感觉到的怀疑,因为高级自我从来不会对天生的美德提出疑问。即使终极精神超越了理性的理解,高级自我不会让我们陷入困惑。它使得我们在自我神性的良好状态中,或通过别人所表现出的真实神性状态中感觉良好,并被赋予力量。

随着我们对三种自我在我们身上的表现方式了解更多,我们就会培养一种识别他人言语背后的真正意图的洞察力。当我们学会识别面具的半真半假和文过饰非,我们就不会被他人引入歧途。当我们学会感受在明说出来的意图背后所深藏的低级自我的动机时,我们鉴别他人意图的真伪的能力非常发达了。当我们保持了对自己的诚实,愿意坚定地坚持自己的真理,对于他人说的是真是假,我们也拥有了更强的鉴别能力。

何谓终极精神?

在上一章里关于低级自我的讨论中我们曾经问过:"什么是恶?作为低级自我体现在每个人身上的消极态度的核心是什么?"那么现在我们需要问的问题是:"什么是终极精神?表现于个人高级自我中的神圣能量的核心是什么?"虽然我们知道我们只能得到片面的答案,但是对这些问题的探究可以加深我们的理解。

终极精神是最重要的生命力量，是能量的创造性运动，是运动于所有事物之内的精神。终极精神作为宇宙中最佳的振动而存在，是一种无法计量的能量或者力场。这股力量总是在运动着、变化着、增长着，甚至发展着，它越来越了解自己，不断提高自我意识。

终极精神也是能量运动于其中的空间，是一切存在物的背景和基础，是超越运动的。当我们的头脑和身体变得尽可能的平静、机敏和放松时，我们去聆听内心能量和意识的合奏，这时我们就会接近神。

终极精神是极乐，是热烈，是当下，是无限，是整体，是实在。当我们心怀坦荡、真实，尽管脆弱、敞开心扉去接受、完全展示自我时，我们就最贴近终极精神的感受。

终极精神是爱，它在运动的过程中越来越包容、越来越清醒，保证所有那些遗忘了自身与其源头的统一性的事物重新统一。在人类生活中，神圣的爱体现在宿命的规律中，这些规律体现为因果关系，通过这些规律我们认识到内心中引起痛苦的原因和带来爱的因素。当我们服从这些规律时，我们就离终极精神最近，他那深沉的爱会将我们带回源头。

人类在本质上与生命的这种无限本质是同一的。我们本质的生命力永远不会消亡；它只是在无限的创造性运动中不断地变换形式。它通过我们、作为我们进行呼吸、运动和振动。

每个人的意识都是普遍意识。把个人的意识说成普遍意识的一部分是不正确的，因为一部分意味着只是整体的一小部分、一个碎片。但是无论意识处于什么地方，它都是完整的原始意识。这一原始意识、创造性的生命原理以各种各样的形式具体化。当具体化的进程经过了某一特定时期，并且超越了得知自己与其根源相连的状态时，分离便产生了。在这种情况下，意识继续存在，并且包含着普遍意识的可能性，然而它却忘记了自己的本性、规律和潜质。简单地说，人类的意识整体上就处于这种状态。

当你开始意识到生命原理的亘古长存的本质时，你就会发现它一直存在，只不过由于自己处于分离存在的幻觉之下，没能够注意到它……你或许会发现它持久的力量是一种自主意识或能量。分离的自我性格包括这两方面；但自我的理智与普遍理智相比逊色得多。你具备拥有普遍理智的

潜质，无论你是否意识到它，是否利用它。（PL 152）

终极精神拥有所有的双重性，包括善和恶、男性和女性、光明和黑暗、生和死，以及所有体现这些双重性的体验和原型。恶仅仅是生命力的一种扭曲形式，它并不具备与生命力同等的自身力量。同样，死不是生的反面，因为死对于生命力来说只是一个暂时的过渡阶段，生命力超越任何单独的生命形式的终止。由于人类的意识深深地受到双重性的影响，因此对我们来说理解超越双重性的现实（一个不会死亡的生命，一种从不会被恶战胜的善）极为困难。但是所有表面现象下面的原初现实就是如此。这就是终极精神。

作为宇宙意识的高级自我

在整体中感受高级自我的过程就是去认识终极精神。当我们完全处于神圣能量在我们体内流淌的状态，我们会体会到完整的爱和极乐，即使这种体会非常短暂。我们从已经开放的内心区域开始，去体会这种感觉，并逐渐培养维系这些美好感觉的能力。

我们都以为人类最怕遭受痛苦，但实际上痛苦比极乐更容易承受。极乐——即整体意识——对我们的自我认知构成更大的威胁。它击碎了我们孤立的自我感觉；它振动了我们通常的期待；它冲破我们所有关于自己和他人的消极的、局限性的想法。因此，为了学会培养和保持承受极乐的能力，我们必须慢慢地敞开心扉，去接纳内心和周围的善。

最终，我们或许会体会到导师所指的"宇宙感觉"或者其他人所称的"宇宙意识"。这就是体会到统一层面上的神性，在这个层面上所有二元对立都消融了。

> 宇宙感觉是一种感觉与思考不再分离的体验。一体化的体验就是它的全部。这种体验包括极乐、对生命和生命之谜的理解、容纳一切的爱、一种认为**一切都好、无需担心**的观点。对于普通人来说，彻底消除恐惧心理是极难实现的，因为一方面你并没有完全意识到现存的恐惧，另一方面又习惯于自己的生活，以至于根本意识不到生活可以是另一种模式……

在宇宙感觉的状态中，你在内心中感受到了终极精神的存在。最开始，这种令人难以置信的力量的存在使人感到震惊。美好的感觉会使人震撼。这种感觉完全像全身遭到一次电击。因此，自我个性必须足够坚强、健康，这样它才能适应通过人类外表体现出来的内在神性的高强度震撼。然后，你会将这种体现当作你永久的现实与状态，当作你的真实身份。当你发觉自己处在这种状态时，你就会更加深刻地了解到那些新发现的事物其实你早就知道，此时的感受你也早有体会——这里没有真正新的东西；你过去只是暂时地脱离了感受、理解、体会和感知真实生命的状态。（PL 200）

尽管直接感受神性——宇宙意识——是我们精神治疗工作所期待的结果，但它是一种不能强求的神圣的礼物。在我们一直在寻找终极精神的过程中，我们会逐渐地消除妨碍我们洞见终极精神的障碍。

高级自我和终极精神的意象

当我们初次试图与内心中的终极精神接触时，我们相反会遇到狭隘的、错误的观念——我们对终极精神的意象。由于我们从小就接受了终极精神代表至高无上的权威的教育，因此神在我们心中的意象被扭曲了，正如童年经验中的权威被扭曲一样。如果在我们的经验中权威惩戒我们，那么我们就会预期神是冷酷的审判者。这样，我们也许就不愿去寻找内心中神的本质，因为我们担心会产生自我审判与负罪感。如果在我们的经验中权威溺爱我们，那么我们就会预期神性自我会为满足我们的自我需求而服务，而一旦我们发现必须驯服自我来适应更高的自我时，我们就会失望、失去耐心，甚至会失去信念。

在每种文化中，制度化宗教对终极精神的独特误解加深了终极精神在人们心中的意象。宗教源于宗教创建者对神的直接感受以及对宇宙意识的认识。然而，随着时间的推移，宗教创建者的教义和实践逐渐僵化，这就使这个宗教（或）教派的信徒们对神产生了扭曲认识，并强化了他们的分离感和独特感，因此，在如何理解神以及如何通往神的问题上，在存在不同答案时，他们采取了非此即彼的立场。教徒们各自的民族身份和社会背景又进一步强化了这些主要的文化性的意象,例如,宗教迫害的历史进一步扭曲了人们对最终实在(即神)的理解和感知。像世界上所有主要的宗教一样,犹太教和基督教中也都具有独特的扭曲。

这些宗教的文化历史产生的制度化宗教的核心意象和终极精神的意象,进一步与我们对权威的个人反应混合起来,使我们对神的本质感到困惑,使我们不敢去追寻对神的感受。有时,我们无法通过我们成长于其中的制度化宗教,而只能通过其他途径,来找回对神的真正体验。这里有几个关于宗教的童年消极经历,这些经历与关于权威的消极经历掺杂在一起,导致了对神的扭曲意象。这些故事分别来源于犹太教、天主教和新教三种不同背景。在每种宗教中,对终极精神敞开心灵的方式来自于不同的传统。

1) 一个犹太人的体会

伊力感到自己无法对终极精神敞开心扉;他觉得向终极精神敞开心扉是愚蠢的,甚至是危险的。当他还是个孩子的时候,他住在波兰,当时波兰遭到纳粹的攻击。除了他和父亲逃出来之外,他的大家庭里的其他人都在集中营里被杀害了。

伊力记得七岁时曾和父亲站在一起,他们看到纳粹士兵列队进入他们的镇子。当时爸爸说的话让伊力感到极度恐惧:"他们永远不会停止的,永远不会。"畏惧父亲的伊力,此时被这种黑暗的现实惊呆了,同时感到自己暴露在极端的恐怖现实之中。他躲进人群,一整天不肯出来。然而,一个月后,当伊力从一扇紧闭的门后听到他所尊敬、爱戴的祖父劝说镇子里的犹太人,让他们不必担心任何事的时候,伊力的耳边回响起父亲不久前的声音:"我们都会死的,他们永远不会停止。"从那时起,他经常希望当时的自己坚强、勇敢地向祖父喊出自己知道的黑暗真相,说服祖父和他们一起离开,而不要在这里被动地等待几个月之后到来的可怕的死亡。

伊力深深的悲观心理与他的求生欲望融合在一起。如果他和父亲也像祖父那样对德国人持善良、乐观的态度,那么全家人都会没命。伊力在很大程度上仍然生活在童年的恐怖现实中,他觉得慈爱的祖父的乐观、善良的态度是不可靠的。

他非常坚定地相信,人类作恶的倾向远甚于行善的潜质。他痛苦而坚定地相信,人类会被核屠杀消灭,正如波兰犹太人被希特勒的种族灭绝消灭一样。"没有人会活下来,"这句话经常在他耳边回响。当他在演讲中向观众展示核武器带给人类的威胁时,他觉得自己又一次感受到了童年时的孤独和痛苦,他觉得自己已经清楚地看到了人类的危机,可是尽管他大声疾呼,大家却充耳不闻。

如果真的有神,伊力一定会对他感到极度愤怒。他无法原谅神,因为神允许希特勒发起的邪恶和恐怖的事情发生。他真真切切地面对了那种恶,那是真实的。如果神就是这样,那么神就和那些残忍的纳粹军队一起大摇大摆地走着,并且以伊力的冷酷的父亲那种令人害怕的声音说话。这样的神只是一种无情的、荒谬的惩罚力量;跟这样的神说话是一种耻辱,更不要说向他祈祷了。

很多年来伊力一直觉得神不仅出卖他,还出卖了犹太人和整个人类,并为此感到痛苦和气恼,因此他产生了去聆听心中另一种不同声音的欲望。

伊力参加心路治疗的强化静修,希望戒除嗜食垃圾食品的恶习。在治疗过程中,他将自己对父亲的诸多愤怒释放出来。父亲曾经残忍地对待他,他小时候父亲经常打他,他长大成人后父亲又总是批评他。伊力终于明白了自己心中根深蒂固的仇恨并不是真实的,而是低级自我的声音,他把父亲内化为自己的一部分,通过这个声音表达出来。他开始发现,这种仇恨是他自己心中的魔鬼,它的目的是毁灭他,就像纳粹的目的是毁灭犹太人一样。他陷入自我毁灭的心理,他正在采取的立场就是他始终憎恨的致命的反犹太主义。他开始意识到,自己有限的善不能克服自己的消极思想。他需要更多的帮助。他需要神。

在他的加强治疗过程日志中,伊力写道:"当面对魔鬼的时候,我承认自己无能。我承认自己不是他的对手,我无法阻止它。我看到了他的成果。我的协助者让我向神请求帮助。但我不能。我承认自己迷失了方向。我不知道如何祈祷。我无法说出'神'这个词。我说我不能原谅他,然后我抽泣着,一遍又一遍地念叨着神。过了一会儿,我的心变得平静、安详(处于'中立'状态)。我的协助者问我是否渴望进一步对神敞开心扉,我按照他的要求做了,却还是不能进一步对神敞开心扉。我根本无法敞开我的心,但我至少不再反对,不再坚持不原谅神的想法。"

这次治疗结束后,伊力回到了自己的房间,他发现自己出乎意料地迷上了数学。后来他写道:"后来我才知道为什么整个下午我一直在解代数方程:我把我的信念和生命放在了坚信恶会胜利的一边,甚至没有想过在等式的另一边一定有些东西使这个等式平衡。"

伊力接受了这种观点:恶一定会被善平衡,低级自我也就一定会被高级自我平衡。不仅如此,创造了平衡的代数方程的宇宙设计也许就是那个同时创造了善与恶的更高实在。他接受了神包含世间万物、包括善与恶在内的所有对立面但同时又超越它们的观点。

伊力作为犹太人的经历使他在内心中将神想象成一位反复无常、甚至充满敌意的权威和行恶多于行善的人。通过探寻并释放童年时被父亲否定和被纳粹压抑的情感,伊力开始寻求恢复对宇宙更为温和的认识。他天生的数学天赋还进一步帮助他去了解,由于过度强调生命中的黑暗面,他失去了心理上的平衡。

2) 一位天主教徒的体会

在第三章中介绍了的詹姆士的故事。他从小就被送到了教会学校,并且严格信奉天主教。七岁时,有一个星期天他没有参加弥撒,这使他确信自己犯了弥天大罪。想到自己要在地狱里永远地苦受煎熬,他害怕极了。

在教会学校里,詹姆士接受的教导是:"神无处不在,神无所不知。"[1]因此,他相信如果他违反了戒律,神一定会知道。在当时的教会学校里,所教授的戒律包括禁止发怒、禁止不服从父母、教会和学校,还包括在思想和言语上要一直保持诚实和纯净,这些戒律都使他觉得自己的表现多次使神感到失望。

詹姆士努力做一个好孩子。按照一般的标准衡量,他是个安静、听话的孩子。但是教会学校的道德测试标准总是让他感觉自己是个失败者。他完全相信道德测试中的话,并且觉得那些话就像是说给他听的:"我们生来就没有得到神的恩赐。我们并不圣洁,不会取悦与神。我们没有权力进入天堂。"[2]这使他的自尊心遭到更为严重的破坏。尽管他已经受了洗礼,而后领了圣餐,这些都会帮助他进入天堂,但他仍然坚信自己永远无法取悦神。

进入青春期后,詹姆士开始对从小接受的天主教限制表现出叛逆的行为。

---

[1] 引自《My First Communion Catechism》,华盛顿基督教学会出版,1942。
[2] 同上。

当他的性欲到达极致时,他知道自己不会再达到教会的要求了。他觉得自己只有两种选择:迫于可怕末日审判的压力,压抑自己的性欲和其他"坏想法";或者接受他是坏人这一不可救药的事实,任他的恶和性欲随意发展,并且希望天主教的最终审判是错的。这种选择好像很冒险;他仍有可能永远待在地狱中。但是当性欲变得无法抵挡时,他也只能承认其存在。

詹姆士进入大学后,他广泛阅读各种书籍,其中包括现代心理学,这为他反对天主教奠定了更为理性的基础。他深入阅读关于东方神秘传统的书籍,对神有了新的认识。他利用佛教禅宗里的冥想练习恢复了童年时对神的严肃态度,但是已经摆脱了使他自我压抑的宗教陷阱。

詹姆士作为天主教徒的感受,使他在心中产生了对终极精神的意象:神要求苛刻、吹毛求疵,反对性欲,喜欢惩罚人。作为一个有正常性欲和不可避免的人性缺点的常人,詹姆士感到自己无法取悦神。他觉得自己要么反对神,要么反对自己,这是一种令人无法承受的选择。然而,他对终极问题的关注、生命和死亡的深层意义的求索一直吸引着他,他通过一条通往终极精神的直接的、非道德说教的体验之路,再次回到神的身旁。

3)一位新教徒的感受

玛萨在一个乡村小镇里长大,并加入了当地的路德教会。她记得周日的礼拜令人感到高兴,但又有些枯燥。她还记得在教堂里的时候,全家人都表现得很规矩、体面,表现出一切都很好的样子。但在家里,她父亲经常酗酒,殴打母亲和孩子们,而且几乎没对家里做任何贡献。教堂只是一种假象,家庭生活是艰辛、可怕和真实的。母亲由于受到压抑和胁迫,无法悉心照料玛萨。对于玛萨来说,真正的主宰不是神或耶稣,而是酗酒的父亲,他才是这个家的主宰。她所信奉的神和宗教,最多只是为了向别人展示,是一张为了取悦别人的面具。宗教对现实没有任何意义。

当玛萨还是个孩子的时候,她经常从充满压抑气氛的家里跑出来,在地里和小河边独自待上几个小时,这使她逐渐熟悉周围的植物和动物。在那里她能更加接近温柔的生命脉搏,在日夜交替、季节交换的过程中找到了自在与安心。大自然,而不是宗教,成为她的救世主。

玛萨长大以后，她接触到了印第安土著宗教，这使她的精神饥渴首次得到了缓解。印第安土著宗教的中心思想是将地球看作人类的导师和慰藉者。大地母亲是她施爱的对象，而且明显是她幸福的中心。她开始大量阅读关于以地球为中心的宗教，在这些宗教里，女神和神一样重要，女祖先和男祖先一样睿智。

在她作为新教徒的体会中，玛萨觉得神是无能和虚伪的。为了找到回归内心自我的路，玛萨不得不将自己与自然联系在一起。这也使她接触到内心中女性的神性自我，而这种自我在她的成长环境里经常遭到父权宗教和父权家族的压制。

即使一个愤世嫉俗的人，如果渴望获得精神体会，也能获得成功。这种渴望可以来自于对爱或宇宙知识的渴求。对于詹姆士来说，他渴望得到终极问题的答案；对于玛萨来说，她渴望更紧密地与万物联系；对于伊力来说，他渴望消除自己暗淡的悲观主义心理，发现宇宙的平衡。所有这些渴望，希望了解得更深、爱得更深、联系得更深，归根结底就是希望体会一种更为统一的意识状态，超越通常处于分离状态的自我。这种渴望将带领我们去寻找内心中的神，最终使我们与高级自我连在一起。既然我们寻求这种联系，我们就必须在文化和心理方面辨认出所有关于神的扭曲意象的扭曲，并且逐渐抛弃这些扭曲意象。

内心中哪怕最微小的偏差和阻碍都会妨碍我们理解博大精深、无穷无尽、无以言表的神。我们必须一点儿一点儿地消除障碍，只有这样你才能看见和感受到无限的幸福。

尽管我们接受的教义各不相同，但是有一种障碍是共同的：我们始终潜意识地把神看作一个能够随心所欲地采取行动、做出选择和决定、进行处置的人。在这种认识之上，你又附加了另一种想法：神又是公正的。但这些想法都是虚假的。因为**神是存在**。公正来自精神法则的运行，而公正也仅仅是**存在**。与其他许多事物一样，神就是生命和生命力，是任你支配的伟大的创造力。而按照神的模样制造出来的你，可以自由地选择如何使用这种力量。随着时光的流逝，你会认识到脱离精神法则、偏离爱和真理之路将会导致不幸。而把精神法则作为行动依据，就会带来幸福。你完全

可以根据自己的意愿做出选择。没有人强迫你必须生活在幸福与光明里。如果你希望当然可以。这些都显示了神的爱。(PL 52)

服从和抗拒高级自我

只有当外在自我(成年自我)能够臣服于内心中更大的真实自我,人才能体会到超越个人的统一层面上的高级自我。只有我们面对并抛弃那些关于神的沉重的、狭隘的意象(这些意象产生于童年时期,并在过去的生活中一直伴随着我们),我们才有可能体会高级自我。

"成年自我必须知道:它只是内心中的更高存在的一个仆从,它的主要作用就是竭尽全力地去寻求与内心中的更高自我建立联系。"(PL 158)自我的责任包括面对我们内心的障碍,使我们能够倾听并感受到高级自我的信息。

顺从的自我使我们变得像童年一样开放、温柔。"除非你变成孩子,否则你无法进入天堂。"我们都惧怕顺从,因为一旦向权威意象敞开心扉,我们便容易受到伤害。这种权威意象可能来自父母,也可能来自宗教,很小时候在我们毫无心理防备的状态下,我们就遭遇了这些权威的伤害。因此我们必须再次面对权威背弃我们的信任、动摇我们的信念的情况。

卡罗尔渴望了解神并感受高级自我。她努力阅读所有关于精神方面的书,从世界上不同宗教的基础读物到新时期作品。在理性上,她信奉精神实在,但她却无法真切地体会到这种实在。她敲响了心门,但被拒之门外。

在对她早期童年记忆的研究中,卡罗尔自然而然地再次进入婴儿自我状态。由于早产,她被放置在医院的育婴箱中长达几个月,而她的母亲由于身体虚弱,没有好好照顾她,甚至没来探望她。

在心路治疗环节中,卡罗尔躺在沙发上,压抑又紧张问道:"你在哪儿?你在哪儿?"她的声音感觉像是在绝望与无力之间游荡。我们鼓励卡罗尔去抱怨、大喊,全面地释放出婴儿时期的焦虑和不安。当卡罗尔激动的情绪慢慢缓和,她伤心地小声说:"我觉得自己被遗弃、被出卖。不应该是这样的。她在哪儿?她在哪儿?"接着悲伤转为愤怒,她开始哭了起来。当卡罗尔停止哭泣,她变得十分安静,轻松地走进了一片空旷、开阔的空间,在那里她觉得自己听到了天使的歌声。

后来,卡罗尔再次仔细地回顾自己的那种婴儿回归心理:"那只是我感受神的一种方式。在没有任何帮助的情况下,我被遗弃、被出卖、被丢在一边自己承受痛苦。但是,现在我认为那是我自己的选择。一旦我拥有谋生的能力,我在内心中发誓,不会再使自己像婴儿一样懦弱和需要帮助。我制造了一个坚强的自我,而且我一直固守着这种自我,因为我不想再次陷入那种可怕、残酷的脆弱状态。在潜意识中我一直把神和高级自我等同于我的母亲,在我需要的时候她把我遗弃。现在我第一次希望能够与守护天使、我自己的灵魂、高级自我联系在一起,即使母亲不在我身边,它们总是而且会一直为我而存在。我知道要想聆听神的教诲,我需要从自己原始的需求而不是成年人的理智出发,去接近神。"

在通往高级自我的道路上,我们会陷入各种痛苦和可怕的意识状态。通过与这些状态进行交涉,自我变得"透明"、淡出,以至于其他深层的实在能够浮现出来。由于高级自我是一股自然流淌的能量,我们就必须学会跟从自然流淌的过程,在童年时期,在自我形成以前,这种过程强烈地贯穿我们全身。当我们不加控制、任其发展时,我们就会逐渐辨别出哪些心理冲动来自高级自我、可以信赖,哪些心理冲动来自低级自我、需要处理和限制。我们一定要释放童年的恐惧和脆弱,因为它们是自我控制的基础。当我们学会去承受所有自发的情感,我们就会更加全面向内心中的精神之流敞开心扉。

不肯敞开心灵往往体现了内心的精神冲突:是应该相信内心中的小我还是应该相信内心中的终极精神。为了相信内心中的终极精神,必须如实地"穿越"意识中的过渡状态。自我非常希望逃避痛苦、困惑、空虚和恐惧。无论意识处于什么样的状态,我们必须暂时地接纳它,这样才能够暴露、领悟并消除它。

这就是敞开心灵会遇到巨大阻力的原因。为了敞开心灵、创造并拓展自己的生命,你必须经历一个痛苦的阶段,然而你为了逃避这个阶段宁愿保持现状。尽管敞开心灵接纳终极精神会让你体会到完满、富足、光明、快乐和安全,你还是宁愿保持现状。一旦你下决心敞开心灵并经历这个阶

段,阻力就逐渐削弱了。这不是一个一蹴而就的过程。你必须反复地下决心,反复地付诸行动。(PL 213)

为了敞开心灵融入自然流淌的过程,必须约束来自低级自我的消极冲动的阻力。自我必须培养内在的约束力,否则融入自然流淌的过程就会显得有危险。随着时间的推移,我们逐渐学会去信赖自我内在因素的敞开,在安全和适当的环境里研究我们的消极心理。我们学会去信赖贯穿于我们全身的创造性生命进化过程的自我调节本性。"认识到这一点一定会帮助你进一步接近**源自内心的真实的生命**。"(PL 153)

第八章练习

1. 将自己的一次高级自我经历完整地写出来。经过这次经历,你如果有所转变,把转变也写出来。

2. 列举出你最优秀的品质,在你当前人格中高级自我"照耀"的部分。列举完后,找出它们与你的面具自我部分之间的联系,如果有联系的话。找出明显的相似和实际上的差异。

3. 观察内心,看看你是否为自己具备的高级自我品质感到羞愧。如果感到羞愧,考虑这种自我背叛是如何与你背弃了父母中的一位或两位的爱相联系的。你是否觉得更爱你的那位父母给你的爱是理所当然的,而更加渴望得到施爱较少的那位的爱?

4. 审视你的生活,观察在不同的场合中你体会到的到敞开心扉或"精神健康"的程度:例如,自己独处的场合,与同性相处的场合,与异性相处的场合,努力工作的场合,在大自然中,和孩子在一起时。问问自己,在不同场合中你感觉放松、开放、信任和真实的程度(相对而言)。在祈祷或仪式中,请你的高级自我引导你在你现在感到受阻或封闭的场合实现更高的开放性。

5. 将你的高级自我看作内心中的老师、医生和伴侣。将内心中的高级自我描绘出来。然后在自我与高级自我(也是你自己)之间展开对话。把对话写出来,标出说话的每一方。对话的内容可以是当前生活中困扰你的问题,也可以简单地听从高级自我的引导。

第九章

消除低级自我的依附

> 当你察觉到你的消极意向时,就不再会欺骗自己说消极心理'恰巧'找上你。你必须接受这样的事实:你的选择决定了你的生活。选择意味着你有采取其他态度的自由。
>
> ——PL 195《认同与意向:认同精神自我,克服消极意向》

迈克尔的恶魔:探寻禁果之根

迈克尔曾经为了解决自己对消极性幻想的依赖,专程来到这里进行心路治疗。他刚结婚并深爱着妻子。他觉得自己可以与妻子更深地相爱、更狂野地结合,但是他的性幻想构成了他这方面的最大障碍,他想解决这个问题。

迈克尔最频繁的幻想就是与妓女——尤其是人妖——发生关系。他们生活在性别模糊的底层社会,尽管出生时是男性,但他们把自己看作女性。他们具有女性第二性特征,同时保留着男性性器官。迈克尔曾多次与人妖发生"一夜情",而且一直陷入对他们疯狂的性幻想中。

这个梦促使迈克尔开始思考自己的性问题:"我身在城市中的红灯区,那儿有很多从事卖淫行业的人妖。人们正在向头顶上的一架直升机欢呼,那架直升机在几条街开外绕着一座三角大楼做着非常奇怪的飞行动作。所有的大楼都很高,所有的街道都很窄。

"直升机机身庞大,像玛丽女王号邮轮一样,很有弹性,机尾很长,像手风琴一样折叠起来。它正做着复杂而又十分危险的特技,'不停地卖弄自己',试图飞快地围绕三角大楼飞行。当直升机绕着一座大楼做了个急转弯时,机尾失去控制,猛烈地晃动起来。伴随着一声骇人的碎裂声,飞机撞到另一座大楼上。当看到直升机坠毁的那一刻,我感到直逼而来的危险,这让我觉得十分恶心。"

在迈克尔的头脑中,性的意象十分清晰。他将三角大楼与女性"下体三角区"联系在一起,并且担心自己与男同性恋者在一起"胡搞"的性能力具有十分可怕的自我毁灭力。在梦境的解析中,迈克尔将自己看作直升机驾驶员:

"这里由我负责。我坐在驾驶舱内,感到自己拥有如此巨大的力量。我做的那些特技,使地面上的人看得目瞪口呆。我充分享受着这种刺激和危险。我注意到直升机绕着大楼做了一种"甩鞭子"的飞行动作,而且我觉得动作很完美。突然我意识到机尾完全失控,我感到灾难就要降临,然后……死亡突至。"

迈克尔说他熟悉那种灾难逼近的感觉,这种感觉就像他记忆中的一次经历,在那次经历中他在一次性高潮中突然死去。这种感觉也使他回想起与人妖之间的交往,面对那些人妖,迈克尔有时感到自己是他们的主宰,有时感到十分恐惧。即将到来的危险是性亢奋的一部分。性与危险、力量与黑暗面、激动与毁灭——所有这些因素以某种方式结合在一起,迈克尔知道要想释放自己男性性行为中的消极心理,他必须要把这些因素一一区分开。

他回顾了自己早期的性欲历史。从记事时起,迈克尔就觉得自己曾经和母亲联合起来对付父亲。他的父母经常因为父亲酗酒而吵个不停。作为唯一的孩子,迈克尔感受到了母亲的宠爱,却看不起父亲。迈克尔的母亲信赖他,向儿子抱怨自己的丈夫,包括她在性生活方面的不满足。迈克尔的母亲还曾挑逗自己的儿子。她曾经全裸或半裸着身体在房子里走来走去,经常让儿子帮她按摩脖子,或是在沐浴时让儿子帮她擦背,或是自己穿上服装后问儿子效果怎么样。正处于青春期的迈克尔曾沉迷于对母亲的性幻想之中。

对年幼的迈克尔来说,母亲是房子中的"皇后",父亲是性无能的国王,而自己就是皇太子。尽管母子之间乱伦的冲动没有被付诸行动,但十分强烈而且显然很危险:如果这种冲动失控,母子俩打破了最后的禁忌,那会导致怎样的后

第九章 消除低级自我的依附

果？如果父亲发现了真相，又会怎样？通过反省自己早年将性与危险结合在一起以及后来与人妖偷食"禁果"，迈克尔开始理解了自己为何对"无趣的、正常的"婚后异性性行为不屑一顾。他还感到与妻子之间日趋亲密的关系会再度唤醒自己心中与母亲有关的禁忌感情。

随后他梦到："我在一个黑暗的地方，也许是纽约的地铁里，我试图躲避一个魔鬼般的人，因为他打算跟我结盟。他想以'出卖我的灵魂'为交换条件，赋予我力量，包括飞翔的能力。那个人是个幽灵，能够随意改变自己的外形。

"他对我说，'猜猜接下来我要干什么？'

"我的头部感到一阵刺痛，然后觉得那个人就在我的大脑里。他邀请我和他发生性关系，还提醒我他有改变外形的能力。接着他变成一个十分诱人、非常美丽的人妖。他和另一个人妖待在一起。他俩都长着怪异的生殖器，生殖器的皮肤几乎不与身体相连，反而像一个身体之外的附属物。他俩都想和我发生性行为，而且我们知道这都是由邪恶灵魂安排的。但是，两个人妖开始争吵，接着他们的生殖器掉了下来。"

在他下一次治疗中，迈克尔承认梦境突出表现了童年时的恐惧：害怕因与母亲乱伦而遭阉割。但是除这些心理问题以外，迈克尔觉得他曾和恶魔立下一个协议，现在他想阐明并改变那个协议。在治疗中，迈克尔展开与恶魔的对话，他扮演对话双方：

恶魔："你需要我。让我来掌控你的性欲。我会使你变得强而有力。"

迈克尔："不，滚开。我不需要你。我要选择爱情，而不是你带给我的东西。我要坚信爱比你更强大。"

恶魔："记住，如果不是你要我来，我是不会来的。"

我打断迈克尔，建议他探究一下他对邪恶力量的依附。

迈克尔："我感受到消极的性欲带给我的力量；它带来的兴奋感驱动全身机能。我体内的性力量唤醒了一切，它使我拥有活下去的意义。"

随后我问道，"如果失去这种力量，你又会怎样？"

迈克尔："失去它我就成了我父亲——一个消沉、没用的懦夫。他是一张虚伪的面具，这种人极易满足，苛刻而固执，而且还喝酒喝到烂醉，醉酒后他又变得愚蠢、麻木、幼稚。他已经死了；他的头脑如尸体一般僵硬。"

恶魔："瞧，我给了你生命。我给予你的性就是你的生命。你不需要其他任何感受。"

迈克尔："你给予我的力量附带了可怕的代价：痛苦、愧疚、还要与我所爱的女人分离。你还束缚了我富于感情的生命。我不想只拥有性方面的感受。我要能够和妻子亲热，能够感受到伤心和愤怒，能够了解快乐与恐惧，能够感受到生活中的一切。除了性以外你什么都不想，我憎恨这样。"

恶魔："我通过性赋予你力量。性就是全部。"

迈克尔："你是谁？你想要什么？"

恶魔："我想要力量和分离。这是我所了解的一切。"

在接下来的治疗中，迈克尔回顾了关于恶魔身份的问题。他开始意识到恶魔就像个有破坏力而且任性的孩子，他希望一直得到关注、即刻得到满足并且有凌驾于其他人之上的力量。在这个具有儿童形象的低级自我之下，迈克尔发现了一个陷入贫乏的孩子，这个孩子认为他需要用力量来补偿爱的缺失。迈克尔知道他真正需要的是相互的爱，与完全孩子气的自私相反，而且他知道自己仍被禁忌的性欲中的力量和危险所吸引。所以迈克尔再一次问这个看似恶魔的孩子："你是谁？你想要什么？"

在另一段谈话中迈克尔同样扮演了两个角色。他的低级自我的恶魔听起来越来越像一个在情感上受到挫折的孩子，这使他想起了在少年劳教所工作时，曾劝诫过的一个莽撞的少年。迈克尔记得有一次，男孩的妈妈带着三个11岁的孩子来看望他，当时她显得十分疲惫，而且心不在焉。他们走后，男孩回到劳教所时，他开始在一片嫩树林中拔小树。迈克尔追上男孩，搂住他的双肩，冲他吼道，"你正在干什么？"那个男孩眼中闪着憎恨的目光，呆呆地，一言不发。迈克尔温和下来，然后用冷静而又坚定的口吻再一次问那个男孩："你想要什么？你到底想要什么？"男孩沉默了很长一段时间，最后眼中充满了泪水，啜嚅着回答："我要妈妈。"

迈克尔哽咽着叙述了这个故事，并且第一次认识到自己得到的母爱少得可怜。他的母亲把迈克尔当作丈夫和情人、父亲和安慰者，而不是一个接受母亲照顾和关心的孩子。迈克尔接下来的工作重点放在因不曾拥有母亲、不曾得到爱和关注而产生的悲伤。他的感情生活不断扩展，包括了愈加频繁的悲痛与愤

第九章 消除低级自我的依附

怒的波动。

同时,迈克尔开始更加同情自己内心中那个焦躁任性的孩子。迈克尔对这个孩子慢慢有了耐心,想要帮助他成长,帮助他并且认识到他是被爱的,不需要采取任何消极行为。迈克尔正在唤醒能够抚育内心中的孩子的"好父母"。

他开始逐渐有规律地进行冥想练习,增加与高级自我的接触,这个高级自我就是一直被他视为自己的真实身份的精神实质。他知道,这个自我关爱并接受迈克尔的全部,包括他的低级自我——那个恶魔一样的孩子。以前通过使用毒品,迈克尔真切地体验到了一个膨胀的自我,他曾将这种体验当作情感成长的替代品。

稍后,当迈克尔开始更多地关注他对妻子的爱时,他发现自己对妻子的性欲逐渐减弱。后来有一次,当他充满爱意地与妻子做爱时,他感到一种新的力量正在奔涌,那是性与爱有力的结合,他突然感到左臀刺骨地疼痛,这使他不得不停下来去看看臀部。迈克尔暂时接纳了"冲击"他的能量,与之展开对话,他再次听到恶魔的声音:"不,我不会再让你把爱和性这两种力量搅和在一起。难道你不知道那样会害死你嘛!你将被摧毁!我决不会让你把爱与性搅在一起。回到我这儿吧,这样安全得多。"

迈克尔知道爱与性的结合将摧毁的是什么:只会摧毁自我控制,而不会伤及真正的自我。因此,当他记起恶魔就是困惑的孩子的防御手段时,他又一次对恶魔说:"我知道你害怕爱与性结合在一起的感受。我知道它会使我再次感到对乱伦和被降服的恐惧。我知道你打算通过把性从我的心中割裂开来保护我。"

随后,迈克尔能够感觉到自己的童年时的恐惧、混乱和孤立,并且能够将他的感受与同伴们分享。一旦他分享这些感受,他就知道自己同样需要直接面对恶魔。"我不再需要你一直诱惑我的那种分离性欲的防御方式。我想要完整的情感。我要对你的消极意志说'不',而且有意识地和自己的高级自我结合,去爱,去表达自己对异性的爱。"迈克尔臀部的疼痛感逐渐消失了。

迈克尔开始了一项每日练习,在这个练习中他想象自己将性与内心感受结合在一起。通过冥想和想象练习,他增强了和高级自我的联系。

(迈克尔的故事将在第十章的序言部分继续)

消除对低级自我的依附

迈克尔通过他的梦境和对话，意识到被他所称为内心恶魔的低级自我具有属于它自己的生命、计划和精神形态。它会为生存而斗争，努力实现分离的目标。它暗中滋生，在潜意识中逐渐恶化，因为我们有意识的良性意图在潜意识中更容易被阻挠。内心恶魔喜欢极度的否定情绪、自我辩白、混乱和不忠。当我们忽视低级自我时，它就会命令我们去实现生命中具破坏性的模式，尽管我们有意识地想要驱除这种模式。直到迈克尔将自己无意识的梦境带入意识之中，他才从自己强迫性的消极性欲之中解脱出来。

低级自我还会使我们相信：只要我们沿着以自我为中心的消极道路走下去，我们就能安全、拥有权力或者快乐，这是我们最好的保护方式。迈克尔心中的恶魔不断地反对迈克尔听命于爱和脆弱。直到我们揭开低级自我的真实企图，我们才能从消极的生活状态中解脱出来。

只要我们无法按自己的意识进行改变，我们依旧遭受低级自我的潜意识的控制。甚至当我们停止埋怨父母、文化或神——甚至当我们卸下藏在意象背后的儿时的诸多伤痛——我们也许仍然感到自己无法改变自己的现状。这就是"人性"。这种面对低级自我时所表现出的无助源于我们对消极心理根深蒂固的潜意识依附。这种依附源于我们**有意**保持消极状态并在消极状态中得到**快乐**。

消极意图、消极意志

我们可以通过检验生命中的遗憾来发觉自己的消极意图。我们也许有意识地希望得到所有美好的事物，包括爱情、幸福、事业有成和创造性的自我表现。然而与此同时，我们可能会因为一些潜意识的因素，担心或阻挠有意识愿望的实现。我们也许仅仅因为自身的自我控制受到了威胁，就无意识地惩罚自己或他人，或者倔强地拒绝世上的幸福与信任。

我们需要找到低级自我的层面，在这个层面上我们从自我中心的狭隘思想出发,自愿地选择与世间万物断绝联系。这一层面可能会以魔鬼或恶魔的形式出现,它是共同消极无意识的消极声音的原型,这种心理状态是一切处于二元分裂状态的人类所共有的。只有当我们意识到这种更为深层的消极选择会阻碍生命,我们才会有机会改变它。

当我们发现那些要与我们神圣的核心分裂、与我们内心和身边的爱、真理和快乐作对的消极意图时,一开始我们会觉得他们十分可怕。很难相信我们的确曾对那些生命中梦寐以求的东西说"不"。然而当我们发现"不"就在我们心中,而非外界时,这种发现会引导我们了解自由和走向成熟。有时候,当我们开始做其他的选择,针对生命中的某些方面的消极意图就会变得更加清晰,就像下面这个病例:

索菲是一位年轻女士,最近刚和年纪比她大得多的丈夫离婚,在丈夫身上她从未享受过性的快乐。现在,她与一位彬彬有礼的年轻男士相爱,索菲真的很爱他,他使索菲在性交时得到了放松,并且有生以来第一次体验到性高潮。但是索菲对他们之间的恋情还有很多疑虑,她打算离开这位情人。从那以后不久,她梦到自己回到前夫的家,当她告诉前夫自己现在感受到高潮时,前夫变得极为残暴。

在心路治疗过程中,我让索菲扮演梦中的前夫。在模仿前夫讲话的时候,索菲意识到自己在内心中隐藏了一个声音,而这种声音却被她最近体会到的充满爱意的性生活所抵制。那个声音说道:"现在看看你都干了什么。你放弃了你唯一的力量优势,这些年来你一直用它来控制男人。你做了一个多么恶心的选择啊!现在和男人在一起时你就是个废物;你会像奴隶一样跟随着男人,任何人都可以拥有你。如果你还想保留一丝自尊,你最好选择再一次拥有它,并且离开那个年轻人。"

索菲将这个声音看作自己的消极意图。她越来越开放的性欲所表现出的弱点使她的一部分心里感到恐惧和愤怒,迫使她以离开的方式再一次封闭自我。通过把消极意图清晰地揭示出来,索菲维系了他们之间的恋情,并继续接受更加充实的性爱。

人们需要花费很长时间和成长过程来接受这个事实:在你没有实现目

标的场合,你内心的意图有别于显示出来的、意识中的愿望、需求和意图。最终你一定会发觉这样的生命真理:肯定有某种东西在你的内心中发挥作用,它阻碍你实现自己的愿望。即使人们在纯理论上承认这种可能性,人们还是几乎不能想象当自己在意识中做出'是'的决定时内心中却存在一个"不"的声音。人们很难相信自己竭尽全力想得到的东西被自己内在的"原因"所排斥。其根本问题在于与内在声音的分离。任何真正以认识自我和发展自我为目标的探寻工作,必须以发掘这种内在否定、内在的拒绝声音为目标。(PL 186)

我们潜意识的意图以破坏性态度和方式对我们想得到的东西说"不",一旦我们认识到、体验到这一点,我们就向前迈进了一大步。我们一旦看到是自己选择了挫折、否定和痛苦,我们便不再埋怨世界和别人。我们肩负起创造自己的生命和改变创造力发展方向的重任。

  意图这个词的单纯含义是指自我处于主导地位,做出一个深思熟虑的选择、打算去做、去采取行动、去实现某种状态。甚至在你承认自己心里有最糟糕的破坏性、残酷、野蛮的态度时,你还是在暗示你没有办法,你就是这样。当你察觉出自己的消极意向,你就不能再欺骗自己说是这种消极心理"找上"你的。你迟早会接受这样的事实:你的选择决定你的生命。你的选择意味着你有采取另一种态度的自由……我们实在难以承认,是我们自己故意选择了否定、愤恨和憎恶的道路并导致痛苦。然而,一旦承认了这一点,大门就向自由敞开了,即使人们还没有做好跨越自由之门的准备。(PL 195)

通常只有通过个人的心理治疗,我们才会理解消极的意向,这种意向是灵魂的一部分做出的宁愿对生活保持消极态度的内心选择。我们必须首先培养和学习与同情、客观的观察者自我达成一致(如第三章提到的),然后去认识我们对客观现实所持有的独特误解、我们头脑中的"意象",还有我们将如何在现实生活中再现这种反复出现的消极模式或恶性循环(如第五章中讨论过的)。我们必须学会消除面具(如第六章中探寻过的),去接受低级自我的存在(如第七章提到的),最后还要学着把自己放置在高级自我之中(如第八章谈论过的)。

通常情况下,我们需要完成所有这些必需的步骤,才能拥有精神的力量和成熟,才能面对我们的消极意向所展现出的对生命和自我的最根深蒂固的不信任。

索菲对男人怀有敌意,她对此做了大量探究,她认为这与酒鬼父亲对她的性虐待有关。她已经了解自己的不信任的意象,知道自己是如何为敌对态度辩解的,这使她多次发泄自己的愤怒、悲伤以及深重的痛苦。她了解了自己是如何与前夫重新制造了这种不可信赖的关系。即使索菲与别人之间建立的新关系进展良好,但她仍然不断发现自己的不信任态度使她无法全身心地投入爱情。

在心路治疗小组治疗中,索菲自然而然地"回忆起"与父亲共同度过的日子。她觉得她和父亲一直在进行权力与掌控、虐待与出卖的游戏,这一切已经重复了无数次。她尝试从她对低级自我意向的新感悟出发与父亲进行想象中的交谈:

"我选择了你。我明知道你会虐待我,对我粗暴,但我还是选择了你。现在我拥有了讨厌男人所需的一切借口。是你为我提供了那些借口,你这个混蛋,我很高兴,因为现在我能够选择永远地离开你和所有男人。我将不再信任任何人,不再屈服,不再去爱。我将永远生活在孤独与愤恨中。哈!"

她清楚地表明了自己的深层消极意向,她想为仇恨、压抑与敌意寻求辩解。由于索菲注意到自己内心对男人和恋爱所持有的消极看法,她就能够弱化这种心理对她的影响。她祈祷能够改变自己的根本观点,将自己对男人消极、不信任的根本看法转变为积极、信任的态度。只有当她已经揭露出自己内心深处的消极意志并选择放弃它,她追求美满生活的祈祷才会影响她的潜意识并允许她创造爱的关系。

把消极意图呈现在意识中

每当我们发现根深蒂固的消极模式——生活中不协调、未得到满足的部分,我们就需要寻找隐藏的消极意图,并且将他们清晰地表达出来。我们能够听到内心中的声音,它可能这样说:

"我想从生活中退却。我不相信自由地释放自我的行为会得到别人的赏识或回报。我会阻碍别人,并且以不满足他们的需求的方式来惩罚他们。这就是我变得强大的方法。"

"我打算在生活中作弊——我希望得到的比付出的多。我的父母已经剥夺了我,现在该是生活弥补我的时候了。我不想卷入付出与回报交易之中。"

"我喜欢抱怨而且成了一个受害的孩子——这要比成长和成为一个对自己负责的成年人要容易得多。"

"在我的一生中,我打算保持那种被剥夺和不快乐的状态——那样一定会伤害我父母和那些爱我的人。离开怨恨,我就不会快乐。我把自己的不幸作为武器去惩罚其他人。"

"保持冷酷和残忍会让我感到充满力量。我越是表现出让人望尘莫及,就会有更多人追随我。我不在乎这样做会不会感到孤独;我只是不想去感觉。"

"我坏得无可救药,没有资格去享受生活中的快乐与幸福。我只会将生活视为一种惩罚,而且永远不会拥有欢乐。"

由于我们熟悉这些消极意图,因此我们需要保持它们。很久以前我们就立下了消极的誓约,这些誓约表达在核心意象中,我们认为生活是充满敌意的、痛苦的、危险的。我们对于痛苦的抵御,最终会凝固为一种普遍的消极或怀疑的态度。接受积极的人生观和自我,最初会使人感到很陌生,而且会对我们内心防御的"安全性"产生威胁。

低级自我的基本理念是让我们确信:我们自身和生活都一团糟、根本靠不住而且毫无希望,这样我们就会保持防御性的分离状态,坚持不向自己内心和周围的生命力及终极精神妥协。我们的消极意图表达了内心中最深的恐惧:低级自我是最真实的自己。正因如此,在揭露我们内心中对生活怀有的"否定"态度时,与同情、客观的自我观察者和其他高级自我方面清醒地保持一致是尤其重要的。

我们的一些消极意图源于一种文化意象:生活是一场战斗或斗争,因此为了通向幸福就要比别人强,就要坚持自己的方向。这种意象意味着自我中心主义是"明智的",而建立在爱和同情基础上的生活却是"愚蠢的",会使我们变得软弱。向我们自己的消极意向提出挑战,通常意味着挑战消极的集体无意识中的消极意象。我们必须认识到，以自我为中心绝不会使我们感到快乐。获得满足的方法是通过对生活的信任、与他人的积极合作和融入人类及宇宙生活中的给予与获得的循环中来实现的。

我们为什么选择消极心理

如果我们仅仅与小我相一致，那么我们对待终极精神的方式就如同叛逆的孩子对待自己的父母一样。小我把终极精神看做一种外部权威，小我觉得一旦屈从于终极精神，终极精神就会侵占或摧毁他。我们在第八章中所讨论的终极精神的意象，不仅仅反映了我们对待外在的终极精神的态度，而且反映了我们对待内心中的终极精神即高级自我的潜意识态度。我们反抗并反对用终极精神的意愿来统御我们分离状态下的自我的任性，而终极精神的意愿代表了我们内心中高级自我的意愿。

我们相信我们的"拒绝"是自主权的保证。"孩子把放弃反抗与放弃个性等同起来。"（PL 195）因此，他就这样一直反抗着。向外界权威争取自主和自由的斗争逐渐被孩子和青年所接受。他需要摆脱父母对他的影响，从而找到自己的处世方式。然而，争取自主权的斗争所持续的时间可能远远超过了适当的程度。当成年自我与成年高级自我展开斗争，争取自主权的斗争就会被扭曲，自主权转变成一种反常形式。我们的"拒绝"成为一种反对我们自己的恶意行为。我们仅仅因为自己处于对抗内在权威（高级自我）的抵触情绪之中，便忽略了什么才是对我们最有利的。在接下来的发展阶段中自我需要了解，实现最大利益的途径不是与生命和爱作对，而是向它们屈服。

我们依附于消极心理的另一个原因是，我们把消极心理当作惩罚父母、惩罚生活的一种荒唐手段。我们把痛苦当作武器，让别人感到难过。我们感到愤怒，因为生活要求我们长大并照顾自己。我们不想长大，相反，我们宁愿尝试去惩罚父母，因为很久以前他们没能完美地照顾我们。

固守消极意愿的成长方向是因为拒绝承担生活中的责任、拒绝处理周围"不理想"的环境。这是一种内在的固执，希望"强迫""坏家长"变成"好家长"，就好像自己的不幸可以当作武器。于是自己的不幸就成为惩罚生

活(以及"坏家长")的工具。(PL 195)

在我们的头脑中,我们一直保持着自己的固执和敌意。但是这样只能伤害我们自己,不能伤害任何其他人。当我们心中充满敌意时,我们拒绝快乐和满足。我们抵制高级自我和成年人具有的享受爱、承担责任的能力,并且把爱和责任看成外界权威对我们提出的要求,我们觉得通过拒绝爱和责任可以惩罚外界权威。抵制高级自我浪费了大量精力,而且阻碍了迈向更高的自我概念和更为广阔的生活经历的成长过程。我们拒绝了滋养并维系我们的生命力。

我们保持自己的消极心理,并把它作为一种获得力量的方式。几乎每个人在童年时都有过面对发生的事情感到无能为力的经历,我们因此感到受伤。我们在潜意识中暗自发誓,一定要回到过去,为我们所遭受的痛苦和无助而报复生活和父母。因此,作为成年人,我们潜意识地认为,即使我们现在无法惩罚或伤害我们的父母,但我们至少有能力来惩罚或伤害我们自己。这种想法为我们提供了一种扭曲的力量,这种力量甚至超过了我们自身的力量。也许我们无法使自己感到快乐(因为这需要向高于我们自身的力量屈服),但我们至少有能力使自己感到痛苦。我们选择这种渺小的、可控制的力量,而放弃内心或身边的那种更伟大的、无法掌控的生命力。我们需要去面对并感受这种个人力量的扭曲,只有这样我们才会意识到自己为了自我毁灭的虚幻"力量"付出了高昂的代价,并且最终一无所获。

最后,我们之所以坚持消极心理还因为我们感觉它比未知的高级自我更加"安全"、熟悉。与广大的、未知的、神秘的终极精神相比,我们更倾向于已知的局限领域。

我们自身存在着很多局限,包括我们反对成年自我而与敌意童性所达成共识,反对内心中积极的生命创造力而表现出的消极的自我毁灭能力,反对服从更大的高级自我而与小我达成共识。当我们逐渐认识到这些局限,我们就会慢慢放松自我破坏性的敌意心理。我们就会消除恐惧的分离心理和虚幻的自主性,并向快乐、爱和生命能量的巨大潜力敞开。

放弃消极意图、确认积极意图

一旦我们完全意识到消极的意图,特别是当这种意图基于对我们自己和世界的错误的意象时,我们必须冒险去尝试未知的新选择。这种选择指向积极的意图和能量以及超越消极心理的固有局限的更高现实。导师称之为"放弃"或走进"幻觉的深渊"。我们跳入神秘的、更高的现实,远离了基于意象基础之上的、为我们所熟知的、受束缚的现实,当我们融入毁灭的恐惧之中时,我们却克服了这种恐惧心理。

> 屈服或放弃你的消极意愿就相当于头朝下地坠入深渊。然而,只要你让自己沉入深渊,深渊就会消失。接着,你才会知道自己没有被摔碎和毁坏,而是极为优美地飘浮着。然后你会看到那些使你感到紧张、恐惧和焦虑的东西,它们和深渊一样是虚幻的。(PL 60)

想要认清真实的自我,我们就必须做出支持生命、信任生命的抉择,同时要放弃那些源于恐惧和怨恨的可悲的自我中心以及对生命的消极意图。如果选择了爱、希望和善良,我们就必须放弃内心中根深蒂固的小我。我们的积极意图寻找并追随终极精神的意愿,如果我们真切地去感受,我们的祈祷将会对我们的灵魂产生深远的影响。

当扭曲的观点和消极的意图被首次揭露时,我们会从那些积极的断言中获益良多。当索菲发现自己对男人的消极意图并将其消除后,她决心重新投入恋爱关系的断言才变得更加坚定。当我们消除对消极语言的依赖,我们就会营造出一个更为广阔的空间,接着寻求积极能量的断言将会填充这个空间。通过这种方式,真实将会取代谎言,联系将会取代分离,自尊将会取代自弃。

在我们消除一种抵制生活或欺骗生活的消极意图的过程中,下面的断言是格外有力的:

我打算全身心地投入生活,我相信我的无私给予将会得到赞赏与回报。我希望自己能够完全成为互谅互让世界中的一员。

在我们消除对埋怨、受害感或受骗感的依附时，下面的断言很有帮助：

我选择成长，在成年人的群体中占一席之地。我对自己负责，而且要在生命中创造自己的幸福。

在我们消除表现为敌意和残忍的力量的意图时，我们可以利用下面的断言：

我消除了冷漠和残忍，我将会选择爱而不是力量。我渴望拥有我所有的情感，因此我接受脆弱。

在我们消除无意义感和绝望时，我们可以做出断言：

我为生活倾其全力，因此我理应从生活中得到最好的回报。这个星球上的每个人、生命力的每种自然表现形式都是终极精神的神圣显示，我是其中之一。

美好的意愿（选择与爱和真理联系在一起）是我们献给终极精神的厚礼。考察童年起因和积极地释放消极情感还不足以转换消极模式。我们还必须在生活中终止意愿与懦弱童性和破坏性自我之间的联系，并将意愿与接纳和显示终极精神的意愿联系在一起。通过放弃和重组，我们将会慢慢地获得信仰，相信"与终极精神同在"更符合我们和这个星球的利益，远胜于从自我中心出发拒斥终极精神。当我们认清并消除了大多数根深蒂固的消极信念时，我们也就走进了精神自我更为广阔的领域。

> 我们应该识别出低级自我，认同精神自我。作为客观观察者的成年自我做出鉴别，但成年自我应该主动放弃自己并融入精神自我之中。（PL 195）

了解消极心理更深的层面

心路治疗的最重要的贡献也许就是教育人们消极心理是如何扎根于人类灵魂深处——我们明明知道一些做法是错误的、会伤害自己和他人，为什么我们还要固执己见,做出消极的选择?我们为什么不能"醒悟",开始采取积极的做法?人类为什么如此荒唐?

为了理解人类的这种荒唐的行为模式,首先我们需要理解我们的意象在生活经验中造成的恶性循环:对世界的消极理解不断强化生活中的消极选择,而生活中的消极选择又不断强化对世界的消极理解。我们对世界的通常理解不是真实的,而是我们幻觉的产物。但是我们已经习惯于根据消极的期望来看待生命,因此我们很少会怀疑我们对现实世界的理解。这就使我们陷入一种消极的、狭隘的世界观。

了解每个人与生俱来的低级自我,向我们展示了这个问题的另一个方面。低级自我起源于神圣物质的选择,它把自己从整体中分离出来并认同分离状态,所以低级自我强烈地反抗自然的生命之流,因为低级自我的存在以分离的自我为基础,屈从就意味着灭亡。低级自我是人性中荒唐的一面,它强烈地抵制使生命个体朝完整和统一方向发展的召唤,通过任性、骄傲和恐惧的防御机制来维系这种分离状态。经过生命中多次重复的消极选择,维系分离状态的决定深深地扎根于我们灵魂之中。

当我们直接面对自己对待生活的消极观点时,我们才能深入的理解低级自我。当我们发现自身的某些方面故意选择了否定和分离,而不是爱和结合,我们首先会感到很吃惊。这种吃惊源于理想化的自我意象。理想化的自我意象(即面具)总是想方设法地使我们自己和所有其他人相信:我们比真实的自我还要优秀、友善和有能力。面具执著于这种意象,使我们自食其果,但是我们不愿意正视这个事实:正是我们自己造成了我们的不幸。但是,一旦我们自觉自愿地去面对消极意图,就会带来一次伟大的解放。这次解放意味着现在我们有机会通过将自己的意愿同终极精神的意愿联系在一起而彻底改变我们自身和我们的生活。

消极的快乐

为了理解人类的这种荒唐的行为模式,我们还需要理解这一事实:消极心理与生命力是混合在一起的,而生命力是快乐的原则,我们担心如果放弃消极心理，我们就会失去它暂时提供给我们的兴奋和快乐。"低级自我的领域"充斥于我们的报纸、电视节目、隐秘的梦境和性幻想，它们令我们快乐或不可遏制的兴奋，虽然我们大多数人恐怕羞于承认这些从消极心理中得到快感。在某种意义上，低级自我掌管着我们一部分寻求快乐的自然能力。若非如此，我们会更容易放弃那些消极情感。

本章所介绍的迈克尔的故事中，迈克尔曾有意识地想要重新将自己的性欲与对妻子的爱联系起来。他知道他的快乐建立在当前与妻子的爱情基础上，而不是来源于过去的那些没有爱情的性幻想。然而，即使迈克尔拥有最为坚定的美好意愿，他仍然需要面对内心中的某些方面，而这些方面被消极的性欲"纠缠着"，在那里他的兴奋被禁止，那是一个"魔鬼"当道的世界。

当我们像迈克尔一样自愿地面对那个热衷于自我毁灭心理的恶魔时，我们就是在执行一个自我驱魔的使命，这是一种最值得尊敬的行为。此时我们直视恶龙，感受它喷在我们身上的灼热呼吸，将其斩杀，食其肉，吸取其能量，我们展示出自己的英雄气概。当我们有意识地面对内心中许多黑暗诱惑带给我们的神秘快感时，我们走上了一条英雄的道路。

> 当你发现自己在试图克服消极心理的过程中受到阻碍，最为重要的是，不论表层意识上感到多么痛苦，你都要在内心中深深地体会消极心理中包含的快乐因素。当然，除了你已经察觉的其他因素之外，使自己摆脱破坏性心理的困难还根源于想要惩罚生命或强迫生命满足你的期望的想法……但是，这些原因并不是摆脱消极情感的最大困难。我们必须首先直观地、随后非常具体地去感觉依附于消极心理的快乐。（PL 148）

由于消极态度和消极选择与生命力中的兴奋和快乐"融合在一起"，因此它们锁定在内心中。"当人们了解到消极心理中的痛苦因素可以被丢弃，那么快乐因素也会随着积极的态度一起不断增长。只有这样消极心理才可以向积极方面转化。"（PL 148）

什么是快乐？

快乐是生命力流淌于全身的感觉。快乐的本质和普遍的幸福状态没有什么区别，这是一种把自我交付于毫无阻滞的生命之流的状态。

被我们称为"消极快乐"的是生命力之中特殊的一小部分，这种快乐只是暂时依附于消极的生命状态。正如消极自我是普遍意识中的一小部分一样，消极快乐也是整体幸福中的一个碎片。

消极快乐总是倾向于以某种方法满足自我的目标，而非实现沐浴于宏大的快乐之光的真实而合理的需求……

只要你认同狭隘的自我中心，你就无法实现真正、完整的快乐。因为快乐依赖于放下自我而融入身体和灵魂中的伟大能量的能力。（PL 177）

只要我们坚守小我、坚持破坏性的态度，我们就会在精神和肉体方面削弱我们的整体性并且变得容易动怒。在这种情况下，我们就不能在内心中创造出轻松的接受能力去感受极乐。只有当我们内心趋于平和，能够随着我们体内整体的韵律一同移动、搏动和呼吸，快乐才会毫无阻滞地在我们体内流淌。

当心灵和情绪处于相当自信的状态，能够平静地期望和接受，有耐性、不烦躁、不着急、不担忧的时候，快乐才有可能产生。（PL 177）

由于我们通常处于一种自我禁锢的恐惧状态中，不愿放弃骄傲与任性，因此我们极少以轻松开放的姿态面对生命之流。所以我们总处于不同程度的麻木状态中，不能完全配合自身生命力的韵律。

然而，既然人类的生存离不开快乐，我们就在熟悉的状态中（比如在过于活跃的兴奋中或不情愿的被动状态中）寻找快乐。因为我们在内心中防备脆弱与温柔的情感受到攻击，所以我们总是沉溺于外部感官的激烈刺激。我们对内心体验越是麻木不仁，对自身感官的外部刺激就越强烈，因为我们希望获得某种感觉。另一种情况是，当匆忙的、充满刺激的生活令我们感到崩溃时，我们期望能在完全被动地接受别人照顾的状态中找到快乐。这些虚假的、不完整的快乐根本不能满足我们对愉悦的期望，但是在我们学会如何让身心完全放松之前，我们仍会交替地沉溺于寻求强烈刺激和被动接受这两种模式之中。

生命力对消极状态的依附

当快乐的根本（即生命力）依附于消极或者停滞的状态时，我们称其为受虐狂。当快乐的根本附加在对权力、控制欲和强制的极度追求时，我们称之为施虐狂。

我们共同的心理中具有的这种施虐狂似的残酷，来源于从征服、剥夺和报复的幻想中获得的快乐。这是人类进行战争和其他大规模残酷行动的核心，也包括家庭纠纷和我们在亲情方面做出的劣行。我们甚至可以称其为"甜蜜的报复"和"甜美的残忍"。

另一方面，受虐狂自我迫害行为也根源于我们幻想中的快乐，而这种快乐来源于不必对自己和生活负责的消极"被动"状态。如果在施虐与受虐的行为及幻想中没有兴奋和性的愉悦成分，那么它们在人类心理中就不会如此强大和持久。

> 恶（或破坏力）包含并无意中应用了积极的生活原则，否则，它就不会如此持久。（PL 135）

当快乐原则与消极情感紧紧联系在一起，恶就会增加其强度与韧性。一旦消极的情感被强烈表现出来，内心中就会充满痛苦的内疚感。为了躲避这种疼痛，人们就会进一步麻痹自己，切断与人们交往的温暖感觉，这样就使暴行更有可能持续下去。因此，为了消除内疚的痛苦和中断交往的悔恨，在连环杀手的极端案例中，一直存在一种不断扩大的消极兴奋，直到最终将人类所有正常的同情心摧毁。

一位被判有罪的年轻凶手兼强奸犯自白道："如果我逃跑了，我敢肯定我会再次杀人和强奸，因为那些过程的每一分钟都令我十分享受。"他在施虐中的"享受心理"令人震惊，而他的反常行为也刺激了我们紧张的神经。若非如此，我们如何解释当前大众文化中这种令人难以置信的暴力和反常行为的如此盛行？虽然我们在道德上憎恶这种反社会的施虐狂行为，但是这种行为依然以某种方式刺激并吸引我们心灵中的某些部分。

如果畸形的大众文化充分地刺激人们对暴力的嗜好，麻木人们的良知，摧毁人们的人类情感，那么，即使"正常人"也会沉溺于谋杀、强奸、折磨等等暴行，希特勒统治下的"优秀德国人"以及最近的南斯拉夫的"杰出塞尔维亚人"就是这样陷入种族大屠杀的集体疯狂之中。折磨和强奸的行为并不是在命令的强制下执行的。那些执行者在行动中获得愉悦。这就是快乐对暴力和邪恶的依赖，如果我们想了解这种依赖在我们灵魂中的坚固程度，我们一定要对其进行研究。

消极快乐的起源

生命力和快乐如何依附于消极的心理状态？我们要首先探究儿童心理中消极快乐的起源，然后再扩展到整个心理层面。

在儿童的世界里，所有的经验是一个整体，这是一股连贯的生命之流。孩子没有将自己从生活经历中分离出来。她还没有发展出一种独立的、与环境区别开的自我，她没有清晰的辨别能力，在涉及父母时更是如此。只要生存，孩子就会感受到一种强烈的能量与快乐。她不像成年人那样抵御生活，而成人早已学会将自己从周围的环境中分离出来。

幼小的儿童还不能区分积极的生活环境和消极的生活环境。她爱自己的父母，父母的存在带给她安全感。因此，无论父母的行为是否值得孩子的爱，她认为和父母在一起就会获得快乐。当孩子遭受虐待、羞辱、拒绝和冷淡时，孩子将她从父母那里感受到的爱和快乐联系到当前她所经历的消极环境。

以后她会在成年的生活中再造自己在童年被对待的方式，这不仅因为她熟悉这种模式，还因为她现在确实可以通过重复童年的消极模式获得快乐，这种快乐包括她童年时体会到的开放。童年时的伤害逐渐"成熟"，变为成年时期的受虐狂和自我迫害。

南希是一名护士，目前她正分析职业方面的问题。她知道自己之所以选择这个职业而放弃了自己一直向往的记者职业，主要是为了取悦身为医生的、有权威的父亲。现在，她对自己的职业感到十分不满。

当我问南希为什么她觉得必须这样做来取悦父亲时，她告诉我她感到大腿处一阵刺痛,这种刺痛感还扩散到阴部。南希觉得她这么做是为了让自己处于父亲之下,而使他有一种"高高在上"的感觉。我让南希躺在地板上,在她的胯处放了一个代表父亲的枕头。这时南希认为自己被父亲控制着,她快乐地扭动着身体,这使她意识到她非常喜欢这种状态:被父亲压在下面,做父亲的乖乖女,处于被动状态,不能移动,完全被父亲控制。

过了一会儿,她决定从枕头底下挣脱出来,来获得自己的生活和独立的世界观。然而,一旦她得到自由,她就会再次把枕头抓过来,放回自己的身上。她的快乐仍然依附于"只做父亲的乖乖女",而不是做她自己。

当南希了解了自己不愿意成为独立的自我时,她在心理过程中迈出了重要的一步。她发现自己的快乐依旧依附于屈服于父亲的受虐心理。直到南希认清了这种消极的依附状态,她才清楚地认识到她的自我压抑心理。现在她为自己负责的意识已大大增强了。

快乐经常会依附于受虐心理(自我否定),它作为一种手段,将我们在童年时遭受的伤害一直持续下去。如果在童年时我们的独立心理受到抑制,那么快乐就会依附于痴迷和依赖,而这种状态要比成为孤独的独立自我要舒服得多。

快乐也会依附于施虐心理,作为童年时所受伤害的补偿。例如,童年时我们受到不良的对待并感到无能为力,那么现在我们就会把快乐建立在对别人的掌控之上。第五章里提到的阿尔伯特,由于童年时遭受了母亲对他的性虐待,因此他将自己的快乐建立在对母亲的行为的报复之上。

一个孩子长大以后,他成为受害者还是施害者取决于许多因素,但是无论做受害者还是做施害者都会从这种快乐中得到强化,这种快乐混合在童年遭受的不良对待中。孩子的这种快乐感觉"缓解"了家长的不称职所造成的打击,使他不至于被击垮。

以前卡尔的妈妈经常跟自己的小儿子玩一种奇怪的游戏。在这种幼儿游戏中,她会突然躺在地板上,假装死去。卡尔就会大喊,想把她唤醒:

"妈咪,妈咪,醒醒!妈咪,怎么了!"

她就这样一直装下去,直到小男孩变得惊慌失措、围着她疯狂地跑。这时,她才会"苏醒"过来,笑话儿子:"又把你骗了吧!你又上当了。妈咪在这儿呢,我没事。"

当然，儿子会扑到妈妈怀里悲伤地大哭起来。

这种游戏从卡尔三岁起一直玩到八岁，无论妈妈多少次重复这种游戏，卡尔总是感到受到了伤害。

长大成人后，卡尔对女性关爱有加。这使他骄傲地认为自己是一个"好男人"。然而，卡尔向我和他自己承认了他性格中黑暗的一面，这一面只偶尔在性幻想中浮现出来。在性幻想中，一个强壮、性感而又装作充满自信的女人和他在一起。卡尔根据她的提议，开始与她做爱，但就在他们开始性交之前，那女人变得胆怯、懦弱、幼稚，而且想停止。但卡尔仍旧坚持，强迫她接受性交，她自信的外表下隐藏的恐惧激起他强烈的快感。

卡尔的妈妈试图通过那种游戏证明她对儿子的控制和儿子对她的爱，但是这使卡尔感到恐惧。妈妈为了感到自己是被爱的、被需要的而操纵了儿子的情感。通过这种方式，恐惧被等同于亲密和被控制的快乐。现在，卡尔的一部分性欲依附于他对女人的恐惧的享受，而这种恐惧是通过控制女人而引起的。这与卡尔童年时妈妈对待他的方式如出一辙，卡尔通过这种方式对女人（妈妈）进行报复和惩罚。

如果我们完全坦诚地面对自己，我们在内心中都会发现：我们有时是通过控制或伤害自己或他人来感受快乐的。我们施虐或受虐的心理或许被深深地埋在心底，或被我们否定。如果是这样，我们需要耐心地等待这些情绪再次浮现。但是，通过观察我们的性幻想或性行为，我们通常可以迅速地察觉出我们的消极快乐。

性行为中的扭曲心理

我们的生活的其他方面受到否定和压抑的低级自我态度，通常会在性爱的场景中清晰地展现出来。不幸的是，这一领域也被虚假的内疚感和羞辱感所覆盖，以至于内心中真正的状态变得模糊不清。这种内疚感，同所有虚假内疚一样，产生于面具强烈的完美主义思想，在父母及社会的要求下不断增强，它使我们相信我们应该比真实的自我更可爱、更体面、更明智。

因此，当前的任务就是：消除由于面具的理想标准而产生的虚假的内疚感，并且面对**真实的自我**。然后，我们能够完全承认并体会我们的消极快乐，这包括性幻想中的施虐与受虐行为。"当你发现外在问题和性生活中的快乐之间的联系，你就能够使封冻的能量重新流畅起来。"（PL 148）最终，我们性欲中自由流淌的生命力就会从它所依附的消极情感中获得解脱。

现在我们知道大多数虐待儿童的人在童年时都遭受过虐待。这还不仅仅是他们对待孩子的方式。他们的性快乐同样也依附于这种消极的状态。

在施虐的状态下，成人那种强有力的、聚焦的兴奋压倒了孩子那种无辜的、分散的性欲。正是由于孩子不具有集中的自我，她的性欲还无法仅仅集中在性器官上。对于孩子来说，她的性欲并没有与完全接受纯洁的欢乐和爱情的身体分离。如果孩子被强迫只能注意性爱及性器官方面的愉悦感受，那么她就被剥夺了作为孩子与生俱来的全身心愉悦的甜蜜感觉、身体上的满足感与纯真。如果施虐者同时是孩子深爱的人，那么就会导致孩子的性欲与其爱心或情爱情感相分离。

当孩子开朗的性格为了满足成人扭曲的性欲而受到侵害时，她就会骤然失去内心中的纯真与信任感。当孩子感到自己在性方面被人利用并受到过度刺激，特别是施虐者是她所爱的人的时候，她就会感到极为痛苦并且无法忍受。但是，通过将快乐与虐待融合在一起，似乎可以缓解遭受虐待的痛苦。性方面的愉悦变得与双方彼此之间的尊重和爱慕毫无关系。遭受过虐待的孩子在长大以后通常变得要么憎恨性爱，要么痴迷于性爱。

遭受过虐待的孩子在长大以后会热衷于再造那段消极的历史。她的快乐始终依附于童年时的天真，所以她会觉得成人之间平等的性爱行为很可怕。因此，她可能会找一个她觉得比她差的伴侣（把对方当作孩子），或者找一个她觉得比她强的伴侣（把自己当作孩子）。快乐作为对童年时无助遭遇的补偿，依附于服从或控制他人。性行为还可能被当作报复最初向她施暴的人的手段。

无论我们童年时是否遭受过强烈的虐待，在每个人的内心中都有相似的情形。作为成年人，我们再次触动那些童年时的痛苦经历。我们内心中未曾痊愈的童性总是在寻找再造早期受虐境遇的机会，以同样的方式情不自禁地在潜意识地重复父母在童年时带给我们的伤害。我们或者主动地施虐，或者沉溺于挫折感带来的愉悦。

性幻想揭示童年伤害

检验那些没有爱情的性幻想，我们发现那些幻想的"情节"与童年时遭受的伤害和虐待有直接关系，为了使这些伤害和虐待可以忍受，它们被改编成与性有关的形式。例如，在某个性幻想中，一个人完全处于被动状态，只是接受而没有任何付出，这个性幻想可能反映了一种隐藏着的痛苦，这种痛苦来源于童年时所遭受的剥夺。幼儿的需求没能得到满足，幼儿感到无法忍受的痛苦。这些需求被改编成与性有关的形式，并在幻想中得到满足，通过这种方式避免了原初的痛苦感受。在性幻想中一个人居于支配地位，这通常是为了补偿童年强烈的无助感。同样，与恐惧或拒绝导致的兴奋感有关的性幻想，使得心理能够接受童年时所遭受的恐惧或拒绝感受。在当时，这些感受极为可怕，以至于孩子们无法接受。

性幻想通常为没能解决的童年痛苦提供了一把解决问题的钥匙。通过与性联系在一起，将孩子无法忍受的痛苦变得可以忍受。一旦人们面对并消除了最初的痛苦，他们就会消除对无爱的性幻想的依赖，因为人们不再需要提防这种痛苦。消除对消极快乐的依赖有助于人们发展感受积极快乐的内心潜力。

在本章开头提到的故事中，迈克尔对于人妖的性幻想可以解释为对童年时遭受母亲的虐待的掩饰。他母亲在家中说一不二，代表男性权威，因此她就是家中的"人妖"。她通过引诱迈克尔而控制了他少男的情欲。迈克尔在青春期迷恋上母亲，这使他感到极为内疚。在很久以后，他才开始揭示由母亲的引诱和性控制而导致的心灵上的巨大痛苦、愤怒和创伤。只要迈克尔能够感受到最初的痛苦（这些痛苦在性幻想中"伪装"为快乐），他就能够摆脱这些幻想对他成人性欲的影响。

审视我们的消极快乐

通过承认消极快乐、直面自己的兴奋源，我们可以把这种扭曲的快乐从隐秘状态中揭示出来，即使我们对这些快乐感到羞愧。这并不容易。我们不敢暴露自己扭曲的性欲和快乐，因为我们潜意识中担心如果我们暴露了自己的消极情感，那么我们为了证明自己"不坏"就必须放弃所有的快乐和性欲。

人类的所有快乐体验中普遍带有内疚感，而快乐对破坏心理的依赖以及二者之间的联系是内疚感产生的原因之一。同样，这种依赖和联系也导致了所有的麻木情感。如果我们把快乐和破坏心理视为同样的糟糕，我们又怎能将快乐从破坏心理中释放出来？而且，人类的生活离不开快乐，因为生活与快乐同为一体。当快乐与破坏心理联系在一起，人们就无法放弃破坏心理。因为放弃破坏心理就像放弃生活一样。（PL 148）

但事实又并非如此。相反，我们可以把纯净的快乐从扭曲心理中提炼出来，这种快乐要远比那一点点挤过消极幻想和扭曲心理的钥匙孔的快乐强大。

每个人的性欲都有扭曲的方面。在每个人的性幻想和性表现中都存在施虐和受虐的成分。受虐狂认为："停滞和自我惩罚都是好的。快乐不在于做了什么，而在于'受人摆布'而对自己毫不负责。或者快乐存在于因性行为而'遭受惩罚'和被'强加'自己无需负责的性感受。"虐待狂认为："权力是甜蜜的。快乐存在于对他人的控制中，特别是在'报复'那些童年时比我强大的人们。"当我们勇敢地面对自身的性扭曲思想时，我们就会释放出转变这些扭曲思想的巨大能量。

我刚结婚的那几年，正赶上七十年代反传统运动，这场运动宣扬一种堕落的理念："开放婚姻"是一种开明的生活方式。我的丈夫开始搞婚外恋，不避讳我，我甚至努力地接纳这种行为。我心里像拧麻花一样难受：我试图接受这一切，但事实上我却无法接受。我生气、愤怒、痛哭流涕，千方百计地试图阻止丈夫的外遇、控制他的情感和行为，我相信只有他的转变才会使我开心。

在心路治疗中，我将自己的苦恼告诉了伊娃。她没有经历过这类事情。当然，她也不赞同"开放婚姻"的观点，但她也不赞同我的抱怨和自怜。她一再告诉我这件事情的关键在于我自己。她一再强调我应该对自己的幸福与不幸负责。我必须彻底转变对这件事情的理解，停止责备他人，而为自己负责。我应该考虑的不是如何去控制我的丈夫，而是丈夫的外遇反映出我在婚姻问题中应

第九章 消除低级自我的依附

负什么责任。她让我关注自己在性方面对多诺万采取的冷淡态度。我经常和伊娃一起去参加在纽约禅中心的治疗活动。几个小时的冥想练习之后,她会问我一些愉快的问题,比如"你和多诺万的性生活怎样了?"她坚信我的精神发展与更加投入地和丈夫进行性爱大有关联,渐渐地我也相信了。在伊娃的引导下,我更深地了解自己,发现自己错位地把丈夫当作父亲来依赖,希望丈夫满足我的需要。同时,我将自己的性节制和道德优越感当作控制他的武器。

经过几个月的治疗,我认定:既然外部环境没什么改善,我只能更多地从自身找原因。现在我认识到,不管我们的婚姻发生什么变化,更重要的是发现自己可以对自己的行动有所选择。

有一天在冥想练习中,我发现自己在心中反复地重复一句话:"我只想了解真相,不论真相是多么痛苦或难以忍受。"这句话后来变成了我的基本信条。随后,我变得可以接受并愿意去倾听所发生的任何事情。当我的内心经历了几分钟的沉默之后,我感觉到自己整个身心异乎寻常地平静和专注,我的性器官开始有了冲动的感觉。当我体会到这些感受时,我惊讶地意识到自己是由于丈夫对其他女人的性渴望而变得兴奋。这种想法让我觉得自己是个"道德败坏的妻子",这使我很难接受,因为这违背了我心中对妻子角色的完美意象。但在面对这种新想法时,我仍试着使自己放松,让自己接受事情的真相。当我能轻松地接受这一事实,我便自然而然地发现自己想象着丈夫和其他女人做爱的情景,随后我又开始幻想我们三个人一起做爱。这些幻想的画面确实使我感到兴奋。最初,我觉得这些幻想使我感到很伤心,并试图打消这些念头。随后,我深呼吸并重复我的信条:"无论如何我要知道真相"。我开始意识到,事实上正是那些最令我悲伤和愤怒的事使我感到性冲动。

事情很清楚:潜意识里,我希望得到意识中憎恶的事物。我更深切地认识到,对于显示于我生命中的事情我的潜意识所负的责任。当我研究这些幻想时,我发现自己是那么强烈地渴望与那个女人发生肉体关系。过去我觉得自己失去了与母亲之间的亲密联系,我曾试图通过强迫妹妹对我表示亲近来弥补这种损失,但我仍然无法满足内心中渴望与女性"合而为一"的愿望。现在,这一切又都在我对另一个女人的性幻想中再现出来。

此外,我重新体会到我与父母的"三角关系"所带给我的性刺激。无论是对待彼此还是对待孩子,我的父母都很含蓄。我渴望能跟父母更加亲密地交流。童年时,我总是幻想自己睡在父母的双人床中间。我也曾幻想如果睡在他们中间,就可以从父母那里得到自己一直渴望的疼爱和身体上的亲密接触,并从中得知我所不了解的、吸引他们共度良宵的强烈欲望。显然,当前我婚姻中的"三角关系"再现了我想"位于父母之间"的强烈愿望。我再一次不得不承认,我的性能力潜意识地紧紧依附于我的意识所憎恶的情境。

在我试图消除自己的性感受对这种消极状况的依赖时,我必须深入地研究内心中未实现的愿望(在身心上与母亲和妹妹更亲密的联系)所带来的痛苦。而且,在这种痛苦之下我认识到一种更根本的痛苦:与自己内心深处的女性性格分离的痛苦。通过感知这种痛苦,我在内心中更深层、更平和的女性性格中得到了放松,同时也使我和丈夫实现了更深入、更愉悦的融合。

只有先承认了性欲的扭曲形式,并逐渐学会将快感从这种消极状态中分离出来,我们才能重获积极健康的性欲。通过揭示隐藏在无爱的性幻想和扭曲的性表达中的原初的童年创伤,可以实现这个目标。当我们感受并释放被改编成与性有关的形式的、隐藏的创伤,我们就会在不丧失性快感的前提下,将性欲从施虐和受虐的状态中解放出来。由于我们直接面对消极心理与内心创伤,我们就增加了自己获得真实快感的能力,而不仅仅获得性欲化的伤痛和消极情感所带来的虚假、有限的快感。

消极快乐的转变

使自己意识到低级自我在我们内心中的作用,是转变低级自我任何一个方面的首要任务。我们需要感知并了解自己对消极快乐的依赖。

> 泛泛地了解消极快乐是不够的。为了转变消极快乐,你需要退回到当时特定的情境中。是什么样的外在表现使你一直闷闷不乐?为了切实解决这些情况,我们必须使那些被阻滞和麻痹的能量能够重新流动。只有你认清破坏心理(包括自我破坏心理)中的快乐,上述目标才能实现,这是当前阶段中解决问题的第一步。(PL 148)

事实上，这是我们从对顽固的消极心理的探究中获得的益处。基本的生命能量被封锁在每一种破坏模式中，在灵魂中，这些能量被束缚和埋藏在残忍与阻滞之中。当我们发现并释放出困在我们心中的被扭曲的能量，我们就能培养获得真正快乐的能力，并减少对破坏性快乐的恐惧。通过这种方式，我们将逐渐拓展获得幸福的潜能。

增加获得快乐和幸福能力的可能性，是转变消极快乐的主要动力之一。流动的快乐是内心中不可分割的巨大力量，这种力量暂时显露出对消极情感的依赖，一旦它解脱出来，它的能量就会变得更大。认识到这一点为我们转变消极快乐提供了强大的动力。

第九章练习

1. 在你生活中的某些不和谐、受挫折的方面中，寻找并详细描述你自己的消极心理——你的怨恨、苦痛、愤怒和谴责。

   A. 找出并写下你在这种情境下的消极意图——你对消极心理和挫折方面的依赖，你内心中期望这种结果的因素。例如，这种消极意图是否让你对人生产生了消极的结论？或者你的不幸是否惩罚了那些你认为伤害了你的人？你想报复那个人吗？

   B. 然后，查看你是否在这种情境中得到了消极快乐——这种消极状况让你感到享受的部分，这种享受的感觉是由痛苦或失望中"引发出来的"，它使你享受被虐待和被控制的感受。

   C. 追溯童年，查看你是否能找到把挫折和快乐联系起来的事件原型或起源。什么时候以及以何种方式，你的生命力开始与这种事件联系在一起？

2. 当你发现了你的消极意图以及依附于其上的快乐，思考你是否愿意扭转这种状况。清楚地写出你想采取的积极态度——用来取代目前的消极态度的积极愿望和积极快乐。在冥想练习中，将这种新的积极主张输入你的灵魂深处。

3. 写下一次无爱的性幻想。详细准确地写出激发这次性幻想的原因。然后看你是否能发现那些被改编成与性有关的形式的童年伤害、未满足的需求或受到的虐待。试着将成年的性幻想与童年时最初的伤害联系起来,这些伤害被改编成与性有关的形式,目的是使它们可以被忍受。在心理顾问的帮助下,坦诚地对待最初的伤痛,这样它才能被消除。

4. 确认你的积极性欲和你对爱的渴望。当你消除了潜伏在消极幻想下的旧伤痛,你就能够充分感受自由流淌的积极的性感受。在你的性表现中将这种可能性生动地表现出来。

第十章

转变低级自我

穿越感受痛苦之门,你将会获得快乐与幸福。
——PL 190《感受所有情感(包括恐惧)的重要性——动态的懒惰》

迈克尔的魔鬼:将欲望转变为爱

第九章中我们介绍了迈克尔的故事。他致力于把自己在性方面的痴迷转变为完整而健康的热情。在他的故事最初,介绍了他探究自己性方面的"魔鬼"的过程。此后迈克尔做了下面的梦:

"我去拜访一位住在山区的朋友。当我们在厨房里聊天的时候,看到窗外暴风雨正朝我们袭来。乌云密布,直向我们的头顶压来,让人觉得十分危险。透过厨房的玻璃门,我看到地面上的雨水已经有一英尺深了。我跑到屋外的阳台上,看到远处洪水已经泛滥。突然脚下的阳台坍塌,我掉在一根电线上面。

"这根电线从我的脚下一直延伸到山谷中,我的双腿夹着电线向下滑行,感觉电线在两腿之间带给我一种强烈而且亲切的快感。它连接着危险的高地和安全的山谷,一直通向一个高中的足球场,那里水只有两英尺深。当我从电线上滑下来,发现自己安然无恙,而且这里的水不多,非常安全。"

在迈克尔的情感中,"水"联系着他吸毒的恶习和扭曲的性欲,这是"亢奋"

而危险的区域。但这个区域已经崩溃,他不能再待在那里。迈克尔所骑的电线通向安全地带,它带给他的感受表达了他最本质的精神能量,即性感、慈爱、善良而强大的生命力。迈克尔的梦表明,他试图把自己的性欲建立在更强大的精神力量基础之上,而他的能力在不断增强。

在迈克尔的这个治疗阶段,我对他实施了很多次核心能量疗法[1],使他能够形成保持充沛能量的能力。为了体验他所渴求的性欲与精神力量的结合,迈克尔需要一个强壮的身体来承受这种狂喜。在头脑中消除了对性幻想的依赖后,他提高了体内直接感受热情和喜悦的能力。

迈克尔做了一些关于蛇的梦,我的确感受到我们打开了他驾驭内心能力的大门。蛇是瑜伽中象征生命力量的原形,代表一种可以在脊柱中蜿蜒向上的本质的生命能量。蛇也是性的象征,在西方宗教中被视为魔鬼。

迈克尔很怕蛇。他回想起童年的时候,一群男孩将死蛇缠在一根木棍上,追着他跑。他讲出了这段故事:

"我被一群男孩追赶着,一直跑到了地下室。我看到一条蛇朝我爬来,闻我的脚,匍匐着来回移动。我非常害怕。接着这条蛇长出毛,看起来有点儿像我的猫潘西,我就不那么害怕了。"迈克尔清楚,他需要面对像蛇一样的性能量,并且他知道这种性能量不会像以前那样可怕。

在分析他的梦的时候,迈克尔以那条长毛的蛇的口吻说起话来:"我是一种古老的、整体的、原始的生命力——弯弯曲曲、摇摆不定而没有理性。我住在你的地下室里。我想看你(你的自我,理性的迈克尔)蠕动。"接着迈克尔恢复了自我状态,肯定地说:"我把你当作我纯粹的、自然的性欲和原始能量。"迈克尔意识到,他因那群男孩追赶而产生的恐惧心理反映出他的男性性能量的扭曲,这种扭曲源起于童年。作为孩子,他的性欲来自母亲对他的吸引,这是一种乱伦的感觉。因此,迈克尔压抑了自己的性欲,只有在日后遇到"禁忌的"性伴侣时才把它释放出来。

迈克尔做过另外一个有关蛇的梦:"我和一个人呆在一个房间里,那人长得

---

[1] 核心能量学是一种直接作用于身体能量和精神能量以及能量阻塞的治疗模式。伊娃·彼埃拉克斯的丈夫、心理学家约翰·彼埃拉克斯博士通过与阿尔罗文在生物能量学方面的合作,在奠定心路治疗讲座概念的过程中,建立了核心能量学。

很像我,但是比我年长、聪明。突然我看到一条 2 英尺长的蛇从暖气中爬出来,我非常害怕。那个聪明人平静地说:'你还没有注意到,你浑身上下都是蛇。'我一看,全身上下爬满了好像细面条一样的小蛇,我害怕极了。我疯狂地把它们从身上拔下来,发现一些蛇被拉断了,好像是玻璃做的。那个男人温和地对我说:'那些蛇并没有伤害你,不要动它们,你会发现它们没有害处。'

"我冷静下来,发现这些蛇没有毒。我开始对它们产生兴趣,发现它们有许多不同的种类。一种蛇可以吸附在我的腿上。我发现它缠在我的腿上吸取营养,就像个孩子。我开始觉得自己感受到了蛇的纯正能量,包括我性欲中的童性需求,我看到了'每条蛇背后的童性'。

在迈克尔的梦境分析中,他将蛇看作自己的性本能,过去他将这种本能与"魔鬼"联系在一起。然而现在,在内心高级自我导师、睿智长者的帮助下,他看到魔鬼中的邪恶部分已经消失。那条拥有性欲生命力的蛇已经变得很善良,不再和罪恶与负罪感连在一起。

那些他过去害怕的东西变得童稚,甚至依赖他。他认识到那条魅力十足的蛇就是自己——一个渴望通过吮吸来满足口腔需求的小男孩。迈克尔没有吃过母乳,而每一个孩子都盼望能吮吸母亲的乳头。作为一个成年人,他的性欲中也包含着一种强烈的口腔欲望。他决心在与妻子的交流中进一步敞开这种欲望。他意识到自己内心中的童性要求他更好地照料自己。

不久以后,迈克尔又做了两个梦,这两个梦证实了他在清醒状态下所发生的事情。迈克尔对人妖的性幻想减少了,而在与妻子做爱时更加投入。

"我在一部间谍电影里,追求一位魅力十足的女人,她实际上是一个人妖。我认为她是被派来诱捕我的。我试图与她单独相处,可总是不断地被打扰。当我们最终能够单独相处时,她赤身裸体。当我接近她的生殖器时,我惊讶地发现那里面什么也没有,只有卫生棉。"

迈克尔开始意识到,事实上"那里的确什么也没有"。那个人妖不再吸引他。他能感觉到在那种消极的兴奋背后是早年的创伤,而现在他可以直面并消除这些创伤,剩下的只是卫生棉——一个唤起早年创伤的符号。

他的第二个梦证实了他内心中的变化:"我去一间地下室公寓看妻子,这间公寓是她在城里买的。我遇见一些人妖和男妓。我并不觉得他们很吸引人,只是觉得他们很悲惨。突然我发觉两个愤怒的男人隔着公寓的彩色玻璃旁看我，他们在向我打手势，让我出来。他们让我想起电影《激流四勇士》中的反面角色，那些角色强迫别人做出一些丢人的、恐怖的性行为。但是当我走出公寓面对他们的时候，我并不觉得害怕。我坚定地告诉他们不要找我，去找别人。'你们一定认错人了。'我平静地对他们说。"

迈克尔不再认同自己的消极性欲，消极性欲代表了他内心中的恶和低级自我。现在他可以信心十足地面对自己的这一方面并且大声说："不，我不再是以前的自己。你不能再把我看作你们中的一员。"特别是做过这场梦之后，迈克尔注意到，自己偶尔会有对人妖的性幻想，而在这些性幻想中最终人妖通常被妻子的形象所取代，通过和妻子在一起，他的性欲变得更加丰富而充实。他的性幻想经常发生在那间"地下室公寓"中。而现在公寓不再属于人妖，变成了他妻子的公寓。

这段时间里，迈克尔还感觉到自己在工作和运动中更有活力了。他发现自己的注意力变得更加集中，不容易分心，自信心和自主性更强。他进一步加深了对妻子的爱，对妻子有了更为清晰的认识，而不再潜意识地把妻子当作对他隐约有威胁的母亲。

迈克尔的许多情感被困在早期由母亲激发的性能量中，如今这些情感都被清理出来了，这样他的情感世界就变得更加丰富。在我的帮助下，迈克尔重新得到母亲哺育的健康需求得到了满足，而丝毫没有损伤自己的性能量。他的妻子满足了他对性和浪漫爱情的渴求，同时也满足了他对哺育的渴求。此外，通过照料他内心中渴求爱的童性和他的宠物猫潘西，迈克尔渴望照顾他人的愿望也得到了满足。

转变低级自我

在我们这个时代，转变低级自我是一项英雄壮举。如今，这条英雄之路不是通向外界，而是通向我们内心，一直通向我们内心深处阴暗面的地下室，在那里我们面对内心中的魔鬼和恶，并将它们转变。

很多人都没有意识到，我们的力量被潜意识中的消极性所限制。正如迈克尔通过满足自己扭曲的性欲所发现的,我们可以安全地释放困在潜意识中的、消极快乐的能量,从而进一步增强我们真正的快乐和生命力。当我们卸下面具,我们会惊讶于低级自我的原始创造力的强大,因为它确实要比隐藏和压抑它的面具更真实、更有激情。但最终我们会意识到,沉溺于低级自我能量不会带来持久的幸福,因此我们需要寻求与爱联系在一起的、更加深刻的能量。因此我们直面没有爱的态度和激情,其目的是要将它们释放出来,使它们回归本性,并且有意识地将我们的个人能量与终极精神的力量再次联系在一起。

个人转变的英雄历程所带来的连锁反应作用于我们所遇见的每个人。我们知道,当我们听命于痛苦和指责时,我们自身的不幸与尚未释放的低级自我成正比。由于我们对自我的不幸负责,那些我们周围的人就会从内疚和压迫中解放出来,以更为开放的方式联系我们。此外,我们穿越自身阴暗面时所迈出的每一步都会鼓舞那些关注着我们的人。最终,低级自我的转变会为整个人类带来收益:防御被清除了,邪恶失去了活力,扭曲心理得到纠正,这意味着更多的能量被释放到生命积极能量的整体中。

然而我们应该清楚地认识到,很少有人会有意识地采取这种壮举,更少有人以之为毕生事业。丝毫不带自我否定和自我贬低地、清楚地观察低级自我是困难而痛苦的。停止指责他人并对自己的幸福负责的确很难。清楚地、同情地审视自我需要具有强大而坚韧的自尊心。随着我们沿着这条道路坚韧不拔地前进,这种自尊心会日益强大,日益坚韧。

对于那些选择了这条道路的人们来说,没有任何事比转变内心的扭曲、回归真理和爱的本质更令人欣喜了。这是一个长期的过程,我们需要有意识地直面我们内心的消极性和束缚,如果我们将这些消极性和束缚留在潜意识中,任其发挥作用,就会导致消极的生命循环。痛苦的生活经历教育我们要在内心寻找消极心理。通过有意识地投身这个旅程,我们加速了与内心的导师在伟大的生活课堂中会合的过程,跟随进化的过程返回家园。

因为我们最害怕低级自我,所以只有通过勇敢地面对它,我们才会增强对恐惧的承受能力。我们所做的一切就是挑战并清除内心的魔鬼,而魔鬼不过是圣能量的扭曲形式。这种被扭曲的能量始终存在于我们体内,从时间的起点开始,从自我起源的时刻开始,从我们离开那完整的、与终极精神的意识联系在一起的"伊甸园"时开始,一直如此。

自我实现的过程需要经历许多次生命历程。这一过程中的每一步都需要极大的耐心,我们要知道:无论当下我们感到我们的自尊心面临多么大的威胁,从整体的角度看,这些威胁是多么的微不足道。

不要忘记,你并不是这种丑陋的形象,但同时也不要回避或否定它们。对我们来说,认识到丑陋方面是你自身的一部分是十分必要的,在你能真正理解你并不代表这些方面以前,你要为它们负责。

对这些丑陋方面负责并相信它们并不代表你自己是有可能实现的。只有首先对它们负责,你才能清楚地意识到自己并不属于它们,你只是为了某种特定的目的才拥有它们。只有这样,你才能够进入回归之旅的下一阶段。(PL 189)

激活高级自我能量

如果没有与高级自我强有力的联系,我们不会到达低级自我的黑暗核心。在我们深入接触并转变自我最坏的方面的同时,我们必须学会与高级自我达成一致,并获得一切可以为我们所用的精神帮助。我们需要将自己的能量与积极的意图连在一起,以实现我们最善的方面,了解我们真实的精神身份,即使在面对自己最消极的方面时也应如此。

在这个转变过程中,最重要的因素就是我们积极意愿:我们必须愿意去转变。我们必须首先带有积极的目的来转变消极心理。在对自我进行分析的过程中,在挑战消极的自我理解和人生态度并拥抱积极意向的过程中,在直面绝望心理并拥抱希望的过程中,我们可以培养积极意愿。但为了启动这个转变过程,我们首先必须具备一定程度的积极意愿。只有当我们愿意进行转变的时候,转变才会开始。我们渴望转变的意愿为我们内心中角色提供了精神支柱、安全网和一个舞台,使它们能够从阴影中走出来,展示自己。

当生命向这个方向发展时,意识作为一个整体穿透了一切,很少有微粒从整体中分离出去,它变得更加完整。(PL 189)

释放低级自我

一旦我们对低级自我完全负起责任,并愿意将其转变,我们就可以开始转变的过程了。释放低级自我态度可以就是一个简单的动作——对自己所做过的消极行为进行道歉。真诚地说声"对不起"可以向澄清事实的目标迈近一大步。我们可能需要更加具体的表达:"现在我意识到,在你需要我支持的时候,我的争强好胜心理使我对你落井下石。我意识到我伤害了你,对不起。我一定要消除我的竞争心理,以后我就可以帮助你。"当我们说出真相,感受到真正内疚的痛苦,并决心今后采取不同的措施,我们就会道歉,并且很可能获得原谅。因果报应就结束了。有时就是这么简单。

激活低级自我能量

然而,低级自我通常不仅仅需要被感知、作为我们的一部分被认可和表示忏悔,还需要通过身体上的自我表达来积极地释放。我们的身体已经将某些特定的消极态度"固化"为肌肉的紧张和身体结构的扭曲。通过消除这些紧张状态,我们可以重新利用消极态度背后的能量,并获得更大的自由和新的活力。深层组织信息、核心能量学以及其他形式的身体疗法都能加速紧张的消除。由于我们对身体上的紧张状态和结构扭曲采取负责的态度,我们就会找出安全适当的方法来接触消极能量。

找到合适的表达方式并不容易。在表达低级自我时,我们倾向于采用"非此即彼"的态度。要么我们为了避免邪恶将它压制起来——这样会使我们感到窒息、麻木、虚伪、被压抑和充满怨恨;要么我们毫无顾忌地、不怀好意地将其展示出来——最终我们感到内疚和自我否定。

我们可以选择另一种方法。我们可以制造一个安全的环境,在这个环境中,从根本上消除敌意的工作可以在支持和指导下进行。在支援小组、专业协助者、咨询师和临床医师的协助下,在个人强化治疗的环境中,即使潜在的杀手和强奸犯、利欲熏心的领袖和受虐狂的能量都可以安全地进行释放和转变。

很多公认的方法是通过无生命的物体来展现消极情感的。我们可以抽打一根胶皮管，可以破坏电话簿①。对于那些在童年时一直被禁止弄乱房间的人以及那些需要体会破坏力的人来说，这种办法尤其有效。我们可以用网球拍或带有胶皮垫的球棒去击打沙发、床或枕头，而这些事物代表了我们所憎恨的某个人（或某人的消极方面）。我们可以躺在床上猛甩手和脚，把"怒气"甩出来；我们还可以使毛巾或胶皮棒球棍"窒息"，等等②。我们可以把枕头当作父母或其他与我们有"未了之事"的人，跟枕头交谈或打枕头。这些主动的低级自我能量的展示可以帮助人们在不伤及任何人的情况下将情感发泄出来。然而，为确保恰当、安全地使用这些技巧，我们还需要得到专业的团队领导或协助者的帮助。

某些人在刚开始时觉得用这些无生命的物品来代替真人有些不真实，但这个问题可以克服。人们会逐渐了解，将情感作用于替代品远远好于压抑消极能量，远远好于在他人身上将消极能量的破坏性表现出来。这些作为象征的东西帮助我们认识到，这些需要表达的能量根源于我们自己，跟那些我们以前愤恨、抱怨、谴责的人其实只有一点点关联。通过这种方式我们能够重新利用消极心理背后的、原始、纯正的能量。

> 对于自己破坏性的冲动和欲望，你应当接受但不宽宥，理解但不依恋，真实地理解但不付诸行动。在你找到恰当的方式和方法之前，寻求低级自我的摸索过程看起来让人困惑。你要避开诸多陷阱，包括投射作用、为自己辩解和开脱、责备他人、给自己找借口等等，也包括放任自流、自我否定、自我压抑和逃避等等。这要求我们从内心的高级力量那里获得源源不断的启示，并清楚地向这些高级力量表达寻求帮助的请求，以此来唤醒并保持对破坏心理方面的感知，并采取适当的方法对其进行处理。（PL 184）

我们的任务就是直接审视自我扭曲心理的核心——唤醒麻木心理和自我否定背后的消极情感，这样我们就可以清除他们，并使它们回归纯粹能量的原

---

① 这种技巧是伊丽莎白库伯勒—罗斯博士在她的"生命、死亡和转变"工作室发明的。
② 这些技巧是由亚历山大·罗纹博士和约翰·皮埃洛克斯博士首创的，在生物能量学和核心能量学治疗中使用。

第十章 转变低级自我

初本质。

感受我们的情感

为了从麻木与否定的情感中解脱出来,我们需要感受低级自我的冷漠伪装背后的热情四射的能量。

一位妇女已经持续了好几年的自我治疗,在一次梦境中首次遇到了她"冷漠"背后的强烈的残忍。最近她的治疗主要集中于这个问题:在丈夫外出工作时,她不敢晚上独自在家。她讲述了这个梦:

"我一个人待在家里。半夜我被急切的敲门声所惊醒。我穿着一件薄薄的粉红色睡袍下了床。我到处找一件外衣,可怎么也找不到。敲门声还在继续,并且连续不断。我打开房门,希望能看见丈夫。可是,站在我面前的是一位魅力十足但有些可怕的男士,是大卫·鲍伊那种类型。他有些女里女气,苗条、光滑的头发梳向脑后,穿着打折的裤子,穿戴整洁,上身穿着带有毛领的飞行员皮夹克,围着白色的围巾。他那双冷若冰霜的蓝眼睛使他的外表很凶恶。他大步迈进屋子,就像自己家一样。

"梦境发生了变化。我变成了疯狂的杀人犯。那个男人躺在地板上。我手里攥着什么东西,可能是一把刀,或者一把金属工具,或者就是长长的、吓人的手指甲。我将身下的男人撕碎,像一条疯狗一样攻击他。我的另一部分在远处,作为观察者注视着这个情景,被我的杀戮能量惊呆了——与此同时,我还在忙着将那个男人撕碎。

"梦又有了变化。我从上一个梦中'醒过来'。好像我刚从疯狂的杀人犯的心理中解放出来。我朝下看,看到那个我以为被我撕碎的男人实际上是我的猫,而我还在用脚将它碾碎。我低头向下看,看见我的猫正抬头望着我,发出可怜的喵喵声。它问我:'你在对我干什么?'

"然后,我被自己彻底吓醒了。我的猫走过来,跳到了床上。我发现自己能做的就是坐在那儿,麻木地抚摸着它。过了很久,我才能够对梦进行分析。我意识到这是对我长期祈祷的回应:为了使我了解为什么要经受夜晚的恐惧,了解并面对低级自我。直到这场梦以后我才明白,对于夜晚的恐惧来源于自己,来源于自我内心中的凶手。过去,我的低级自我将自己表现为冷酷的、女里女气、麻木不仁、冷漠残酷的男人。在梦中,我最终看到了自己残忍的激情和杀戮的能量。当我在梦中'醒来'时,看到我对猫所做的一切,我才意识到这种能量具有多么大的破坏性。

"通过全面地分析这场梦,我大大减轻了对黑夜和独处的恐惧。现在我了解了能量和恐惧的来源,因此不再觉得害怕了。我已经面对了敌人,其实它就是我自己。"

做梦者面对了自己内心中的凶手,凶手在摧毁她的柔和的、女性气质的、信赖他人的、犹如小猫般的能量。这个梦使她对自己的夜间恐惧心理负起责任,并且能够坚强地面对消极的梦境。那个女气十足的男人是一个典型的冷酷、衣冠楚楚、精于世故的恶棍,他否定自己的人类激情,而只考虑他拥有更大的权势。做梦者摘掉了他的冷酷面具,发现了隐藏在面具下的疯狂凶手。

当我们对内心中强烈的残忍和躲藏在消极态度之后的软弱采取麻木不仁的态度时,就是低级自我最危险的时刻。当我们与自己的感受相分离,我们就很容易否认别人的人性弱点,这样就会为我们残忍地对待别人提供合理的借口。接着,残忍及随之产生的潜意识的兴奋就会取代对生命力的真实感受。

我们越是麻木不仁,越会增强消极心理。相反,

你越是意识到你的仇恨,你就越不会产生仇恨。你越是接受你的丑陋,你就会变得越漂亮。你越是接受自己的弱点,你就会变得更坚强。你越是承认你的伤痛,你就拥有更多的尊严。这些都是无情的法则,是我们必须经历的道路。(PL 197)

把恶当作抵御痛苦的屏障

当我们懂得所有的扭曲归根结底都是用来抵御痛苦的屏障时,这种认识对于理解和转变内心中的恶很有帮助。在每一次生命中,所有儿时的痛苦感受(包括遭受失败、拒绝、侵犯和抛弃)都被我们心中的敌意或退缩、悲伤或受虐的心理防御所掩盖。

第十章 转变低级自我

在宇宙的层面上,我们将邪恶作为内心的防御措施,来抵御由于与终极精神分离而产生的痛苦。心灵最大的痛苦源于一种错误的信念:我们仅仅是孤立的、有限的自我,没办法也没资格与自我和生命的整体连在一起。

当我们选择停止麻木状态、不再否认痛苦,我们就会再次唤醒防御体系建造之前的天真无邪的自我,这个防御体系是低级自我的基础。我们的痛苦可能非常强烈,但是在感受痛苦的过程中我们变得更加温和和完善。我们个人的痛苦马上将我们带到全人类最基本的痛苦之中,那就是与终极精神分离的感受,以及那种我们不配得到终极精神的爱与宽恕的错误信念。

在我们抵御痛苦时,我们变得僵化、草木皆兵,并且以典型的模式进行猛烈反击。消除内心防御的过程要从感受痛苦、了解我们对痛苦的承受能力开始。我们学会像柳条一样柔韧,而不再僵直易碎。我们不再为哭泣、悲伤和原谅而感到羞愧。当我们再次唤醒所有的感受,灵魂再次回归。如果我们让所有的情感流淌出来,所有的愤怒、悲伤和恐惧都会转变成欢乐和喜悦。

我们应特别注意躲藏在防御背后的、受伤的孩子的痛苦。

朱莉总是对别人百般挑剔,并对那些她认为不可救药的人置之不理。结果,她几乎没有朋友,这让她感到孤独的痛苦。她做了下面的梦:

"我又变成了孩子,骑着一匹红色的马,那是我 15 岁时得到的,马的名字叫'大红'。我用鞭子狠狠地抽打着我的马,告诉它不服从我的命令后果有多糟糕。这个梦是真事,十几岁时我的确虐待过那匹高大、温顺、忠诚的马,我一直记得这件事。"

在我的建议下,朱莉将自己扮成鞭打马的孩子,而她的马则被一个红褐色的大枕头所替代。当我问她为什么要打马,她回答说:"因为我很生气。我生气是因为我总是一个人,我感觉不到别人爱我。我的爸妈总说我做的每一件事都是错的,我从来就没有做对过任何事。我就想伤害某样东西,只有这样,我在心里就不会感到很痛苦。只有这样才会使我坚强。"

现在,她看到了以少年面目出现的低级自我,这位少年曾虐待过大红马。她认为应该转变这种低级自我。她将这种不耐烦地批评转向了自己。在接下来的治疗中,朱莉对着另一个代表她青春期时的低级自我的枕头,说出了对它的评价。朱莉开始打枕头并对着它大喊:"你为什么那么固执?我要让你有所感觉。你是谁？为什么不醒醒？醒过来！"

当朱莉再次将拳头砸向枕头时，她看到了自己青春期时的那张刻薄、叛逆的面孔，只有在这个时候，这张面孔才开始有所改变。当她高高举起手臂，砸向枕头时，她低头看到了一张崭新的面孔。一个受到惊吓、瑟瑟发抖的小动物，用一种温顺、祈求的目光望着她。朱莉一下子崩溃了，大哭起来。她紧紧地抱住那个代表着受到惊吓的小动物（或孩子）的枕头。最终，她感觉到了藏在防御心理之下的脆弱。

感受软弱、痛苦、恐惧和无助总是要比一味地否认和高傲自大好得多。只有当我们充分地感受到自己的情感，它们才会将我们带到力量、快乐、勇气与希望的"另一边"。

> 穿越感受软弱之门，你会获得力量；
>
> 穿越感受痛苦之门，你会获得快乐与幸福；
>
> 穿越感受恐惧之门，你会获得安全与保障；
>
> 穿越感受孤独之门，你会拥有实现梦想、获得爱和伙伴的能力；
>
> 穿越感受无望之门，你会获得真实、公正的希望；
>
> 穿越感受接纳童年的欠缺之门，现在你会得到满足。（PL 190）

感受真正内疚的痛苦

低级自我的转变不仅需要我们真切地感受童年时的欠缺与成年时的失败所造成的痛苦，还要求我们乐于体会伤害别人、遗弃别人和拒绝别人时所产生的真正的内疚感的痛苦。在我们的消极心理中，我们违背了精神法则，我们的消极选择和个人错误造成了他人的痛苦。这种痛苦要比别人带给我们的痛苦更加难以体会。

在心理学诞生以前，宗教曾经教导人类要有负罪感，这是一种扭曲的、自我折磨的负罪感。这是一种虚伪的自责，是对严酷的终极精神的恐惧，这种负罪感使人类不敢自尊地昂起头认识真实的自己。由于没有找到正确的平衡（即真理），为了清除这些扭曲的观点，人类陷入另一个极端。因

第十章 转变低级自我

此,心理学在整个发展历史中非常反感体会这种负罪感。

但你必须完全认清、面对、感受并理解对扭曲心理的真诚的内疚,了解你的扭曲心理造成的所有后果和连锁反应。否则,你永远不会认清自我。如果你不这样做,你就不可能完整,你就无法爱自己、尊重自己,你就无法做真实的自己。(PL 201)

感受真正的内疚所带来的痛苦意味着要对自己带给别人痛苦的行为负责。这一点很难做到,在最初阶段还会使人感到自尊心受打击。然而,随着消除与转变过程的全面展开,人们不再感到痛苦。在感受真正的内疚的过程中,这种痛苦变得柔和,并且得到完善。通过全方面地感受这种痛苦,我们可以感到神已经原谅了我们。为此我们付出了代价并消除了对自身的内疚感。

真正内疚的痛苦和我们亲身感受的痛苦不同于受到指责的"剧痛",后者是一种报复手段,用来惩罚伤害过我们的人。这种"剧痛"传达的信息是"看我有多痛苦,这都是你造成的。"我们把自己的惨痛当作武器,用来惩罚伤害过我们的父母或他人,我们没有宽宥之心。

真正内疚的痛苦、真诚的毁意不同于虚伪的负罪感的痛苦,后者源于未能实现对自己或他人的期望。虚伪的负罪感中的过分自责强化了面具,它传达的信息是"既然我感到如此愧疚,你可以看出我有多好"或者"既然我这么糟,你就不能对我有过多的期望,你应该对我感到抱歉。"只有清除这些错误的想法,我们才能够感受到真正内疚的痛苦,这种痛苦是简单的,更加柔和,我们可以在愧疚的同时保护我们的尊严和神性。

承认真正的内疚并感受其痛苦是清洁灵魂的最佳方法,古老的忏悔仪式的真正含义就在这里。这种过程可能会引起一种补偿行为:可能是简单的一句"对不起",也可能是采取行动去改正错误。我们询问内心的自我,如何补偿我们所犯的错误,即不否认、也不夸大我们的错误,我们会得到答案。最重要的是,我们要知道我们在整体上已经获得了原谅和爱。我们要接受终极精神已经原谅了我们这个事实。我们所做、所感、所向往的一切,没有哪一样是不可原谅的。

低级自我治疗过程中的耐心

除了乐于转变的积极意愿,整个治疗过程中最重要的因素是要有耐心。我们必须记住,在人类的意识刚刚开始分裂的最初,低级自我就已根植于其中。它开始于人类与整体神性的首次分离。人类的自由意志使得我们有能力选择与神分离,而一旦我们做出错误的选择,在随后的漫长时间里分离一再被我们的错误选择加强。从人类拥有自由意志时起,低级自我就出现了。如果我们认为,我们可以在一次生命历程中完全修复创伤,这是过分乐观的想法。在任何情况下,这种想法注定要失败,因此我们必须有耐心。通过耐心地接受我们的缺点,我们就会实现内心的平静,转变也会自然而然地产生。

朱莉出生于美国西南部,热衷于户外运动,十分喜爱露营。在沙漠中她能感到自己内心可以完全平静下来,但在与别人交往时,情况就大不一样了,因为她总是无法相信别人,并且感到孤独。

当朱莉开始治疗自己的低级自我,她把它设想为一个顽固、狂妄、贪婪、追求权力、经验丰富的流浪少年形象,她本人曾经属于这个类型(她曾虐待过她心爱的马),只不过这个低级自我形象更加极端。在她的幻想中,她希望将这个流浪少年带出沙漠,与他促膝长谈。但是他太骄傲了,不愿接受任何帮助,也不愿与她交流。最后,当他需要朱莉的帮忙而不得不屈尊相求时,仍然傲慢地吼出来。朱莉总是用最温柔的声音应答,耐心等待。

朱莉的幻想持续了几个月。她每次面对这个流浪少年的时候,都会发现他变得温和了一些,他逐渐始意识到有个人(朱莉的高级自我)在关爱他。他第一次觉得自己应当相信他人。而朱莉一直在真心诚意地等待着,等待着自己的低级与高级自我融合到一起。

朱莉感到这个幻想也体现了她的人生选择。她知道自己严重缺乏信赖他人的能力。当她开始治疗时,她感到在这方面自己无能为力,并怀疑这是自己宿命中的困难和问题。在这次生命中,她的灵魂选择在沙漠中出生并长大,这是因为她需要在这种环境中加强与自然、与高级自我的联系。加强这些联系使得朱莉能够获得面对低级自我的力量。在以前,她一直都无意识地表现着低级自我。

我们每次只能前进一步。因为我们不敢面对低级自我可能造成的混乱和破坏,通常我们都不敢招惹它。接下来,我们又会急于一下子彻底转变低级自我,这个艰巨的任务会把我们吓倒。

多年以来,戴安一直否认自己酗酒,当她开始认识到自己酗酒的事实以及酗酒给自己和孩子带来的疾病与伤害,她感到害怕极了。一切都变得一团糟,她将如何面对这些问题?

随后她做了下面的梦:"我在一个洗脸池中洗头,我惊讶地发现自己的头被卡在了下水管道中,而且我不知道如何能把它弄出来。一开始,我恐慌极了,试图把头拽出来,当时水还在不停地流着。我弄伤了胸部还呛了水。我觉得自己快被淹死了。后来,我听见内心中一个声音在对我说'慢慢来,一步一步来。'不知道为什么,当时我又可以清醒地思考。接着,我先关掉了水龙头,然后小心翼翼地将头转到另一侧。我发现可以慢慢地将自己解脱出来,直到最后彻底解放。"

高级自我的光芒和智慧安静地陪伴在低级自我身边,并一路指引着我们前进。低级自我却像一种试图阻挡光芒的黑暗阴影,试图将我们的注意力从那一直指引我们的柔和而坚定的光芒上转移开。

对低级自我进行再教育的冥想练习

一旦我们发现了低级自我并感受到其表现背后的痛苦,在高级自我的帮助下,我们就可以对低级自我进行再教育。在冥想练习中,我们与高级自我和低级自我积极地合作。我们通过将注意力集中在呼吸上或通过其他方法,培养让大脑平静下来的能力。只有拥有了这种能力,我们才能通过冥想开展工作。接下来,我们可以将有意识的自我运用到对低级自我进行交流、理解和再教育的工作中。在这种情况下,冥想就成为自我三方面(积极自我、儿童形象的低级自我和高级自我)之间的积极对话。

有意识的自我必须向内探究，必须这样说："无论我的内心中存在什么东西，无论我应该了解但被隐藏起来的问题是什么，无论这些东西多么消极、多么有破坏性，它们都应该被公开。我想面对它。我下定决心要面对它，我不在乎它会给我的虚荣心带来怎样的伤害。在每一个我遭遇挫折的场合，我都想知道自己是如何故意拒绝面对低级自我而归罪于别人的。"这是冥想中的一个方向。

另一方面，冥想必须朝向普遍的高级自我，这种高级自我有能力超越有意识的自我的局限性。为了揭示破坏性的小我、克服心理上的抵触，必须唤醒高级自我的这种能力。单靠自我意愿也许无法完成这项任务。但是，自我可以通过冥想向高级自我寻求帮助。

……

由于自我承认低级自我，作为有兴趣的、开放的听众倾听低级自我的声音，低级自我就开始更加自由地表达自己。这时候，你要为今后的研究积累素材。对于在这个过程中展示出来的材料，你要探究其起因和结果。那些显示出来的自我破坏、仇恨、敌意和怨毒，是由什么根本误解（即意象）造成的？

……

冥想的下一步就是对自我破坏的童性（以及成年的低级自我）进行再教育，目前这种童性不再处于无意识状态中。童性怀有错误信念、固执的抵触情绪、敌意和杀人的怒火，必须进行再教育。（PL 182）

当朱蒂斯还是个孩子的时候，她经常害怕妈妈，她把妈妈当作邪恶的女巫。现在，朱蒂斯意识到她的低级自我就是对妈妈女巫形象的再现，她以低级自我当作屏障，避免与他人亲密接触。朱蒂斯制造低级自我的目的是为了防御儿时的痛苦，可是低级自我不再为她服务，相反，它自行其是。甚至当朱蒂斯有意要敞开心扉时，它又开始制造障碍来阻止她。

在冥想练习中，朱蒂斯进行了一场三方会谈，她的成年自我邀请低级自我女巫与高级自我天使一同进行谈话。她马上感觉女巫以一种威胁的方式向她走来，试图控制她并终止这场对话。

朱蒂斯坚持说："我要重新感受所有情感。"

第十章　转变低级自我

邪恶的女巫回答道:"难道你不知道那是不可能的吗？你的情感会杀死你的。这就是你制造我的原因。我使你不至于变成疯狂的孩子,因此你最好感谢我,让我来控制一切。"

成年的朱蒂斯接着说:"当我还是孩子的时候,我要感谢你没有使我感到非常脆弱。但是,我不再需要你的保护了。现在我希望能够感受脆弱,因为我感觉身边的人比妈妈还要安全。我希望去爱,希望得到爱。请释放我的情感。"

女巫说:"不,我要维护我的权利,要让你和其他人都怕我。我只想拥有权力。"

接下来,朱蒂斯启用了高级自我中更伟大的力量。有一段时间她什么也听不到,看不到。接着,她看见幔帐后慢慢地浮现出一位笼罩着白光的女人。

这位天使对女巫说:"你说你想拥有权力。但是,你到底想要什么？"

突然间,女巫变成了一个小女孩,带着童音回答:"我想得到爱。但我相信我不配拥有爱。我必须好好表现才能得到爱。要是我表现好,妈妈就不会对我那么刻薄了。因此,我一定表现得很糟糕。既然我那么坏,那我就要表现得很坏来吓唬人,这样至少我会觉得很强大。"

此刻,女巫已经变成小姑娘朱蒂,小姑娘开始轻声地哭起来。朱蒂斯看到自己的童性自我从幔帐背后走出来。她还看到天使向小姑娘敞开双臂。小姑娘穿过房间,坐在天使的腿上,沉思了一会儿便又开始害怕起来。

小朱蒂说:"你知道这里有好多女巫,不止我一个。"

在冥想练习中,朱蒂斯看到小朱蒂身后站着整整一排女孩儿和妇女——整个家族的女性都在其中,包括她的妈妈、祖母和外婆、还有其他女性亲戚。"她们也都需要爱。"小朱蒂说道:"她们也有女巫的声音,因为她们也害怕、孤独。也没有人去爱她们。"

现在,朱蒂斯目睹了小朱蒂带着全部女性/女巫,朝她走来。她看见白色光芒中的天使牵着孩子和所有女人的手,在她们的周围画了个圈,督促她们发现自己的声音,发现不带有任何误解的女性的真实力量。在头脑中,朱蒂斯听到了"灵魂之歌"的音乐声,这是女孩们与妇女们的合唱。

我们需要反复练习才能在冥想中与低级自我和高级自我建立联系,这种冥想可以加快治疗的进度。

感受错误背后的神性

神性的本质存在于每个需要转变的错误之下。甚至在转变错误之前，神性的本质就已经存在了。

例如，懒惰的下面是一种放松的积极态度，它认为生活应该顺其自然，而不应该极力控制；极度活跃的下面是对生活采取一种积极的态度；品头论足的下面是做出肯定的、准确的判断的能力；马虎草率的下面是一种脱离自我控制、使生活不受影响、随遇而安的能力。

通常，我们会发现自己最好的品质紧挨着最坏的缺点。随着缺点逐渐被转变，相应的优点也不会丢失（有时我们错误地害怕它们会丢失），反而会被进一步增强、巩固。

甚至当我们面对、消除、转变人性中最坏的方面时，在这些方面中也会产生神性的精髓。杀人的怒火会转变成热情的主张；凶残也会变成积极、创造性的进取。

> 无论这些表现（例如凶残、敌对、高傲自大、目中无人、自私、冷淡、贪婪、欺骗等等）多么丑陋，你都要意识到，这些品质中的每一个都是能量流，最初都是善良、美好、肯定生活的。朝着这个方向去探索，你就会理解并体会到这是事实；你会明白原本善良的力量如何演变成恶的冲动。当你了解了这些，你就在转变敌意、释放能量的进程中前进了坚实的一步。这些能量原来被我们以完全错误的、破坏性方式运用，或者处于封冻、阻滞状态。
>
> 你必须学会充分承认：这些能量**的表现方式是糟糕的，但这些能量本身是好的**。因为它是由生活中的元素组成的。它包含着意识与创造力。它包含着表现生活、创造新生活的一切可能性。它包含着最美好的生活。（PL 184）

我们越是深入地了解自己的缺点，我们对灵魂本质的体悟就越深。反之亦然。我们将自己的灵魂本质与神性联系得越紧密，在面对仍留在心中的扭曲的、尚未治愈的方面时我们就越勇敢。这次经历将我们的优点真实地表现出来，使我们每个人都成为心路历程中的英雄。

树立完全的自我责任感

当我们对低级自我全面负责，我们就超越了内心的束缚，将自我扩展到了一个更为广阔的空间。

> 对扭曲的、恶的性格全面负责，会将你从对这些方面的认同中解脱出来。这种观点看起来也许有些荒谬。但你要充分地认识到，你就是你自己，那些扭曲方面只是你的附属品，你对它们可以任意取舍。它们的基本能量和未扭曲的天性可以成为你清醒意识的一部分。（PL 189）

我和丈夫多诺万继续探究使我们陷入三角恋爱的那种强有力的冲动（见第九章）。我们意识到，在彼此的交往中，我们都采用了残忍手段。我们承认，在复仇的战斗中，我们对彼此进行伤害和惩罚。而且，在这场低级自我参与的、杀伤力极大的斗争中，我们消极地打算忽视、伤害并牺牲对方的感受。我们感受到彼此之间的伤害以及对那个女人的伤害。

在这个问题上，我的工作包括面对自己的主要诱惑：通过道德优越感和自以为是把自己隔离起来。这是我最主要、最熟悉的防御手段，以此把自己的心与痛苦的环境隔绝。有时，我发现自己就像一位禁欲主义的、苛刻的修女，我把她称作"修道院院长"。

伊娃一直在督促我要为自己所制造的问题负全责；我想象不出还有什么需要我负责的东西我没看到。后来有一天，我独自一人走在雪天的森林里，一幅生活的画面突然显现在我眼前。当时的场景是中世纪，可能是在现在法国的南部。我看到多诺万是一个小国的国君，他拥有权力但以自我为中心。他偶尔对生活在他领土上的处女行使初夜权。我看到自己是他的妻子，因循守旧，在道德上要求苛刻。我经常指责和批判他。我还看到了她的情人，她是一名忠诚卫士的美丽的女儿。在那我放弃了丈夫，走进修道院，抛弃了所有男人和性欲。除了与年轻修女之间的一些争斗，我生活在苦涩的孤独中。

我突然领悟到，现在的这场三角恋爱为我们提供了进行必要的内心治疗的机会，这样我们就不会再犯错误。我知道我们现在所做的治疗会以某种我无法解释的方式帮助过去的我们。我有一种感觉：过去与现在相互贯通，因此，现在进行内心治疗并做出正确的选择会医治我们的灵魂。对生命的领悟使我对自己和其他相关者充满尊敬和钦佩之情。我能够感到，我们的灵魂制造三角恋爱，目的正是彼此帮助以深入面对未解决的问题并一同向统一前进。在这种领悟下，我更加信任整个过程，心态放松地进入转变的最后环节。

转变低级自我的步骤

1. 我们要承认自己拥有低级自我。我们要放弃防备和对别人的指责，直接面对我们的消极心理。我们要对具体的消极行为、消极想法和消极后果负责，不要否认，不要为自己开脱。

2. 我们要面对自己的消极企图。它是我们与分裂、控制欲、不信任之间的联系，是我们对消极心理的选择。我们要敞开心扉，做出不同的选择：将自己与完整、沟通和信任联系在一起。

3. 我们要承认自己的消极快乐。它出现于生命力依附于消极心理与防御体系的场合。我们感受到隐藏在施虐行为和受虐行为背后的最初的童年痛苦。这样，我们才能释放自我，去感受真正的快乐。

4. 我们感受真正内疚的痛苦。当我们对自己和他人造成伤害时，我们体会到这种痛苦。我们决心要改变心中那些给我们和他人带来痛苦的消极心理。我们敞开心扉，接受来自终极精神的宽恕。

5. 我们不断坚定与高级自我的联系和认同，这样我们就会在不必认同低级自我的前提下分辨低级自我。在真诚面对并转变自我的整个过程中，我们保持最大限度的同情和自我认同。

走向神性

当我们竭尽全力来面对内心中的消极心理时，我们将整个过程交给终极精神。即使我们从最善良的愿望出发，尽最大的努力，凭借我们作为积极的自我自身的力量无法完成转变过程。我们在转变过程中必须求助于高级自我中的自发能量、上苍的恩惠和引导以及最高的精神世界。

在我丈夫的外遇中，我的低级自我是有责任的：我的控制欲、拒绝、消极快乐、伪装成道德高尚的分离的消极愿望。在我完全承担起低级自我应负的责任并体会到真正的内疚的痛苦以后，我就再没什么可做的了。我必须敞开自己，把余下的一切托付给终极精神。我必须相信我能够应付任何情况，因为这都在终极精神（而非我）的支配下。我必须放弃我按自己的意愿对现实（以及我的丈夫）所提出的要求。

我再次去纽约接受伊娃的治疗时，第一次参加了她的关于传播指导性精神材料的讲座。我走进一间巨大的阁楼，那里大约有一百人。大家相互问候、拥抱。我感到有些尴尬，打算离开。这时，大家都安静下来，古典音乐的曲调在房中回荡。伊娃身着闪着微光的铁蓝色裙子，坐在房间前方的椅子上，面对着大家，我可以听到她深呼吸的声音。她突然站起来，但又坐回到椅子上。接着，她略有些精神恍惚，高声喊道："问候吧，我亲爱的朋友……"这个房间里开始弥漫着一种超乎寻常的精神能量——强烈的兴奋伴随着最深层的平静。我从来没有感到如此充满活力，内心充满了神圣的力量。

讲座的主题是"放手吧，让上苍来决定"，围绕着我们如何放弃根据自己的标准对伴侣所提出的要求。当我炙热的灵魂得到了精神的甘露时，我感动得热泪盈眶。这正是我此时所急需的指导，并且我坚信这个讲座是专门为我设计的（许多人在心路治疗讲座中都有过类似体会，觉得讲座的内容是专门针对他们的）。我深深地体会到自己对多诺万放手，愿意带着爱放手，愿意在他需要的时候奉献出我的爱，但如果他不需要，也不强求。我感到完全相信上苍。我相信，如果我放弃对婚姻的要求，无论我在生活中将面对什么问题，上苍都会一直支持我。我还感到，现在我与房间里的每一个人相处得非常自在，几分钟以前的陌生人都成了共同道路上的兄弟姐妹。我知道在那一晚，我回归了自己的心路历程。

后来证实，那个晚上也是多诺万与情人度过的最后一晚。他不再留恋婚外情为他提供的"备用爱情"，向我承诺全心全意地爱我。通过放弃对他的要求，我也可以自由地进行更深入的选择，在性方面依从他。通过这场痛苦的经历我们俩都得到深刻的教训，使我们的婚姻大大巩固了。

在转变过程的每一阶段，祈祷和冥想、积极的肯定以及调动高级自我的能量都是重要的手段。如果没有来自高级自我持续不断肯定、支持、原谅和指引，我们不可能深入地面对低级自我。

转变的过程并不是直线式发展。不同的阶段经常重叠交织。我们可能正在研究面具，随后便转向低级自我各方面，接着一切工作都被推迟，直到高级自我有足够的能力去承认仍然需要转变的各方面。这是一个螺旋式发展的深化过程。

第十章练习

1. 诚实地写出你在生活中感觉自己表现糟糕的事情。

   a. 在纸上清楚地坦白当时的情况中，你觉得犯了什么错误？准确地说出你犯错时的情形和过程。对你自己的消极心理负责。

   b. 充分感受对消极行为、消极语言和消极思想的真正内疚带给你的痛苦。

   c. 探究内心中消极行为的成因。童年时你如何产生对生活的意象？你是如何对别人产生消极态度的？

   d. 下定决心，不再以这样的方式做事。

   e. 在合适的情况下有所改变。在这种情况下，写一些简单的道歉信给那些你曾经伤害过的人。（稍后你再决定寄出这些信是否适当）

   f. 敞开心扉，接纳来自终极精神和高级自我的宽恕。通过祈祷和冥想来体会身体里流淌的原谅。

2. 发现自我的消极态度，并对其负责。将它清楚地描述出来并把它看作自己的一部分。接着列出消极心理在生活中对你的伤害。了解其后果，了解保持这种消极态度和消极的生活方式所付出的代价。当你清晰地认识到这种态度对你造成的伤害时，考虑你是否愿意放弃这种态度。在头脑中比较针对某一问题的消极态度和积极的态度，并检验你是否乐意选择积极的态度。

3. 通过冥想练习，在积极的成年自我、儿童形象的低级自我和高级自我之间展开三方对话。在集中精神之后,选择生活中的一个问题或一个不和谐的事件。

　　a. 让积极的成年自我主动邀请儿童形象的低级自我来描述发生的事件。低级自我在何处表现出自私和苛求?什么使低级自我感到受伤并谴责他人?低级自我如何试图通过破坏维持有力量的假象?

　　b. 接下来,放松思想,去聆听。邀请低级自我向你诉说。全面地观察并体会内心中的低级自我。试着感受低级自我所抵御的痛苦,并勇敢地面对它。

　　c. 让成年自我与低级自我对话。问问低级自我需要什么来释放消极心理。

　　d. 接着让成年自我请高级自我出场。

　　e. 放松思想,倾听高级自我。高级自我对这种情况有何指导意见?

　　f. 让高级自我直接与低级自我对话,安慰它。观察接下来会发生什么情况。把成年自我当作低级自我与高级自我之间的协调员,邀请两者开展更加深入的对话。

　　g. 把自己看作一个对儿童形象的低级自我所受伤害负责的成年人。然后,想象自己被高级自我拥在怀中。体会高级自我对成年自我和低级自我的爱和接纳,这样你就会知道自己处在完全安全的状态。你也可以将三方的交流画出来。

　　4. 列出自己的五个缺点。并且找出"紧挨着"这些心理缺陷的五个优良品质。例如,"骄傲的旁边是我真正的自尊心。我希望抛弃骄傲心理,同时保持真正自尊的权利。"或者"懒惰的旁边是对无需费力工作并获得更多生活乐趣的渴望。我渴望拥有真正快乐的生活并抛弃懒惰。"

　　以一种性格缺陷为例,用谅解的精神浸泡这一缺陷。在你意识到这一缺点已经获得原谅的情况下,观察自己如何以不同的态度理解这一缺陷。

第十一章

依据高级自我,创建我们的生活

> 人类严重地低估了自己与生俱来的创造潜能。人类的创造力远远超出了人们的想象……大多数人并不了解他们自觉地创建和重建生活的潜能。
>
> ——PL 208《人类与生俱来的创造能力》

苏珊的逃避:通向女性心理的历程

年过40,我强烈地渴望能够成为母亲。刚结婚的时候,我偶尔会为这个问题苦恼,但是我让自己相信:想当母亲的念头是为了替代对更亲密的婚姻关系的渴望,或者是一个隐喻,象征我对七橡树精神中心的那种"母亲般的爱"。我和多诺万一起创建了七橡树精神中心,实际上,它就像我们的孩子。我果断地打消了这些早期的欲望,把它们当作生理性的愿望,不能与终极精神对我或我们提出的期望相提并论。

但是现在我无法摆脱这个问题,它对我的影响越来越强烈。当我把自己想象成一位母亲——更加安静、更有女人味儿、更加内向而且更实际,我体会到一些内心深处一直被压抑着的东西,这是我以前从未意识到的。

过去的印象、恐惧和内在矛盾一一显现出来:母性意味着分娩、依赖、没有

第十一章 依据高级自我,创建我们的生活

权力、失控和丧失个性。另一方面,我与别人进行的精神治疗工作强迫我对别人付出,这使我富于创造力和效率,但同时又让我感到空虚。做母亲的渴望和精神的召唤在我心中交战,这种对立困扰着我,而我试图实现新的统一。

更深层的内在矛盾显现出来:我将自己看作"父权制度下的女儿",与思维和意愿保持一致,既害怕又渴望投入更女性化的、更被动的状态。我觉得自己脱离了这种状态。当我选择朝女性化的、性感的、有生育能力的未知的自我方向发展,我觉得自己仿佛跌入未知的、无处支撑的虚空。

我曾经做过一个梦,在梦里我和妈妈、姐姐坐在一辆豪华的轿车里,我们去爸爸的办公室找他。那些官僚们没有意识到爸爸已经去世九年了。我们仍然被困在一个男权至上的社会中。作为女人,我们无法独立,并且依然坐着男人的车。

一方面我对精神发展方向的指引满怀信心,另一方面我始终面对自我怀疑和失望,特别是每个月我发现自己依然没有怀孕的时候。这恐怕是我内心最根本的冲突。

我的心情全变了。当时我变得极为情绪化。在我们决定要个孩子之后几个月,当我和多诺万看完电影开车回家的时候,我突然觉得自己陷入黑暗和寒冷之中,耳边不断响起恶毒的声音:"你以为你是谁?你永远不能成为妈妈。"我觉得魔鬼在对我说,我不应该如此骄傲地在一生中奢望太多。我受到了谴责,而没有得到来自天使的喜讯。正是我的低级自我和自我怀疑心理导致了这种邪恶思想对我信念的攻击。然而,我从这次遭遇中恢复过来,感到更加坚定了自己的决定。

经历了那次黑暗"攻击"之后一个星期,我感到自己处于一种极佳的状态,坚定要孩子的决心并满怀幸福地做好准备。在与其他夫妻一同解决他们性生活方面的问题时,我觉得自己浑身上下比任何时候都要健康。然后我从山上跑下来,一直跑到水池边,大声地喊道:"我准备好了!我准备好了!"我跳入水中,觉得自己充满活力,十分敏锐、幸福和满足。接着我感谢上苍:"谢谢您,我准备好了,谢谢您。"

然而,当我再次来月经的时候,我感到失望到了极点。我觉得空虚、失落、无助和疯狂。这对我来说就像失去了世上最宝贵的东西。我痛哭不止。我不

再相信自己有生育能力。我觉得自己的女性精神无法满足,深深地陷入绝望之中。我渴望更深地满足自己的女性角色、精神性和母亲身份,可是这恰恰是我无能为力之处。我只能等待上苍对我的恩赐。

只要我压抑自己的欲望,没能怀孕这件事所带来的痛苦和伤害不会给我太大的打击。然而,我不能再否认自己的欲望。我想彻底投降,我能感觉到,这种想法是我的身体发出的,我的意志无能为力。我只能选择放弃。我决心放弃这种理性自我的抗争。我祈祷让这一切顺其自然。这种想法使我对多诺万产生了一种强烈的依赖。我经常感到自己就像一个无助的孩子,总想赖在妈妈怀里。多诺万非常理解我这种与年龄不符的需要。

经过几个月的努力,我仍旧未能怀孕,随后我们开始考虑是否要收养个孩子。与此同时,我们还去看了多诺万刚刚出生的孙女帕米拉,帕米拉的生活环境艰苦而不稳定。我一下子就喜欢上了这个可爱的孩子,而她又使我因自己不能生育而更加悲伤。

我寻求过更深层次的精神指引。那就是:"只有灵魂得到了更深层次的净化,你才能拥有孩子。因此,在成为母亲之前,继续净化你的灵魂,培养你的信念。净化你的情感:正视你的愤怒、妒忌(每当我看到母亲和孩子在一起时,就会产生这种情感)、跟其他女人争风吃醋和不相信他人;净化你的意志:体会不可抗拒的力量和不得不放弃外在意愿的失望心理。释放意志的过激反应和企图控制导致的紧张,净化心灵和思想:了解心灵的限度,不要使心灵负担过重。不再做消极的评价和武断的结论。接受更多的新鲜事物。将新鲜事物看作了解更深层事务的前提条件,而这种条件仅仅存在于你内心中接纳外界事物的层面。不再为狭隘的思维所困扰,为接纳更多的新鲜事物创造空间。同样,净化你的身体。在家里逐渐地、耐心地合理安排膳食、增强运动并且多喝水。"

"乐于进行净化过程。在过程中,你要全身心地投入而不要过多的考虑怀孕的过程。我们所需要的任何东西都会在适当的时候自然而然地出现。对此我们无需做任何努力,只要顺其自然就好。让上苍来做出决定。真正的目的不在于怀孕,而在于净化本身;重要的是你内在的真实的女性神性自我的诞生,而不是另一个生命的诞生。只要你集中注意力于内在过程,外部事件就不会扰乱你的期望、需求和价值观。你只要做你自己就好。你生命中最主要的职责就是

第十一章 依据高级自我，创建我们的生活

进行自我净化和自我转换，而不是生孩子、帮助别人或其他外在的责任。不要为外界事物分心。"

经过这次指导后我变得有些消沉，并且错误地将放弃以自己的方式实现满足感的需求与放弃满足感本身混为一谈。但是，由于我始终坚信只有终极精神才能完成创造人类的奇迹，我慢慢恢复了自己的信念。

我继续分析自己心中否认女性特征的心理。我发现自己有一个强烈的意象："神的女人"应当像修女一样，禁欲、坚强、不依赖别人。唯一重要的是精神与终极精神联系在一起，对人类的生活、需求和身体（特别是女性身体）持有一种鄙视的态度。对身体的本能需求持有一种极深的不信任和敌意。我梦见一位身材肥硕的原始女神，她住在一片茂密的森林中。在随后的梦境中，我看见一群人在一座冰川中开凿台阶，并帮助我爬上去。女神出人意料地听从那些来自性欲和生育、繁殖后代的原始的生理冲动，甚至不去考虑理性和道德。那么，我这个冰美人是不是将要小心翼翼地沿着通往天堂的梯子向上爬，而脚下是那些性格开放、性感、单纯的人们的热情四射、混乱无章的需求？那个女神是否也代表了我自己？在我的理性自我中，对秩序的要求始终压抑着本能的需要。我渴望重新回归大地、激情、配偶和混乱。我需要从头开始，重新回归真实的世俗生活，找回心中的女性气质。

最近，伊娃的去世坚定了我恢复心中的女性气质的信念。伊娃是我精神上的母亲。我知道自己需要坚定信念，相信做好自己就足够了，而且我能够实现内心的满足。但是，在内心中我仍旧发现一个声音在呐喊："不，我永远不会成为自己的母亲来照顾自己。要是那样的话，我宁愿去死。"

几个星期过后，我大病一场，感觉自己将要不久于人世。我的头很痛，即使有时头痛减轻了，却总是感觉很恶心。我的脸色灰黑黯淡，偶尔会气得涨红了脸。我怨恨神将我的精神母亲带走，怨恨他不能给我一个孩子。我仇恨死亡，责怪所有已经死去的人们，包括伊娃和我的父亲，我也痛恨所有会死去的人们，包括我的母亲和多诺万，还有我将要疼爱并且将要失去的孩子。无所谓，我生活在孤独中。我感觉黑色窗帘的外面是一个全新的世界。但那不是我的世界。

1981年6月我在日记中写道："我趴在铺着硬瓷砖的地面上。头顶上的风扇无情地、毫无意义地转着，一整天的闷热搞得我闷闷不乐、喘不上气来。此

时,头脑中闪过中世纪基督教堂和佛教寺庙的景象,那些地方可以对死亡做出解释。我知道自己会死。我知道死亡不可避免。这并不是我所触及的最深层的精神真谛,但它确实是我精神发展道路上的必经之路,而我曾经试图越过它。生育不能使我逃避死亡。神也无法从死亡中将我拯救出来。由于这一切都是真实的,我无法停止对死亡的仇恨。"

我的头痛持续了几天。我发现我渴望生孩子的部分原因是为了逃避死亡以及弥补伊娃的死给我留下的情感上的空虚,虽然这个发现未经证实,但我觉得自己对孩子的渴望不再那么强烈了。冥想的时候,我觉得身体就是一副用裹尸布包起来的骨架。我变成了一阵轻风,围着骨架,轻轻地吹着上面的尘土。骨骼逐渐地四分五裂。整个身体空虚极了,没有自我,什么都没有了,甚至连骨架都没留下。

我记得一次梦境的片段:"不祥的声音宣布'死人要在巨大的金属餐桌旁用餐,然后去花园挖土。'"但当时我感到十分恶心,既不想吃饭也不想去花园干活。

接着,在与死亡和失望的较量中,我产生了一种幻觉。一天晚上,我正要上床睡觉,我觉得自己开始滑向一个消极的漩涡,直到滑入一个毫无生机的地方,在那里我的生命毫无意义,我觉得自己已经死了。生命变得灰暗、毫无价值。我的大脑一片空白,感觉无比的凄凉。就在我觉得自己完全滑入死亡的边缘时,我听到一个确定的声音。七月我会怀孕,我必须做好准备,包括五天的独自静修、稍做禁食、多做冥想,做好内心准备。这个确定的声音转瞬即逝。一开始我对它产生怀疑,但是根本上对它深信不疑。我听见这个声音伴随着一个精灵轻微的笑声:"你的愿望,而不是我的愿望将会实现。"我同意。

我开始了静修。在日记中,我写道:

"1981年7月2日:我正在享受着简单、安静的静修。低能量、禁食。温和的天气,下着小雨。我的思维慢慢平静下来。我在等待,享受着此时如此简单的生活。"

"我仅仅瞥了一眼我在这里所做的一切,这些跟要做母亲有关,包括为了怀孕在精神和身体上所做的准备,但我不确定是在精神上怀孕还是在肉体上怀孕。我在准备一个神圣的育儿空间。我打算无论采取何种方式,都要全身心去

第十一章 依据高级自我,创建我们的生活

生活,去培养和释放自我,等待被填充。我在找寻什么?一次重生?一次开始?我为了找寻什么才打算走进黑暗和无知的世界中?一个全新的自我?一个以前的自我?一个女性自我?一个神性自我?这次静修就像是典型的原始过程,这过程使我为了内在的重生而从外界退了回来。我虔诚地等待着将要发生的一切。"

"1981年7月3日:今天上午我觉得十分痛苦和气愤。我的基础体温升了上去,这意味着我的排卵期过了而又没能怀孕。如果我这次怀孕了,那么这个月将是十分完美的。"

"我开始怨恨神。他到底想要什么?我为了更加接近神而进行的静修又有什么用?"

"我开始将自己的痛苦看作自己造就的精神状态,看作要求生活满足我的欲望的企图。我的幻觉和梦境莫非巧妙地表达了我对生活的要求——何时、何地并以何种方式满足欲求?我现在感到强烈的痛苦、无法生育的凄惨和丧失信念的折磨。我感受到了痛苦,我知道这是我的痛苦。"

"今天当我在花园里给草莓除草的时候,我开始体会到心无所想的状态。这种状态正是我正在修炼的,它是治愈我对生活的急躁索取的必要药方。"

"1981年7月3日,稍晚:我睡了一会儿,醒来时脖子和后背都有些僵硬,这是我的骄傲和欲望造成的后果。而这恰恰是我应该放松的部位,我应该将它与对神的意愿的信任融合在一起,阻止小我对生命的引导。但是我能做的也只是观察并接受自己的固执和胆怯。我无法强迫自己放弃。"

"在冥想练习中,我体会到了简单的自我。我就处在痛苦和死亡的背后。我就处在任性和试图放弃任性心理的背后。我感到自己与树木和鸟儿们心灵相通,它们都十分亲近这座神奇的静修小屋。一开始我感到十分悲伤。是什么使它们的生活如此地有意义?它们出生,而后死去。鸟儿们为什么唱歌?它们必须要唱些什么?难道仅仅活着就足够了吗?对于它们来说,是这样的。"

"1981年7月3日,再晚一些:我感到强烈的愤世嫉俗,以前我很少这样。对自己和生活极为不信任。是什么使我觉得自己与终极精神联系在一起?灵性是否仅仅是迷信和一厢情愿的想法?我感到一阵阵的痛苦和怀疑,一张张令我惊恐的脸在我眼前闪现。喋喋不休的女巫嘲笑我和我坚守的美德。魔鬼嘲

笑和羞辱我。老太婆和粗暴刻薄的青年指着我不孕的肚子嘲笑我。这些面孔一直缠着我。我接受他们。慢慢地，接受的态度使我的内心平静下来。"

"1981年7月4日：我清醒着，仍旧坚持禁食，我体会到一种独特的无我状态，这种状态仅仅持续了几分钟。在这种状态下我只感受到能量在体内的流动，这能量是无形的。我头脑中有一个声音在问：'那是什么？那是什么？'我进入更深的未知领域，坐在一个巨大的充满能量的空间中。接着听到另一个声音在说：'就是它，就是它。'这片耀眼的能量海洋没有任何形式。我感受到呼吸，但不知道是谁在呼吸。接着，形状慢慢地显现出来。在很长时间里我只见到一些女性的基本特征——丰满，胸部，小腹，女性生殖器。但这个形象不是人类，而是哺乳动物。慢慢地我才意识到，从进化的角度看，我作为人类中的雌性是那些先前的一切雌性的姐妹。重生。女性。"

"我在小屋外盛夏的森林中来回走了几个小时，感觉自己与周围的所有生物幸福地联系在一起，十分亲密。"

"我在那间可爱的小屋中冥想，看到一只巨大的超级蜘蛛在屋顶上完成了它那叶鞘形状的网，并顺着网一直垂到小屋角落里，那里空空的，积满灰尘。她织网时所表现出的耐心使我平静下来，我慢慢进入一个空间，我知道，在这个空间里蜘蛛和我都是同一个神圣的母性能量的不同表现形式，这种能量孕育了这个可见的世界。我们都是这个母亲的化身，这个母亲是我们所有人的母亲，是整个世界的母亲。指引蜘蛛的人同样指引着我。我的生命只是她生命的延伸。静静的确定，静静的狂喜。"

"1981年7月5日：昨天晚上我很早就感到困倦，而且做了个梦：'我参加一次野餐，许多以前出现在我生命中的人都被邀请出席。我们以一种宗教仪式的方式吃烤土豆。在吃土豆之前，我跟妈妈刚刚参观过传统工艺博物馆的许多展厅，那些工艺品都是由妇女制作的，而且仅仅供女性使用。妈妈正在欣赏一件18世纪的家具；我在关注传统的手工。博物馆的女馆长是位高大的非洲妇女。我注意到一件尚未完成的刺绣作品，绣的是喂饱了的动物。'"

"半夜我从梦中醒来，想吃烤土豆。土豆是一种基本的食物，直接生长在大地母亲的腹中，形状滚圆丰满似妇女，可以孕育新生命。三天禁食之后，我特别想吃土豆。"

"半夜我有一种到花园里挖土豆的冲动。我告诉自己这样做不好,我应该回去睡觉。但本能的原始欲望最终取得了胜利。"

"就这样,在这个漆黑的、下着绵绵细雨的夜晚,我拿着手电筒来到花园,感觉又高兴又有些冒险。我跪在地上,先向大地母亲祷告,感谢她的恩赐,然后就开始挖土豆。我像怀抱婴儿一样将土豆抱回厨房,把它们放到锅里。当时在我的头脑中产生出一种强烈的想法:这会成为一次圣餐,我将通过这次圣餐荣幸地与大地母亲联系在一起,与所有生命中的雌性本质联系在一起。我在厨房里独自走来走去,嘴里唱着赞美终极精神的圣歌,祈求能够更深地了解我体内和灵魂中这个女人的节奏,了解作为女性我应该承担的特殊的个人职责。"

"接着,我坐在带有干麦穗装饰的餐桌旁吃这顿圣餐,那是我对生育女神的贡献。吃完土豆后,我在周围转了一会儿,又向大地母亲和她的女神们做了祷告。然后,我又慢慢品尝了一些牛奶,充分体验着我与母牛和其他所有生物母亲们之间的联系。当我吃完了,我才意识到自己已经经历了死亡并且获得了重生,而且我已经完成了以前的梦境预言的时期——坐在巨大的金属餐桌旁吃饭,并且在花园里挖土豆。"

"我一边慢慢地走回自己的小屋,一边想着今晚梦中的情景:那间由女人掌控的女性博物馆。那位非洲女馆长象征夏娃,人类最初的母亲。虽然我和妈妈目前的兴趣表面上已经远离了女性的原初本质,我们都笼罩在夏娃的权能之下。在刺绣作品中,一只喂饱了的动物(象征婴儿?)还没有绣完。"

"整个晚上我都听到远处有一种类似敲鼓的声音。可能是雨点落在屋顶的声音,或者是7月4日独立日放焰火的声音,或者是远处录音机里传来的贝司的旋律。那声音听起来像非洲鼓点。那是一种原始的节奏。今天,我要庆祝自己同所有女性建立了相互依赖的联系。"

"1981年7月6日:我从这次静修中学到:我真实的本质(即内心中的神性自我)是一种强烈的女性心理——安静、舒缓、从属于大地,善于深思。还有,我可以放弃所有知识甚至模式,而回到最初的本质。我还了解了作为女人我对自己的怀疑和无价值感有多深,为了掩盖身为女人所带来的痛苦,我用男性的思想和意志填充自己。但现在,我已经选择深入彻底地了解自我否定所造成的伤痛,认清它的谎言,这样我才能再次回到表面,只有到那时,我真正的女性特征才会'弥补'灵魂上的空虚。只有通过直接面对伤痛,才能治愈自己。"

"1981年7月7日:我静修的最后一天。我慢慢地醒过来,好半天都处于半梦半醒之间。在做深呼吸的时候,我感到下体处有一种轻微的喜悦感,并沿着身体向上蔓延。当我醒来的时候,我感觉自己是一个为创造生命而敞开的空间。我感觉内心中已经做好准备,育儿的容器已经准备好了。我知道自己与大地母亲在一起,而且她那新的生命也在我体内被唤醒。我现在要做的就是虔诚地等待。"

完成静修后,我精力充沛地回到家里。尽管还不知道孩子会怎样降临,但我坚信他一定会来的,因此我为孩子准备了一个房间。整整九个月过后,我和多诺万收养了他11个月大的孙女帕米拉,因为她的生身父母放弃养育她。我的灵魂早已为做这个漂亮孩子的母亲做好了精心的准备,她是我心中真正的女儿。

根据高级自我创建我们的生活

人类具有不可思议的创造力。我们就像在沙堆旁玩耍的孩子,创造、毁坏、又再次创造无穷无尽的人类精神的表现形式。无论我们是否创作过一幅画或一首诗,我们每个人都是生活的制造者。我们的生活就是我们的艺术,是我们内心世界的外在表现形式。

> 你全部的意识、半意识、潜意识、明确和隐含的思想、信念、设想、意图、情感、感受和意愿方向(也许会有冲突)的总和创造出一个确定的结果。这个结果就是你当前的经历和呈现在你面前的生活。你现在的生活准确地展现了你的内心状态,如同一个完全正确的数学方程。因此,它可以被当作地图来探寻你的内心世界。(PL 208)

在上面的故事中,我谈到了想拥有孩子的欲望如何变成自我转变历程的开端。

在我开始了解内心中女性的自我否定时,我逐渐地消除了自己潜意识中默认的男性自我的防御,接着我进入到了一个空间,在那里男性自我身份将要逝去,而一个全新的女性自我正在诞生。通过使自己成为可接纳孩子的容器,我协助创建了内在的精神条件,并在此基础上表现出外在的母性。

当我们渐渐地了解我们创造了自己的生活,我们就会根据高级自我的要求,将注意力更直接地转移到有意识地创造我们的生活上。

> 世上有两种完全不同的人:一种人的创造是无意识的,他们从不知道自己的不智、错误的想法、消极的情感、没有根据的消极意愿所导致的后果,这些后果就好像是他们有意选择的;另一种人力求去检验、考察并挑战他们的观点,他们追求真理,调整自我想法、思维过程和目标,并且通过勇气和真诚来净化他们的情感。后一种生活态度造就精心创造的人生。
> (PL 194)

创造生活的过程是持续不断的动态过程,一方面在内心中探寻我们不幸的潜意识根源,另一方面找出新的、更积极的生活方向。我们在寻求敞开贯穿我们全身的全部、集中的生命之流,同时也在试着理解并消除内心中的障碍。

积极的创造来自于将自我与内心中的高级自我联系在一起。积极的生命之流总是随手可得。我们要做的只是清除那些阻挡体验的障碍物,并且了解积极的生命才是我们真实的自我。内心中,我们为创造充实而又宁静的生活做好了一切准备。

> 用于创造、感受、享受和体验的所有答案、所有知识和所有力量以至所有的世界都存在于内心中。这是因为,真正的宇宙在人们心中,外在的世界就如同镜子一样,只是一种影像的反射。人们的内心中拥有了解自我和生活所需的所有条件,只要学会聚焦,你就可以使用。……创造和再创造基本上是一个调焦过程。如果你想从内在进行创造,那一定是一个**轻松的调焦过程**。如果你想仅仅从自我层面进行创造,那就会是一个造成紧张、焦虑的调焦过程。外在自我的意愿和毅力是必须的,不过,单靠外在自我进行创造的结果是固执,缺乏智慧和理解、远见和深度。(PL 208)

我们每个人都能在内心中发现成功所需的条件。为了开发这种无限的能源,我们必须积极地寻找并消除自我扭曲的心理。然后我们必须停止行动,让更深层的自我通过我们的身体表现出来。

科学家和艺术家有相似的感受：当他们放下繁重的脑力劳动,让更深层的智慧和视野浮现出来,他们就会创造出最富创造力的成就,或最深刻地洞见宇宙的本质。此时他们已经接触到更深刻的实在,数学真理、精美的绘画作品和优美的音乐篇章早就存在于这里,接下来的任务不过是将他们勾勒出来,变成可以被人们理解、聆听或欣赏的形式。

所有的创造都是将内在现实与外界进行"沟通",将宇宙中与生俱来的智慧、爱和美表现出来。我们的生命就是承载着神性的运输工具,将神性带到人类的现实生活中。

创造积极生活的过程就像园丁的工作。我们必须用意识自我来播撒渴望的种子,用我们的肯定为其灌溉。但是,自我本身无法长成参天大树。因此我们必须将生命力注入已经准备好的土壤里。接下来我们还需要从花园里了解一些反馈信息,包括在哪里施肥,怎样消除虫害,何时应该除草以及如何除草。就这样,在积极地创造生活的过程中,我们首先关注整个过程,然后任其自由发展。我们承认自身有限的能力并且接纳更大的能量。我们虚心听取生活提供给我们的反馈信息,然后努力消除障碍。我们确定新的生活方向,然后等待着将他们一一展现出来。通过这种方式,我们人类便和终极精神共同创造着生命。

自我创造和自我责任

只有当我们愿意为当前的生活负责,我们才会朝着积极的方向创造生活。束缚我们心灵最严重的是这样一种观念：认为我们目前的状态完全是由别人加在我们身上的行为导致的。当我们被困在这种想法中时,我们感到无助、羞愧、无力去改变或执行那些我们面对的选择。为了能使自己感到自由、快乐或拥有权力,我们要求别人先改变。我们耗尽了所有的精力,企图改变他人或环境。这样下去,我们依然不自由。

的确,在某些特定的时期,为了释放我们的情感,为了认清我们仍然被困于无助和无望的状态中,我们需要把对别人、对社会、对父母、对命运的指责和抱

第十一章 依据高级自我，创建我们的生活

怨表达出来。但是如果我们一直认为自己是受害者,那么我们就违背了关于自我的最根本的真理:尽管我们有时会受到限制、遭到扭曲,但我们仍然是自由之身,是代表终极精神的创造主体。

当我们体会到,虽然我们生活在这个局限的、矛盾的世界中,但是并不一定从属于这个世界,我们就认识到自己与造物者是同一的。我们的职责是通过学习使自己成为创造自己生活的积极创造者,竭尽所能将与生俱来的神性展示出来。履行这项职责的第一步就是要对目前自己的生命负责。

我们之所以要对自己的生命负责,就是因为除了自己世界上没有任何人可以做这件事。尽管无论是过去还是现在,我们总会受到来自外部世界的影响和限制,但我们仍旧支配着自己的生命体验。尽管我们的生活有时会有些杂乱无章,但现在做决定的仍然是我们自己。

当我们处于逆境时,我们不应该因此责备自己;当我们处于顺境时,我们也不要因此而自大。我们很容易曲解自我负责的观点,比如将自我负责曲解为对生活中"不好的"事情深深自责,或把生活中的"好事"当作自己的荣誉。创造自己的人生不是责备自己和夸耀自己。生命的创造力包括复杂的潜意识力量、集体的力量和环境的力量,它们在小我的控制范围之外。然而,在我们的意识和潜意识层面上,我们依然完全独立地支配着所有个人的人生选择,这也是事实。

我们中的每个人都是一组独特的实体的表现形式,这些实体构成了我们的独立自我。我们中的每个人都是一个复杂的表现形式,展现出人类表达和经历的可能性。我们自身不仅仅是皮肤包裹的独立自我,我们彼此互不相同,每个人都是独一无二的。我们中的每个人都应当把自己独特的生命当作创造性的中心,包括高级自我和低级自我,包括人性自我、内心童性和超人性灵魂的不同层面。我们都是终极精神的生命,只是各自的表现有所不同。

当我们学会在内心中承认创造中心时,我们就可以学着更加和谐地创造我们的生活。同样我们学会根据高级自我有意识地进行创造,而不是无意识地将低级自我表现出来。而且,为了学会积极地进行创造,我们首先要学会承担,对生活中发生的一些消极事情,不再加以指责。

马丁是一位才华横溢、事业成功的记者,他有时也会写一些短篇小说和电

影剧本。但是他的个人生活却是一团糟。多年来,马丁一直在努力与异性谈恋爱。然而,他偶尔也会在晚上偷偷地溜出去,来一次同性恋一夜情。尽管他喜欢女性并且有几个红颜知己,但他逐渐清晰地意识到自己具有同性恋倾向。

当我在七橡树对马丁进行心理治疗时,他坦率地承认自己的同性恋倾向。他仍旧沉迷于与同性的短期性关系,这种性关系让他觉得自己的情感和精神都很肮脏。他陷入了恶性循环:他需要证明自己的性行为是正当的,但是他又不能接受自己的同性恋行为,于是贬低自己的同性恋行为,并进行自我惩罚;而这又加剧了他的自我仇恨,使他更加绝望,没办法证明自己的性行为的正当性。

他渴望拥有一种忠贞的恋爱关系,这样既可以满足他的伴侣,又可以满足他的性需要。但是,他似乎无法与一个男人建立长期的恋爱关系,这使他在内心中感到极为不安。他为什么找不到合适的伴侣?生活为什么竟如此糟糕?

由于马丁是被无宗教信仰的犹太人抚养长大的,他承认自己不信奉神。他痛恨命运的不公,像约伯一样对神挥着拳头。在他抱怨的过程中,马丁突然记起小时候当父亲不在家、不能保护他的时候,继母就对他拳打脚踢,而且还在感情上侮辱他。这些记忆使马丁变得更加愤怒。他记得当时作为一个孩子,受到继母虐待时,他是多么的无助。他能做的也只是撕心裂肺地哭喊,愤怒中伴着悲伤。马丁成年爱情的不完整似乎以极不正当的方式再造了他童年时的痛苦。

马丁一边学着调整心态,一边将自己融入社会生活之中。他参加了一些犹太同性恋者的聚会,在那里他结识了一些开朗、智慧的男性朋友,这些人不仅仅对性感兴趣。马丁甚至与其中的一位开始交往,但他们的关系仅仅持续了几个月。

这次经历再次激发了马丁的绝望情绪。我让马丁想象一种相反的情况:这次失恋并没有挫伤他的感情,相反却成为他继续探寻自己无法拥有爱情的深层原因的动力。现在他向我发火,同时也向神发火。但是就在马丁发火的同时,他心灵中的一部分开始不再依附于生成怒火的消极信念(相信生命对自己不公),冷静地旁观自己的怒火和消极信念。

马丁进入了心理治疗的下一阶段——沉思阶段。

"我真的想知道为什么我一生中没有任何成就。真的是我自身的原因还是我命中注定不会幸福呢?这究竟是怎么回事?"

我建议他:"将你那些失败的爱情经历看作你正在创作的短篇小说或电影

第十一章 依据高级自我,创建我们的生活

剧本的题材。想象你就是这个故事的作者。你叙述生活中的不幸的方式是否改变了?"

马丁采纳了我的建议:"在我的作品中,我总是写一些悲伤的、丧失希望的故事。他们就像我现在的生活一样。我觉得幸福并不属于我。或许其他人可以感受到幸福,可我被诅咒过,我的故事都是苦乐参半的、悲伤的结尾。就像田纳西·威廉斯①的故事一样令人伤情,充满短暂而苦涩的爱情。"

"你能不能想象一个不同的故事?"我问道,"你觉得圆满的结局怎样?你陷入痛苦和绝望的程度有多深?"

这种比喻对马丁十分奏效,他开始思考自己多么不喜欢美满的结局,认为那些都是骗人的。他所钟爱的故事都是苦涩的,在那些故事中希望和梦想总是没有机会实现,总是被现实粉碎。在他看来那些故事是真实的,也只有那些故事才是真实的。

"再一次把你自己当作生活的作者,"我重申了一遍,"你构思一个完全不同的故事怎样?不要总是重复童年的失望和幻灭。"

"你是说我可以重新改写马丁的悲伤生活?多棒的主意呀!好吧,首先我不会把这次失恋的经历当作故事的结尾,而把它当作开始新生活的机会。"

我问他:"那你要怎样做?"马丁不知道,但是内心中他坚信,作为自己生活的作者,他会以自己真正喜欢的方式去描写,而不是像以前那样再现痛苦无助的童年。现在他知道自己可以坚定信念去渴望一份忠贞的爱情。

马丁在他定期的精神训练中加入了祈祷和想象,强化与幸福和成功的联系。他开始觉得幸福并不只属于别人,也不是虚假的。幸福是真实的,也属于他。几个月后,马丁遇到了一个同样渴求长期伴侣的人,他们建立了完整而持久的关系,最终他们彼此托付终身。

当马丁不再认为自己的生活是恶毒的上苍笔下的作品,相反,把自己当作生活的作者时,他体会到了自身强大的创造潜力。现在,他把自己定位为高级自我,而不再认为自己是无助的孩子。

---

① 田纳西·威廉斯,美国剧作家,作品通常描述家庭的紧张关系和性焦虑。其中包括《玻璃动物园》(1944 年)、《欲望号街车》(1947 年)和《热铁皮屋顶上的猫》(1955 年)。——编者注

本章介绍了我的故事。我有相似的经历。首先对自己的一事无成负责，设想我的态度使自己远离了内心的愿望。当我深入探查自己内心中的障碍，我发现自我怀疑和失望心理几乎构成了我性格的全部，与其说自我怀疑和失望心理束缚了我，不如说我自己选择了自我怀疑和失望心理。我的自我认知逐渐地从否定自身女性特征转向将自己看作世间所有女性的一部分。当这种高级自我认知使我更加坚定自我时，我的母性就显现出来。

自我定位为高级自我

在我们的转化过程中，首先我们要让积极的成年自我充当客观、同情的观察者。当我们与独立的、充满爱心的自我观察之间的共识不断加深，我们就会成为容纳意识的碗，而非碗中的内容。

回想一下第三章中首次提到的观察者自我的比喻。我们将自我认知从一个观众席上的观察者（观察者自我）转变成话剧的作者或导演（富有创造力的灵魂），话剧中包含着我们丰富的内在角色。我们的身份从一所房屋（各个层次的自我居住在这所房屋中）的观察者转变成这所房屋的建造者。我们承认，我们的生活体现了低级自我和高级自我的创造潜能。我们将自己的身份从不同电台（心理上的不同"频道"）的听众转变成选择电台的人，因此我们对自己所展现出的一切负责。这种对自我负责、对生活负责的态度达到了灵魂中极深、极具创造力的程度。

我们的自我认知不断加深，甚至超越了对创造生活负责的程度。最终，我们会进入高级自我的最深层，在那里我们会和整个生命紧密相连。我们将进入统一意识的状态。在这个状态中，我们发现自己是统一的生命力的体现，是宇宙整体的一个部分。我们懂得让生命在我们身上生长，而不是把自己想象成独立自我甚或独一无二的创造性灵魂，在那里发号施令。

继续展开这个比喻，我们创造并表演的戏剧在神的剧院中上演，我们不同层次的自我居住的房屋是神的房屋，那台播放不同的、甚至相矛盾的广播节目的收音机是神的东西，不是我们的。独立自我的职责就是：无论终极精神那种积极的、富有创造力的生命力将我们引向何方，我们都要让它贯穿于我们全身，就像它贯穿所有事物一样。

> 自我必须知道,它仅仅是内心中更高自我的仆人。它主要的作用就是想方设法地寻求与内心中更伟大自我建立联系。(PL 158)

当我们逐渐深入地了解高级自我,并把高级自我视为真实的自我,我们就可以以一种忘我的方式表现出自己独特的人格天赋。我们体验着解决那些通常困扰我们的矛盾因素。我们能够同时感受到警觉和放松、强烈的性欲和深刻的精神、同情和对抗、彻底地投入和明智地放弃、快乐和平和。

> 这是一种充满活力、刺激、兴奋和生气勃勃同时又平静的幸福感。这些性质不再相互分裂和排斥。是二元对立的自我造成了这些性质之间的排斥。(PL 158)

体验高级自我是体验人类的最高乐趣、体验宇宙洪流从你的躯体中流过。在我们刚开始对自己进行治疗时,高级自我的体验可能转瞬即逝,而且非常罕见。我们可能很快忘记甚至否认它的存在。但是逐渐地我们会锁定这种全新体验。我们将自我认知从自我的表层转向真实身份的内核。我们逐渐领悟到,这才是隐藏在平日健忘的迷雾下的真实自我。

为积极的创造进行冥想

通过冥想,我们可以揭示外界挫折的内在原因,并且为创造积极生活准备条件。冥想是一种积极的表现形式,与其他创造性活动一样,它既遵循主动进取的原则,又遵循被动吸纳的原则,包括做与不做,肯定与容忍。

> 有意识的思维通过言语和明确显示的意图呈现出积极的一面。……灵魂的实质是被动的原则。一个判断越是单一的、没有冲突的,越是没有受到未知的消极心理引发的隐秘疑虑的影响,灵魂实质留下的印象就越深刻、越清晰。(PL 194)

下面是进行积极创造的基本步骤:

步骤一：想清楚你想要什么样的改变或新状态

放松外在思维，倾听内心的声音。听从意愿的召唤。在内心中检查，确保意愿不是仅仅出自小我，而是与真理、爱和高级自我联系在一起的。然后，让思维变得积极起来，将意愿的本质用清楚、准确地语言表达出来。当你使用了恰当的词语，整个身心就会与你产生共鸣："是的，就是它。这正是我想要的。"如果你遇到了矛盾冲突，那么退回去，去寻找那些阻碍用简单、准确的方式表达意愿的矛盾要求。一直等到观点变得清晰。

当我第一次有了想做母亲的愿望时，那种渴望是不成熟的、陈旧的、纯生理的、模糊不清的。我需要将这个愿望清晰化，然后才能动员自己，以这个愿望为新的生活方向。首先，我想要孕育自己的孩子，但我感觉这个愿望并不是我最根本的愿望。我可以不在意孩子到来的方式。我逐渐明白自己想做母亲的动机在于，通过做母亲、通过这种原始的女性经历，来填充自己作为女人的体验。我想成为母亲，养育孩子。这是我可以完全接受的清晰的观念。

本章前文介绍了马丁的故事。（请参阅"自我创造和自我责任"一节）马丁希望能够通过一种积极的方式证明同性恋的合理性，希望找到一个伴侣。由于这一特殊愿望被矛盾的情感所掩盖，因此马丁花了很长的时间才能够用清晰的语言表达出这一愿望。他对自己的厌恶经常促使他追逐无爱的性关系。直到他开始放弃对这种乱交行为的依赖，并且开始接受富有爱心的真正的性欲引导，他内心中真诚的观点才变得清晰。马丁需要一个伴侣。这就是他能够表达的简单真实的观点。

清晰地意识到我们到底要展示什么，这一步骤将思维与意愿联系在一起。它将头脑中清晰的积极意图带到展示的过程中。

> 意识可以根据不同的力量、信念、意识的清晰程度来塑造灵魂本质。……你必须知道并坚信，你有权并可能运用你的思维来塑造创造性的本质。（PL 194）

步骤二：让这一观念在心灵本质上留下印记

现在，外部意念是积极主动的，而内部自我则是被动地接受这种观念。在心灵中不断重复植入清晰的观念,并观察它是否在灵魂中"生根发芽"。

由于意念变得被动,并听从深层自我提出的一切要求,因此它可能意识到需要进一步处理内心中的阻碍、抵触或者疑虑的心理。我们需要倾听是什么原因使得我们认为自己不配享有成功,或者不愿为改变而付出代价。然后通过自己的努力,使自己变得积极。

对我而言,我需要努力地克服抵触情绪,才能展示出自己的母性。在我开始冥想的时候,头脑中总是充满了想要孩子的愿望,还有一些做母亲的消极意象:失去自由、毫无价值的妇女角色,或者将自己贬得一无是处。我需要面对每一种抵触情绪,并将它们彻底清除。我要和我的丈夫多诺万一起努力,这样我们才能以稳定的婚姻来养育我们的孩子。这个阶段中需要我不断表明自己的愿望,并且乐于面对因"肯定"愿望而产生的所有"否定"心理。

马丁首次努力与一个男人建立恋爱关系未能立刻成功,此后他对自己很失望,打算放弃自己的愿望。接着,他继续努力并且消除了内心对生活中挫折的依赖。当他能够为自己的爱情故事构思出一个美好的结局时,他就能够更有信心地将自己的愿望表现出来。

步骤一通过塑造清晰的观念,帮助我们将有意识的思维与对新状态的渴望联系在一起。步骤二帮我们将自己与愿望联系起来。通过在灵魂中建立专一的愿望,我们将自己朝着积极的方向推进、转变。

步骤三:将新的状态看作内心现实

我们通过创造新的内心状态的图像,使自己在心灵中更真切地感受到这种状态。我们需要感觉自己正在朝着这种新状态发展;我们超越意念,释放出我们的感觉和情感。现在,我们完全融入想象、直觉和感受之中。

当我们开始切身观察、体会并感受我们渴望的成就时,我们或许也会发现一种新的抵触心理层面。我们可以揭示出自己对于成功的恐惧以及相信自己缺乏价值的信念。那些使我们无意识地依附于失败的东西已经在心灵中松动并显示出来,这样我们就可以继续改造那些心理障碍。

在我居住的七橡树那里,我开始设想自己是一位母亲:舒缓、恬静而且现实。体现这一形象的过程向内心中的男性性格的潜意识自我身份提出了挑战。

在我接触未知的女性特征时，我感到恐惧。为了唤醒内心中全新的女性自我和我所渴望的母性身份，我经历了死亡与重生的考验。

有生以来马丁第一次以美好的结局作为故事的结尾，以这种方式展示自己可能得到的幸福。他发现通过这种方式，他能够战胜内心对痛苦的依赖，并且意识到自己能够和别人建立美好的恋爱关系。

步骤四：充满信心地等待着成功

完成必要的工作后，接下来最重要的就是停下来，耐心地等待成果的显现。这时我们感觉所有的工作已经完成，没有任何遗漏。我们不能通过进一步的努力取得更多进展。

步骤一调整意识。步骤二调整愿望。步骤三调整情感的、直观的自我。步骤四调整精神自我。要做到这一点，需要我们放弃个人的强迫趋势，而相信宇宙的仁慈力量能够引领我们实现愿望。也许不完全如我们所愿，也许与我们预期的时间有出入。但我们要相信上苍的时间安排，相信能量会在适当的时候展现出来。信仰的培养需要一步步进行。

> 开始的时候，你只能以诚恳的试验态度来追寻信念。你不能强迫自己接受信念。因为这样做的结果仅仅是用一厢情愿的意愿压制内心中的怀疑与消极心理。……因为人的本性是去爱，而不是恨；是快乐，而不是绝望。因此，你需要了解自己的本性，对内心中善良的宇宙精神和善良本性充满信心。如果你不了解自己的本性，那是因为你暂时还不准备接受自己的本性。你必须坚信并承认这一点，最终你的疑虑就会消除。（PL 194）

在我静修的过程中，我正视了自我怀疑和缺乏信仰的心理问题。自我净化过程快结束的时候，我确信自己会得到一个孩子；我甚至知道她会是个女孩。我回到家中，怀着必然会得到女儿的信念，将婴儿房刷成天蓝色，还画上了云彩、一道通往爱的彩虹。我还要再等九个月；直到后来，我才意识到这段时间的重大意义。

在马丁自我治疗过程中的某一阶段，他发现自己很轻松地放弃了那些对生活的消极期望。他不再为自己的生活撰写失败和失望的脚本。他相信幸福是真实的，是属于他的。从那时起，马丁平静地相信自己期望的成功会到来，他更加相信有一天他会遇见命中注定的伴侣。就在他认识到内在的变化后不久,他邂逅了自己的伴侣并且彼此许下了终身的诺言。

总结:为构建积极的生活应完成的工作

在我们的心路治疗工程中,首先我们要学会观察低级自我,然后要学会对低级自我负责。低级自我表现为失败和不和谐。只有这样,高级自我才会以成功和和谐的状态展现出来。接下来,我们一定要根据这本书中所总结的步骤,为积极的创造奠定基础。

实现不设防的自我的步骤

第一章和第二章	a) 调整自己的意愿,使自我的各个方面统一起来,使各个方面进入意识之中。练习诚实地面对自己和他人。
	b) 承认自己的缺点和不和谐,同时承认自己的美德与和谐;接受生活中的痛苦和不适,同时接受生活中美好的感觉。放弃完美主义以及对生活的过分要求。
第三章	c) 通过每日回顾及冥想练习,培养并掌握自我定位为同情、客观的观察者自我的能力。
第四章	d) 了解并开始接受自我的各个不同方面(包括面具自我、低级自我和高级自我)以及不同发展阶段(包括内心童性、成年自我、超人格的灵魂和与终极精神的统一)。
第五章	e) 揭示日常生活中展示意象(对现实的误解)的模式。观察自己如何再造童年时的伤痛。将这些意象清晰地表达出来。
	f) 充分感受、消除并宽恕童年时的伤痛。全面接受不设防的童性所具备的自发的能量。
	g) 让正确的观念在心灵中留下印记并取代误解。在冥想的时候与内心童性进行对话,借助神性的力量来促进治疗。
第六章	h) 了解并消除理想化的自我意象(面具自我)。探究扭曲的自我(过度消极或过度控制),学会既灵活变通又坚持原则。
第七章	i) 正视并接受低级自我的存在。辨认出骄傲、任性和恐惧的表现形式。
第八章	j) 确认并自我定位为高级自我。让精神能量在身心中自由流淌。
第九章	k) 在顽固的消极模式中,找出低级自我对消极意向(对于自己和他人的恶)和消极快感(施虐心理和受虐心理)的依附。
第十章	l) 通过充分理解和感受那些依附对灵魂的作用,对低级自我负全责。
	m) 承认真正内疚心理带来的痛苦并接受原谅。坚定积极意愿并接受自我和生活中的积极快乐。
第十一章	n) 根据高级自我创造生命。越来越深地臣服于内心的神性。

精神进化的创造之舞

人类必然朝着充实满足个人的方向发展。在与上苍重新融合的心路历程上，我们会在生活中得到更多的信念、自信、真理和爱。我们会更好地面对并消除内心中隐藏的、表现消极人生经历的消极心理。我们会将内心中的"否定"逐步转变为对人生越来越深刻的"肯定"。

这个过程有些时候可能慢得让人难以忍受，有时候又快得让人感到眩晕。在我们朝着更大的个人成就努力的过程中，我们会稍作休息。人们的个人精神进化呈螺旋形前进。我们围着相同的内心问题和困难绕圈子，但是随着我们的生活阅历不断增长，我们的领悟越来越深。最终，我们触及了消极心理模式的核心和要点。当我们用一种真诚和爱的态度取代消极心理，我们的人生又会开始以更积极的人生观向上旋转。

与所有其他创造过程一样，我们的精神进化过程既包括一些积极行动时期，又包括一些松弛的承受期。有时候，我们可能为了改变现状而努力创造新的内在真实；另一些时候，我们可能需要放弃改变自我的想法，接受当前所体会的种种限制。我们适度地改变自我，而不去强求那些还未做好准备的转变。我们在准备成熟的领域进行转变，与此同时耐心地等待其他领域做好准备。

我们要学会在主动引领意识和被动地追随生命之流之中寻找平衡。我们既要全神贯注地投入，又要深信不疑地接受。在积极创造生活的过程中，我们能够做出选择、引导方向并坚持到底。同时，只要我们依然生活在矛盾因素之中，我们的认识就是片面的，生命创造还是受局限的，因此我们要听从比人类理智更伟大的智慧。我们每个人都有能力进行伟大的创造，但同时每个人也只是更伟大的宇宙生命创造设计中的沧海一粟。

我们的心路历程就是一个逐渐将我们融入更美好的统一状态的过程。如果我们固守己见，心路历程就将已知的自我分裂，导致当前"虚假的统一"。我们要打破旧的形式和信仰，这样才能接受全新的能量、豁达的意识和更为深远的统一。有时我们了解并放弃那些已被我们熟知的内容，随之完全融入巨大的未知领域。在高级自我的明确指引下，我们走向内心的更深处，从而实现更深层的自我统一、更充实的自我认知,在爱的光芒之下实现更真实的自我。我们一定要乐于承认迷惑甚至绝望,这样我们才能度过灵魂中的"黑夜",与从未谋面的内心实质相遇,实现全新的、宽广的自我。每一次自我死亡与重生的经历都使我们对认知的依赖略微放松,同时使我们的信仰略微加深。

精神成长是一个稳步扩展内心界限、最终实现包容人类所有可能性的过程。因此我们不仅从理论上、而且从最深层的经验中知道,我们与他人之间没有隔阂。我们不仅从理论上知道"要爱人如己"这条宗旨。与其说这是一条道德律令,不如说这是一个邀请你探求生活真实的建议。我就是我的邻居,我的邻居也就是我。我们是整个人类意识的两个方面。我们最终会超越人性界限,与自然万物融为一体,与宇宙合一,并且在其中找到自己适当的位置。

在自我发展的过程中,我们学会了接受内心中的种种矛盾对立因素——低级自我和高级自我,内在的意识和潜意识,分裂的自我和在体内涌动的、无处不在的生命力之流。在发挥创造力的过程中,我们让各种对立因素——男性气质与女性气质、坚持进取与顺其自然、充实与空虚——相互统一融合。

通过接受真实的自我,我们实现完整统一。

在人间创造天堂

在人间创造天堂的可能性在于我们能否用一种全新方式重新定位自身和我们的星球。这不仅要求我们将自己当作上苍之子,还要求我们认识到我们心中的上苍。我们重返伊甸园,那个被我们称之为家的美丽星球,不是以依赖父母的孩子或叛逆儿童的身份,也不是征服者或受害者的身份,而是以爱、美与和谐的共同缔造者的身份。

当我们意识到自己神圣的天性时,我们就会对自己、他人以及非人类世界表现出无限的尊敬与爱。我们将知道:爱,而非恐惧或仇恨,是我们真正的家园;创造是我们的使命,合作是我们的本性。我们将发现自己在创造之网中的独特位置,从而放弃骄傲、任性、孤立的自我内心防御。

然而,为了让内心更深处的信念觉醒,我们也需要意识到低级自我暂时的现状,低级自我害怕并否认我们的神性本质。尽管从本质来说,我们渴望爱他人，乐于关心世间万物，但我们受到误导，相信使我们得到眼前好处的任性和骄傲能带给我们快乐。我们忘记了自己应得的东西，与整体失去了联系。一旦我们承认了低级自我，我们就能清醒地意识到它只是个幻觉。我们能够转变低级自我，恢复它的创造活力并摆脱它的束缚。

我们能记起自己是谁，记住所有人珍藏在心中的东西：

每一个人都如他所是。

每一个人都天性善良，与万物紧密相连。

我们心中有快乐的源泉。

我们惹人怜爱并施爱于人间。

在地球上，人们相亲相爱，互帮互助，其乐融融。

我们能与所爱的人亲密无间。

我们能找到朋友，我们的精神和感情的成长得到他们的支持。

我们能找到世间真正的使命，它是我们的唯一义务，同时会满足我们的真正需求。

我们能找到属于我们的地方，在这个星球上拥有自己的坐标。

宇宙本质上是仁慈的。

我们从内心逐渐发现了生活的规律和意义。

面对和接受所有内在自我的过程，将在我们生活中带来和平、爱、和谐、快乐和成就。

当我们解除防备、接受真实自我，我们就会知道自己真正的身份——我们是上苍意志的体现。我们拥有自由意志，选择爱、和谐与尊敬，摈弃分裂、恐惧与破坏。我们选择相互联系与个性化并存，拒绝分裂或自我否定。

我们听到了实现世界和谐的梦想的呼唤。我们理解这种愿望。我们调整自我，从爱和信任中进行创造，同时我们清楚地认识到在当前进化阶段人类的自身固有的局限。我们承认并肯定自己和他人的善；我们认识并改正自己和他人的恶。我们始终坚信，一定要在人间建造天堂，进入觉醒意识的新伊甸园。

第十一章　依据高级自我，创建我们的生活

第十一章练习

1. 你将如何致力于创造"人间天堂"？对于自己和这个星球而言，你最深的灵魂梦想是什么？别害羞。静静地在纸上写出你最伟大的梦想。

在你写梦想的时候，在你为自己和整个地球设计梦想的时候，要注意任何羞愧、恐惧、不信任或玩世不恭的感受。接着，完全接受所有因此而产生的消极反应，包括恐惧、不信任或愤世嫉俗的感受。求助于当前的高级自我，这样你就会以仁爱和热情面对这些消极心理。请高级自我帮你消除恐惧、缓和不信任感并且减轻玩世不恭的心理。

然后，再次表明你要建立人间天堂的信心。

2. 找出低级自我中什么阻碍了你实现练习1中的梦想。骄傲、任性或长期恐惧的心理是如何阻碍你实现积极梦想的？你又将如何清除这些障碍？

3. 思考你生活中的不完美的方面。像本章开头介绍的马丁一样，将你的生活片断写出来，记住你是故事的作者。在你的作品中，你要表达你对生活中的挫折的理解：那是你根本的消极态度和消极情绪的体现。接着，编写一个新故事，在这个故事中消极心理被积极的世界观取代，以前无法想象的成就随之实现。

4. 回顾你的心路历程。思考你是如何成功地对生活中的消极模式负责。说出潜藏在心底的消极态度。你是如何用积极态度替换这些消极态度的？这种替换对创造生活产生了怎样的影响？在这个问题上，你是否能够体会到精神发展的这种螺旋模式：在你下定决心以前，你徘徊在更深层的、独特的扭曲心理周围？

5. 探寻自己信念中的问题。你认为自己对高级自我的信任以及把高级自我视为真实自我的程度有多深？对于宇宙的高级力量又如何？你在多大程度上相信，你的生命和心路历程是由高级力量和高级自我所引导的？你在多大程度上乐于敞开自我并质疑生活的全部？你在多大程度上乐于探索新的领域？

"心路发展历程"图表

——指引人类进行心理和内心世界的转变

心理转变的工程十分巨大,无论我们的童年多么可怕,从强化积极自我到释放自我,从揭示受伤的内心童性到发现无论多么可怕的童年经历都无法伤害的精神。我们需要一些图表展示我们的各种意识,除此之外,我们还需要一些图表帮助我们识别并针对不同层次的自我所采取的治疗方式。在某一治疗阶段,协助者(包括顾问、治疗师、精神伙伴、医生或者精神导师)的出发点与另一阶段有很大差异,有时甚至相互矛盾。

例如,在分析内心童性的过程中,当事人(在心路治疗中,我们称其为"实施者")需要有能力将其童年时的情感转移到协助者(或治疗师)身上。这就要求协助者必须愿意扮演不容置疑的权威,与当事人保持适当距离并且与其划清界限。然而,在建立灵魂联系阶段,协助者应具备缩短与当事人之间距离的能力,并与当事人建立密切联系。此外,在共同建立精神家园的过程中,精神导师和协助者此时也成为了实施者,在他们自己的心路历程中,他们在适当的时间和场合也需要自愿地暴露自己的缺点和失败,并且跟别人进行交流,同时坚定内心中的神性。

建立权威的、亲密的人际关系阶段要求贯彻全人类基本的平等原则。最终,我们必须学会将每个人,包括我们的精神导师,看作我们的兄弟姐妹。同时我们还要超越这种错觉:认为我们可以找到完美父母,有人可以教导我们如何生活。我们需要一位精神导师并且听从于他的指导,但同时我们还要清楚地认识到,我们只需服从神和自我精神的指引,神和自我精神就在我们的内心深处——这就是精神发展过程中的核心矛盾。所有的人类都是同一个终极精神的孩子,是他的化身,无论我们是肤浅的还是深刻的,我们都体现着自我真实的天性。

在治疗过程中,当协助者通过心理治疗帮助患者转变童年时在内心形成的心理防御时,当协助者和实施者合作共创精神家园时,协助者要尽可能地清楚他(或她)与实施者当前处于哪个阶段。否则的话,必然会产生内心童性治疗的副作用——移情,这种副作用会使人更加迷惑,而且会无意识地妨碍建立精神家园和心灵联系的过程。解决这一困惑的唯一办法就是我们要不断培养意识,了解哪些因素适用于协助者和实施者互动时的不同阶段。为了更加清楚地阐明这个复杂的问题,我创建了下页的图表。

我从第四章"拥抱童性、成年自我和灵魂"中的图表开始。这幅人类心理的图表展示了四个发展阶段——儿童、成年自我、灵魂(超人格层次)和完整统一阶段,而这些阶段又与三种自我(面具自我、低级自我和高级自我)交织在一起。下面的图表"心路发展历程"的左边再现了以上内容,此外,这幅图表包含了人际关系的层次,这是第四章的图表没提到的。人际关系层次对建立精神家园来说至关重要。

这幅图表的右边描述了在内心转变的每个发展阶段所要做的工作。"内部治疗"包括本人要完成的"精神联系"以及与协助者/咨询师/心理医生共同完成的互动联系。不同的内部治疗对应不同的阶段。两列的顶端列出了治疗的每个阶段所对应的联系——包括祈祷、冥想和每日回顾。精神探寻者可以查阅"内部治疗"的说明。

表格的最右端列出了"协助者的态度",这部分内容为那些帮助他人进行心理转变的咨询师、心理医生、心灵伙伴、大夫或灵魂导师提供帮助。协助者的指示阐明了在某一治疗阶段对实施者应该采取的恰当态度。

我还将这幅图表制作成更大的、用四种彩虹颜色标注的张贴画。大家可以到七橡树 THE 心路治疗中心购买。

发展阶段和目标	三种自我		
	面具自我	低级自我	高级自我
童性自我 对内心童性进行再教育，使其成为自律的成人。	为了迎合他人的期望所采取的儿童式的伪装行为，试图避免因表现真实自我而遭受伤害。 把父母的权威投射于其他人身上，表现为顺从或叛逆的儿童。	自私、任性的童性，只想按照自己的方式行事。 消极的、易受伤的童性，为防御痛苦和失望而构建的壁垒，生活在幻像中。	率真、充满爱心、富于创造力的童性，与内在动力和精神联系在一起。 开放、不设防的童性，承认自己容易受伤的事实。
成年自我 加强积极的自我思维；与精神自我相协调。	假我，理想化的自我意象，为了隐藏真实的自我而制造的幻像，理想化的自我。 对自己和他人的提出完美主义的要求。 理想化的自我意象三个防御面具（对三种神圣品质的扭曲）： 顺从（爱） 攻击性（力量） 退缩（平和）	消极、自我中心、控制欲强，想要掌控一切。 另一面，脆弱、依赖、缺乏责任感、不敢为自己主张。 三种低级自我防御（对神性的扭曲）： 长期的恐惧/不信任 任性/控制 骄傲/自大	积极的自我，坚持不懈地追求理想，做出明确的、富于爱心的选择。 客观、宽容的观察者自我与高级自我的结合。 三种神性之光的人格化表达： 爱/同情 力量/勇气 平和/智慧
灵魂（超人格层次） 治疗个体和集体的灵魂；听从神性。	面具不再存在	个人灵魂： 意图分裂的消极的灵魂导向。 个人灵魂缺陷，扭曲的前生。 集体灵魂： 消极的原型，邪恶的冲动。 对消极力量以及分裂（邪恶）的依附。	个人灵魂： 意图统一的积极的灵魂导向。 个人灵魂天然地渴望服务于他人。 集体灵魂： 积极的原型，天使的本质。 听从内性导师和神性。
统一的层次 与终极精神同在	面具不再存在	不再有分裂的冲动，不再有低级自我。	创造性的存在； 爱和真； 生活在此处。

内在的治疗		协助者应采取的态度
精神练习	在协助者的帮助下进行分析	
质疑所有固有的想法/印象/态度；充分关注自我，渴望了解自我；在和内心童性进行对话时进行冥想和祈祷。召唤积极的成年自我和神性母亲/神性父亲来重新养育内心的童性。	完全接受内心童性的情感现实。探寻童年的意象如何产生又如何影响现状。将童年时没有感受到的情感体验具体化，包括愤怒、悲伤、恐惧和喜悦。允许童年幻像的缺失。	通过移情进行分析：积极地分析童年的经历如何在当前关系中再现。允许积极的移情和消极的移情：把"完美"的父母和"不合格"的父母（或"凶恶"的父母）投射出来。
运用日记或每日回顾练习发现性格特征。通过冥想培养并增强客观的、同情的观察者自我的能力。通过祈祷和自我陈述实现与爱和真理联系在一起。调整到神性的频率：爱、力量或平和。	真诚地面对生活的模式和生活所体现出的自我。接受自我内在的对立方面；"坏"的缺点和"好"的品质；痛苦和快乐。将自我与他人分化开；培养坚韧的、有力的成年自我。辨认并接纳当前产生的情感。在可能的情况下，与过去的情感联系在一起；释放过去的情感，使之在当前发挥作用。	在协商中保持清楚的、可信赖的联系，并保持明确的距离。帮助成年自我与协助者分化开。不要鼓励移情。针对成人问题进行研究，不要再现童年关系。适当地自我显示。让情感自由流露，不要强烈鼓励。
通过冥想和祈祷敞开心扉，试着原谅自我和他人。投身于充满爱心的服务事业。	建立互动的意识：协商关系。练习真实/脆弱/坦白/谅解。体验兄弟姐妹的亲情。	处理自我整体：增加分享、加强联系、抵制分裂。从移情到亲密关系；允许建立伙伴关系。
祈祷、整合并坚定积极意向。探寻并追求灵魂的任务。完全担负起创建自己生活的责任。寻找并留意精神指引；听从精神导师的指导。将生命和意志完全托付于终极精神。	探索和分析消极意向。感觉并释放复仇、怨恨和退缩背后的痛苦。分析原型、梦、心路历程和创造性的视觉化呈现。利用仪式和典礼。	注意更深的精神问题如何被再现。适当的关系模式。拉近彼此间的距离，使双方在精神层面上交流。不阻拦；进入超出自我限度的范围；联系更高级的能量；允许超越人格层次。
以各种形式崇敬神性，练习即时即地意识。	释放自发的、创造性的冲动。感受呼吸、节律和终极精神。	使治疗工作成为老师与学生之间经常性的共同创造活动。一同走向神性，没有边界和分裂。